青少年焦虑的
神经机制与运动干预

杨有才　著

光明日报出版社

图书在版编目（CIP）数据

青少年焦虑的神经机制与运动干预 / 杨有才著. --
北京：光明日报出版社，2021.12
ISBN 978－7－5194－6397－7

Ⅰ.①青… Ⅱ.①杨… Ⅲ.①青少年—焦虑—防治
Ⅳ.①R749.74

中国版本图书馆 CIP 数据核字（2021）第 266013 号

青少年焦虑的神经机制与运动干预
QINGSHAONIAN JIAOLÜ DE SHENJING JIZHI YU YUNDONG GANYU

著　　者：杨有才

责任编辑：刘兴华　　　　　　　　　　责任校对：刘文文
封面设计：中联华文　　　　　　　　　责任印制：曹　净

出版发行：光明日报出版社
地　　址：北京市西城区永安路 106 号，100050
电　　话：010-63169890（咨询），010-63131930（邮购）
传　　真：010－63131930
网　　址：http：//book.gmw.cn
E－mail：gmrbcbs@gmw.cn
法律顾问：北京市兰台律师事务所龚柳方律师

印　　刷：三河市华东印刷有限公司
装　　订：三河市华东印刷有限公司
本书如有破损、缺页、装订错误，请与本社联系调换，电话：010－63131930

开　　本：170mm×240mm
字　　数：320 千字　　　　　　　　　印　　张：18
版　　次：2022 年 1 月第 1 版　　　　印　　次：2022 年 1 月第 1 次印刷
书　　号：978－7－5194－6397－7

定　　价：75.00 元

前　言

　　焦虑影响了我一生的轨迹,这也是我写这本书的原因。在 2000 年我复读的日子里,我饱受焦虑困扰,尤其是考试焦虑。明明自己学得很努力,平时题目也会做,可是就是考不好。抑郁症、强迫症甚至精神分裂症的症状都会出现。当时我去到所有的书店也没能找到一本合适的书来解决我的困惑,因此我立志一定要有机会撰写一本这样的书来拯救与我有同样情况的人,因为我能明白处于焦虑的青少年有多痛苦。在经历了五次高考之后,我如愿以偿考上了东北师范大学的生物专业,毕业后去珠海市实验中学当了一名高中老师。再后来由著名的斯坦福大学 Robert Sapolsky 教授推荐,拿到全额奖学金赴美攻读心理学硕士和博士,在美期间创业并电影得奖。学成归国后在华东师范大学任教。而今,我终于有机会来完成这件事。

　　这本书属于学术专著,和我以后要写的科普读物有一些区别。如果你是初中生或者高中生,更加实用的建议和方法会在我另一本关于焦虑的科普书中找到答案。这本书更多的是面向渴望深入了解焦虑的学生和家长、大学生、科研工作者及对焦虑感兴趣的读者。因为是学术专著,所以会出现很多专有名词和英文单词,在写作格式和内容编排上也会遵循国际学术标准(比如 APA 格式),所以对于初次接触学术专著的人会有一些难度,但我会在关键的地方进行辅助说明。在内容顺序上,我主要考虑读者的原始知识积累,循序渐进,尽可能以常见的基础问题开始,然后逐步深入最新的关于神经机制的研究成果。

　　本书主要讨论这五个问题:焦虑到底是什么? 焦虑是怎么影响我们的大脑结构和健康的? 焦虑又是怎么影响我们的认知和行为的? 焦虑和睡眠是怎样的关系? 运动干预对焦虑有用吗? 这五个问题各自形成一个章节,在每个章节里我会将每个问题进行进一步延伸,就像读者会刨根问底一样继续提问，并进行解答，所以大家可以发现内容上是逐渐深入的，并对心理学、神经学知识储备有一定的要求。但不管怎样，这本书应该都能够帮助你打开焦虑的一角，从而深入了解它。

至于为什么会写运动干预，我的答案是你永远想象不到运动会有多大的魔力，永远要清楚自己只是一个目前进化较高等的动物，运动相对于思想来说才是生存的根本。一个微笑的智力低下者仍可以活到老去，但是得了癌症的聪明人却只能停留在某一天。从另外一个角度，至少我的焦虑克服得益于耐力长跑这项运动。如果你已经被医生确诊为严重的焦虑症患者，我想你最好遵循医嘱服药治疗，最好再结合认知疗法。但是绝大多数的青少年更多的是具有焦虑的情绪，或者轻微的焦虑症状，而不是焦虑症，所以通过预防和干预的手段能够让我们及早地缓解焦虑的症状，获得积极的心情和容貌。另外，相对于昂贵的医药费用和家庭负担，运动是便宜到不花钱的治疗方式，哪怕没有效果，你也可以拥有健康的体魄，何乐而不为？

本书的出版需要衷心感谢华东师范大学体育与健康学院院长、教育部"长江学者"特聘教授季浏教授，让我有机会能够获得优秀的科研和工作条件完成本书；也感谢我的博士后合作导师杨剑教授在选题和写作上的指导并督促本书的及时完成；也感谢我美国的博士生导师 Christine Larson 教授、硕士导师 Debbie Hannula 教授、Anthony Greene 教授及 Susan Lima 教授让我有机会完成学业；感谢在 UWM 我唯一的师兄宋承辉博士，在美国给予我最直接的指导，帮助我度过艰难的时刻。同时感谢体育与健康学院的刘微娜教授、汪晓赞教授、徐波教授、董毅教授、王树明教授、孙友平教授、孙辉教授、阎智力教授、张震副教授、尹志华副教授、孙朋副教授、马德浩副教授、李玉强博士、张喆博士、孙洁丽老师、鲍继华老师等同事在科研和工作上的支持；以及感谢华东师范大学的谢童伟副研究员、雷浩副教授、娄维义博士、季青、马丽和上海体育学院的徐辉教授等在选题和科研上提供的帮助；同时感谢珠海市实验中学的王明瑞、杨梅、赖翠敏、徐章进、周树奇等同事对我的支持和帮助；也感谢我身边的谢佳、闻丹、陈昌强、陈丽烨、钟颖、全斐斐、战超、李甜、张晓宇、王门森、张海亭、吴培、魏继斌、袁赛飞、蒯珊珊、沈建锋、熊伟、罗永琳、曹鹏、王国进、Carlo Besasie 夫妇、何以建、宁玲、华立、华成、赵刚、徐辉等对我的鼓励、关心和支持；感谢我美国的团队张日馨、陈允航、李劲晨、赵腾对我的信任及我回国后最艰难日子时的支持；以及光明日报出版社的出版支持。感谢华东师范大学体育与健康学院提供的优秀的工作和科研条件;感谢珠海市实验中学给予我人生第一份教学工作,让我有机会以老师的身份了解学生;感谢珠海市教育局给予我研究高中生心理压力的机会。最后,最需要感谢的是我的母亲周继银女士和父亲杨顺之先生给予我的自由和包容,让我完成这二十多年的求学与对梦想的追求,而牺牲了陪伴他们的时间,以及感谢我的兄弟姐妹等家人一直提供的无私帮助和鼓励。

本书的出版得到了"青少年健康评价与运动干预"教育部重点实验室和华东师范大学体育与健康学院的大力资助。此外,本书的内容得到了以下课题的资助:上海市"浦江人才"项目:状态焦虑对运动认知控制中冲突监控功能影响的脑成像研究(2020PJC035);上海市教委一般科研项目:焦虑对认知控制行为差异化影响的神经机制研究(C2021365);中央高校基本科研业务费资助项目:焦虑对认知控制的影响(2018ECNU-HLYT031);国内外教育改革前沿动态跟踪调研(14000-412224-19053)。

文中关键插图的使用需感谢获得了杜克大学 Rochelle Schwartz-Bloom 教授、加州理工学院 Ralph Adolphs 教授及 Society for Neuroscience 等慷慨的使用授权。

因为时间匆忙以及知识有限,所收集的资料不一定全面,观点不一定客观,书中肯定存有一些错误,还请各位批评指正。

杨有才

2021 年 5 月 12 日

星期三

于上海

目　录
CONTENTS

第一章　什么是焦虑

第一节　焦虑的定义

虽然我们都会对自己有一个基本的判断,但是要搞清楚是不是焦虑还是需要一些学习的。比如我现在问你:"焦虑的定义是什么?"

请将你的视线离开这本书,看向图书馆的窗外或者书店的其他地方,思考这个问题 10 秒钟……

请小声张开嘴说出你的答案,不要管这个答案是对还是错误。

虽然我无法听到你的答案,但是我知道你的答案大多是由围绕自己生理状态描述的词语构成的。可能含有以下一些词:时间、大脑、精神、压力、事情、着急、没办法、心理,等等。

确实,这些都离不开一个中心思想,那就是时间压力和不确定性。但实际上,到目前为止还没有一个关于焦虑的统一的定义,那是因为从生理、心理、哲学等各个方面,都对焦虑有不同的定义,这也是你通过搜索引擎或者论文能查到各种对焦虑不同的解释,但是它们大体意思是相近的。总的来说,目前我们能找到的最科学的定义是:焦虑是一种与痛苦、无助、躯体唤起的中枢神经系统相关的恐惧、担心、紧张的情绪反应。它往往代表了一种对真实的、想象的、夸张的感知到的危险或威胁的反应,能够帮助我们避免引起危险的刺激(Pérez-Edgar & Fox,2005)。[鉴于有些第一次阅读学术类著作的读者不知道为什么会出现这种括号内有人名和年份的情况,这里解释一下:这种是参考引用的一种,是美国心理协会(American Psychological Association,APA)格式。以这个引用为例,这里用来标记这句话的根据是来自 Pérez-Edgar 和 Fox 在 2005 年发表的论文。也就是说这些话不是我凭空杜撰,而是有理有据的。如果你想知道更多的信息,你可以在文末的参考文献中去找到这篇文章的具体信息,然后通过知网、超星、Google Scholar、Web of Science 等文献数据库进行搜索,检索到这些文章,然后阅读获取更多详细内容。]

　　人类对焦虑的研究可能从具有自主思维的时候就开始了。在有记录的历史上,关于焦虑的研究可能是起源于古希腊时期,从那时起关于自我意识和焦虑的研究几乎是同时进行的(Endler & Kocovski,2001)。英文单词 Anxiety,它是来源于印欧语系的"Angh",表示个体在面对威胁和恐怖时的躯体症状,比如紧张、窒息等(Zeidner & Matthews,2011)。其实我们可以发现,焦虑并不是人类及灵长类动物所特有的情绪。困在燃烧的屋子里狂吠的狗,被猫到处追赶的老鼠,它们也都会呈现出和人类相似的焦虑症状。我们如果观察人类和它们的共同之处,会发现焦虑和悲伤、愤怒、抑郁等一样都属于基本的负面情绪,而不是高兴、激动、决心、自信等这些积极情绪。这种焦虑体验都会有精神和躯体两方面的症状。比如精神方面有紧张、担心等,而躯体上有心跳加快、手心出汗、肠胃不适等症状。想想你家的宠物狗或者猫是不是确实有相似的情况? 所以说,焦虑是人类及动物最普遍的情绪的一种(Sarason et al.,1990)。

　　当人类还是婴儿的时候,和现在的动物水平差不多,就已经开始感受焦虑了。比如"陌生人焦虑(婴儿面对陌生人时可能会表现出的痛苦)"是儿童早期发育的一个常见并可以预见的焦虑阶段,通常在 6 个月到 12 个月之间达到顶峰。陌生人焦虑的存在能够保障婴儿的安全,以及维护婴儿和他们的主要照顾者之间牢固关系的发展,特别是在脆弱的婴儿越来越对他们生活的环境开始好奇和有意识的发展时期(Sadock & Kaplan,2007)。

　　但是我们也可以发现,虽然焦虑属于负面情绪,但是并不代表它给予我们的都是负面作用。相反,当身体在遭受某种危险时,焦虑能够快速调动身体的技能,帮助我们逃跑从而脱离危险,这些将在后面进行详细的介绍。但是如果你一直很焦虑,那么可能你所处的环境真的对你很不利,你需要换一个环境,否则将来可能患上焦虑症,甚至变得抑郁。这里需要让你知道,大多数情况我们可能只是拥有了抑郁的"情绪",并不是抑郁"症"。情绪和医学所定义的症状是有区别的,你是不是稍微轻松了一些? 是不是焦虑的水平立马变低了一些呢?

　　然而,当焦虑持续、过度或发生在不合适的情况下(包括在非典型发育时期或无威胁性的环境中),它会对日常生活造成明显的痛苦或损害,尤其是青少年时期。在这种情况下,这种强烈的、无法适应的、破坏性的焦虑不再是一种正常或非临床焦虑(就是上面所提到的焦虑情绪),而是转为一种临床或病理领域意义的焦虑症了。这类广泛的病理性的焦虑又被细分为各种焦虑障碍诊断,其中每一种诊断都是根据痛苦或恐惧诱导的刺激,以及焦虑的生理、心理情感和行为表现来定义的。根据2013年公布的第5版美国精神疾病诊断标准(*Diagnostic and Statistical Manual of Mental Disorders*-5,DSM-5),焦虑症包含了广泛性焦虑症(Generalized Anxiety Disorder,GAD)、社交焦虑症(Social phobia or Social anxiety disorder)、分离性焦虑症(Separation anxiety disorder)和恐慌症(Panic disorder),等等。这些焦虑之间有什么区别我会在后面跟大家解释。

由于本书主要讨论青少年的焦虑,但是因为很多时候的研究将儿童、青少年甚至青年群体放在一起进行对比研究,所以本书讨论的时候会引用非青少年群体的研究结果,能帮助更好地理解青少年的焦虑。作为儿童青少年,因为正处于焦虑的高发期并对未来的性格形成、职业发展、人生都有着巨大的影响,这也包括正在写这篇文章的我,和正在读这本书的你。你是否也因为在初高中时有着深刻的焦虑经历从而影响了一生?如果没有,那现在焦虑的你也一定面临着某种生活资源的缺失,或者对你基因延续无法获得最优生存条件(比如无法获得优秀的配偶、给予不了孩子最优的成长条件)的担心。

在儿童和青少年中,焦虑症是非常常见的精神疾病(Costello et al.,2005;Meri-kangas et al.,2010)。有15%~30%的青少年在成年之前被诊断患有焦虑症(Copeland et al.,2014;Merikangas et al.,2010)。焦虑症的发病在儿童时期最为常见,平均发病年龄为6~11岁(Kessler et al.,2005;Merikangas et al.,2010)。表1概述了几种单独焦虑症诊断的终生患病率(Freidl et al.,2017)。

表1　焦虑症的威胁来源、核心特征和鉴别诊断

焦虑症	威胁来源	核心特征	鉴别诊断	发病年龄的中位数	终生流行率（13~18岁）
广泛性焦虑症	成功、健康或家庭等各个方面的过度焦虑,以及难以控制的忧虑	寻求完美;避免表现可能不理想的活动;有躯体症状,例如头痛;注意力不集中或难以入睡;躁动不安	强迫症、多动症、社交焦虑症	11	2.2%
社交焦虑症(或社交恐惧症)	由于潜在的负面评价,过度担心社交和表现状况	避免打电话、课堂上讲话、在公共场所吃饭、使用公共厕所、参加社交聚会	广泛性焦虑症、分离性焦虑症、广场恐惧症、选择性沉默症、自闭症谱系障碍	13	9.1%

焦虑症	威胁来源	核心特征	鉴别诊断	发病年龄的中位数	终生流行率（13～18岁）
分离性焦虑症	与依恋者分离的过度焦虑，害怕如果分离会给自己或依恋对象带来负面影响	拒绝上学；在附近没有照顾者的情况下睡觉或独自一人；做分离的噩梦；避免离家睡觉	广泛性焦虑症、特定恐惧症	7	7.6%
恐慌症	持续的恐慌发作，对其他袭击或其后果的担忧（例如"失去控制"或"发疯"）	避免过去恐慌发作的地方或情况，避免可能难以逃脱的地方	可能因症状而出现恐慌的其他焦虑症，用药条件（例如甲状腺功能亢进、嗜铬细胞瘤、心律不齐、哮喘）	20～24	2.3%

值得注意的是，年轻人经常表现出若干焦虑障碍的共患病（Angold et al.，1999；Kendall et al.，2010）。特别是"焦虑症三联症"——广泛性焦虑症、社交恐惧症和分离焦虑症。它们经常被一起研究，因为它们的发病率最高，共患病率高，对认知行为疗法（Cognitive-behavioral therapy，CBT）和选择性血清素再摄取抑制剂（Selective serotonin reuptake inhibitors，SSRIs）的反应相似，因此被认为与其他焦虑症，例如强迫症（Obsessive-compulsive disorder，OCD）或创伤后应激障碍（Posttraumatic stress disorder，PTSD）不同（Compton et al.，2010）。在 Kendall 等人（2010）的一项研究中，75%来寻求治疗的青少年样本符合这三种焦虑障碍中的两种或两种以上的标准。然而，Copeland 等人（2014）在一项纵向研究中确定，关于合并病，只有 13.8%的青少年焦虑障碍符合两种或两种以上的共病焦虑障碍的标准。

在焦虑的自然发展过程中，年轻人往往不会随着时间的推移保留特定的焦虑障碍特征。许多儿童焦虑症在三到四年内缓解（Last et al.，1996）。社区青少年中焦虑症的稳定率会低至中等水平（Beesdo et al.，2009）。一些研究人员认为，这一事实以及上述与其他焦虑症诊断的高共病率表明，狭义的焦虑症诊断应归入更广泛的"焦虑症"诊断中去（Rutter，2011）。然而，其他人反映出个体焦虑障碍在很多重要方面存在差异(发展过程、家族聚集、共病模式、风险因素、生物学和成人障碍的预测,等等)。特别是一些人认为焦虑作为一种现象可能在发育及成长过程中表现不同,因此在不同的发展阶段满足不同的焦虑障碍的标准(Kendall et al., 2010)。Copeland 等人(2014)观察到,分离焦虑在人类纵向发展早期很常见,而广泛性焦虑、恐慌和广场恐怖症在青年成年期很常见。

尽管随着时间的推移,青少年的特定焦虑诊断并不很稳定,但不管怎样,早期的焦虑诊断会影响长期的结果。如果青少年的焦虑症未得到解决或未得到完全治疗,预示着他们将来可能面临更严重的焦虑症、抑郁症、药物滥用和住院(Cole et al.,1998;Kendall et al.,2004;Pine et al.,1998)。此外,焦虑的长期影响似乎不仅仅在精神方面,当焦虑得不到充分解决也会导致显著的经济和社会成本的增加。Bodden 等人(2008)发现如果一个家庭有一个患有焦虑症的孩子,那么该家庭需要的社会资金是普通家庭的 21 倍。

通过上面介绍的从儿童青少年时期和焦虑相关的知识就可以看出,焦虑和我们的成长无时无刻不息息相关,同时也会给家庭和社会造成巨大的经济和社会负担。如果你感觉自己已经焦虑,想知道自己的焦虑到了什么程度,那下面我们就需要来了解怎么测量自己的焦虑水平。

第二节　怎么判断是不是焦虑了

如果你已经需要找办法来测试自己的焦虑水平,那么说明你现在肯定已经具有焦虑的情绪了。可能你的身边人都能从你讲话、做事、脾气上感受到了。那么我们怎么来测量焦虑水平呢? 常用的办法是通过主观回答的一些量表、行为测量等来实现。这里选出了一些当代可能比较流行又简单的量表来实现测量的目的,你在家里就能够实现对自己焦虑水平的测量。这里选出的量表并不包括专门用来评估特定的强迫症、创伤后应激障碍等方面的焦虑量表。

为了便于比较理解各个量表之间的差异,我拿出对某一类特定人群的应用让大家比较清楚地理解不同量表在同一人群中使用有什么区别。这里我拿出的是关于类风湿性关节炎患者的焦虑诊断测量。因为类风湿性关节炎是一种多系统性炎症性的自身免疫性疾病,治疗难、病程长、反复发作,对身心健康影响很大。如果你家里有类风湿性关节炎的老年人,你会发现他们时常很焦虑,甚至有时因为即将到来的阴雨天气而焦虑,因此目前临床上有很多针对这一类病人的焦虑与抑郁的诊断研究案例。相对来说这类病人的焦虑诊断测量的研究更加方便大家科学地统一对比理解(Julian,2011)。

由于很多量表有版权限制,且需要通过付费才可以使用,所以本书就不附上这些量表的内容和评分标准。感兴趣的读者可以通过一些心理咨询机构、问卷中心等合适渠道获得。

一、状态—特质焦虑量表(State-trait anxiety inventory,STAI)

作者:Charles D.Spielberger

状态—特质焦虑量表是测量焦虑的权威工具。它清楚地区分了暂时性的"状态焦虑"和更普遍、更持久的"特质焦虑"(关于状态焦虑和特质焦虑的区别,我会在后面单独的章节里详细介绍)。它帮助专业人员区分客户的焦虑和抑郁的感觉。该问卷条目的简洁便利使其成为评估教育背景较低的个人的理想选择。状态—特质焦虑量表已被改编成40多种语言,是世界范围内测量个人焦虑的主要方法。状态—特质焦虑量表有40个问题,每个问题有4个可能的回答。请注意,状态—特质焦虑量表 X(之前的表格)可以从 Mind Garden 获得,以匹配1983年之前的研究。

(一)基本信息

1.目的

通过自我报告来衡量当前焦虑症状的存在和严重程度以及普遍的焦虑倾向。此措施的版本适用于成人和儿童。

2.内容

此度量范围内有2个分量表。首先,状态焦虑量表(S-Anxiety)用来评估当前的焦虑状态,询问被调查者的"现在"的感觉。使用测量主观上的恐惧、紧张、焦虑、自主神经的激活、兴奋感。特质焦虑量表(T-Anxiety)用来评估"焦虑倾向"的相对稳定的方面,包括冷静、自信和安全的一般状态。

3.条目数

STAI 有40个问题条目,其中20个条目用来测量状态焦虑,另外20个用来测量特质焦虑。此外,还有一个同样40个问题条目的儿童 STAI 版本(STAI for children,STAIC)。另外还有一些较少条目的简易版本(Chlan et al.,2003;Tluczek et al.,2009)。

4.反应选项/评分

状态焦虑量表的回答是用来评估"此时此刻"的感觉强度:①完全没有;②有点;③中等;④非常。

特质焦虑量表的回答"总体上"的感觉的频率:①几乎从不;②有时;③经常;④几乎总是。

5.使用案例

STAI 最初于 1970 年与原始的 STAI-X 一起发布,于 1983 年进行了修订(STAI-Y),并已广泛用于许多慢性医学疾病,包括风湿性疾病,如类风湿性关节炎(VanDyke et al.,2004)、系统性红斑狼疮(Systemic lupus erythematosus)(Ward et al.,2002)、纤维肌痛和其他肌肉骨骼疾病(White et al.,2002)。比如 VanDyke 使用该量表发现,患有风湿性关节炎的人,尤其是同时患有抑郁症的人,往往表现出比同龄的正常工作成年人更高的焦虑水平。焦虑与类风湿性关节炎中常被研究的变量之间有很多相关。然而焦虑与类风湿性关节炎疾病持续时间并没有发现有什么相关。Ward 等人发现焦虑得分与系统性红斑狼疮患者的活动度的评估得分同步变化。

(二)实际应用

1.如何获得

可以联系出版商 Mind Garden 获得。鉴于该量表的公开发表需要许可,所以本书不能将具体的内容放在这里。国内可以通过一些心理咨询机构或者问卷中心及网络资源获得。

2.使用方法

使用纸和铅笔、网络问卷进行。这是一份自我报告问卷,可以用于个人或者集体测试。被调查者具有初中文化即可。该量表可以用于评定内科、外科、身心疾病及精神病人的焦虑情绪,也可以用来筛查职业人群的有关焦虑问题,以及评价心理治疗、药物治疗的效果。问卷针对状态焦虑和特质焦虑分量表分别提供了特定的说明。

3.计分

将项目分数相加以获得子测验总分数。全量表进行 1~4 级评分(1-A、2-B、3-C、4-D),由受试者根据自己的体验选取最合适的等级,分别计算出状态焦虑和特质焦虑量表的累加分值。某量表上的得分越高,反映了受试者在该方面的焦虑水平越高。量表中有反向计分题。题目 1、2、5、8、10、11、15、16、19、20、21、23、24、26、27、30、33、34、36、39 按反序计分。

4.分数解释

每个子测验的分数范围是 20~80,分数越高表示焦虑越严重。39~40 分界点之上被认为状态焦虑已经达到显著的临床症状(Addolorato et al.,1999;Knight et al.,1983);然而,其他研究表明,对于老年人该分数应该更高一些,划定为 54~55(Kvaal et al.,2005)。对于成年人,大学生和精神病学样本,在 1983 年版本的手册中提供了标准值(Spielberger,1983)。值得注意的是,中国和美国的常模可能存在差异,而且不同年代的常模也存在差异,需要采用合适的常模来对照使用。具体常模可以通过查阅文献或者专业的心理咨询机构和研究机构获得。

5.受访者负担

对于成年人,此问卷大约需要 10 分钟才能完成。

6.翻译/改编

STAI 已翻译成 48 种语言并进行了改编。

(三)心理测验信息

1.信度(Reliability)

信度指的是采取同样的方法对同一对象重复进行测量时,其所得结果相一致的程度,用来表征该量表的可靠性、稳定性。如果被试者在不同的时间被重复调查两次,但是数据差异很大,我们有理由相信这个问卷的信度较低,并不能正确反映被调查的结果。

本量表初次开发时的重测信度系数为 0.31~0.86,间隔期为 1 小时至 104 天。由于状态焦虑量表倾向于检测短暂状态,因此与特质焦虑相比,状态焦虑的重测系数更低,这是可以理解的。内部一致性的 Cronbach's alpha 系数非常高,高中生为 0.86,新兵为 0.95。

2.效度(Validity)

效度是指所测量到的结果反映所想要考察内容的程度。测量结果与要考察的内容越吻合,则效度越高;反之,则效度越低。效度分为三种类型:内容效度、准则效度和结构效度。

在该量表测试开发期间,对 10,000 多名成人和青少年进行了测试。为了优化内容的有效性,在与泰勒显性焦虑量表(Taylor manifest anxiety scale)(Taylor,1953)和卡特尔与谢尔焦虑量表问卷(Cattell and Scheier's anxiety scale question-naire)(Cattell & Scheier,1963)密切相关的基础上,从其他焦虑量表中选择了大多数条目;STAI 与这两个量表之间的总体相关性分别为 0.73 和 0.85。一般而言,建构 STAI 的效度在区分抑郁和焦虑上比较有限。

一些研究发现相对于状态焦虑,特质焦虑分量表和抑郁的测量之间的相关性较高(VanDyke et al.,2004)。状态焦虑分量表的效度最初是从以高状态压力为特征的情况下进行的测试得出的,比如课堂检查、军事训练计划等。与其他焦虑量度一样,STAI 与抑郁症也高度相关,在某些研究中,STAI 并没有区分焦虑症和抑郁症患者(Kennedy et al.,2001)。还是拿上面在类风湿性关节炎这类群体的精神状态测量上来说,尽管尚未在风湿性疾病中对 STAI 进行正式验证,但风湿病学研究也相似地观察到了 STAI 与抑郁测量之间的高度相关性(VanDyke et al.,2004)。在某些人群(老年人)中,STAI 的判别效度差,不能区分患有和不患有焦虑症的人(Kabacoff et al.,1997)。

3.对变化的敏感程度

特质焦虑量表的目的是将焦虑"倾向"表征为长期的特征,因此,与状态焦虑相比,特质焦虑对变化的反应较小。

(四)评价

1.优点

STAI 是广泛研究的广泛使用的焦虑症量表之一,可以多种语言提供。许多人在风湿性疾病中使用 STAI。该量表的使用相对简单,不需要昂贵或费时的评分或解释程序。因此,该量表非常适合风湿病临床研究中的一般使用,并且可以与其他健康、精神病学和医学人群进行比较。

2.缺点

局限性包括有限的风湿性疾病特定验证数据的可用性。此外,该量表的有效性相对较差,特别是用于区分焦虑症和抑郁症的特质焦虑分量表。此外,由于特质焦虑分量表的目的是表征长期的特征,因此,临床医生和研究人员无法通过该量表在相对较短的时间内检测到变化。通常,出于这些原因,许多人选择仅使用状态焦虑分量表来检测纵向变化。

二、贝克焦虑量表(Beck anxiety inventory,BAI)

作者:Aaron T.Beck

该量表由 21 道题选择题自陈量表构成,用于测量严重性焦虑的儿童和成人。该量表会询问受试者在过去一周内的焦虑情况(例如麻木、刺痛、出汗、担心等)。多项研究发现,贝克焦虑量表可以准确衡量儿童和成人的焦虑症状。适用对象为具有焦虑症状的成年人。在心理门诊、精神科门诊或住院病人中也可应用。但是该量表主要关注焦虑的身体症状(最类似于恐慌反应)而受到质疑。因此,它通常与宾夕法尼亚州忧虑调查表配合使用,该调查表可以更准确地评估普遍性焦虑症中常见的焦虑(忧虑、灾难性疾病等)的认知成分。

(一)基本信息

1.目的

BAI 是一种简短的焦虑量表,其重点关注焦虑的躯体症状,因此其发展为一种能够区分焦虑和抑郁的量度(Beck et al.,1988)。

2.内容

BAI 通过自陈报告进行调查,包括对症状的评估,例如神经质、头晕、无法放松等。

3.条目数

BAI 共有 21 个项目。

4.反应选项/评分

被试者指出在过去一周中每种症状对他们造成了多少困扰。回答的评分标准为 4 点李克特量表,范围从 0(根本没有)到 3(严重)。

5.案例

BAI 可以获得相对独立于抑郁的更纯粹的关于焦虑的测量。在许多风湿病中,比如纤维肌痛(Arnold et al.,2010)和关节炎(Scopaz et al.,2009)中已经可以看到该量表被越来越多地使用。

(二)实际应用

1.如何获得

同样,BAI 需要授权使用。你可以通过网络购买该量表。

2.使用方法

使用纸和铅笔、网络问卷进行。这是一份自我报告问卷,可以用于个人或者集体测试。被调查者具有初中文化即可。

3.分数解释

通过对项目的分数求和即可轻松完成计分。量表中将不同焦虑症状的严重程度作为评定指标,采用 4 级评分方法。其标准为"0"表示无;"1"表示轻度,无多大烦扰;"2"表示中度,感到不适但尚能忍受;"3"表示重度,只能勉强忍受。总分在 0~63 之间。建议使用以下准则来解释分数:0~9,正常或无焦虑;10~18,轻度至中度焦虑;19~29,中度至重度焦虑;30~63,严重焦虑。

4.受访者负担

对于成年人,此措施需要 5~10 分钟才能完成。

5.翻译/改编

BAI 由 Pearson Assessments 翻译为西班牙语和英语。Steer 和同事们开发了一种计算机管理的版本(Steer et al.,1993)。BAI 还被翻译成法语、德语、挪威语和其他语言。

(三)心理测验信息

1.信度

该量表 Cronbach's alpha 系数范围从 0.90 到 0.94,标志着有很高的内部一致性,并已大量应用在精神病患者、大学生、社区居住的成年人上。重测系数是可靠的,范围从 0.62(7 周间隔)到 0.93(1 周间隔)。

2.效度

建构效度研究表明,BAI 与其他焦虑测量指标(包括汉密尔顿焦虑评定量表($r=0.51$),STAI($r=0.47~0.58$)和症状检查表-90[Symptom Checklist-90,SCL-90)($r=0.81$)的焦虑量表]具有良好的趋同性(Beck & Steer,1991)。尽管 BAI 与抑郁量表的相关性似乎比 STAI 低,但仍然算高(贝克抑郁量表的相关性$r=0.61$)。风湿病人群中的 BAI 尚未得到验证,但对其他患有合并症的人群(例如老年人)进行的研究表明,由于本量表更重视躯体症状,BAI 在老年人群体的表现与年轻群体不同,因此区分效度在年轻人或健康人群中不太高(Morin et al.,1999)。

3.对变化的敏感程度

事实证明,无论是精神病人群还是临床人群,BAI 都能随时间的变化而结果不同。一项研究在治疗纤维肌痛的治疗试验(度洛西汀)的过程中纵向测试了BAI,但随着时间的推移,BAI 并未显示出明显的变化,但是焦虑并不是这项研究的重点(Arnold et al.,2010)。

(四)评价

1.优点

BAI 是一种相对简短、易于管理且易于评分的焦虑量度。它具有良好的心理测验特性,并表现出对变化的敏感性。该措施在包括风肌痛和关节炎在内的许多风湿病中的使用越来越多。

2.缺点

BAI 的主要局限性是评估的症状范围相对有限,并且缺乏针对风湿病人群的验证研究。BAI 的开发旨在减少与抑郁症状的重叠,因此倾向于将注意力更多地集中在躯体(例如心跳、头晕)症状上。在医疗条件下,这些症状与治疗条件下的某些身体变化方面重叠,因此,应谨慎应用。BAI 并未评估焦虑的其他主要症状,尤其是焦虑和其他认知方面的焦虑。

三、医院焦虑与抑郁量表—焦虑(Hospital anxiety and depression scale-anxiety,HADS-A)

该量表是由 Zigmond A.S 和 Snaith R.P 在 1983 年研制的,主要用于综合性医院的医生筛选存在焦虑或者抑郁症状的病人,以进一步深入检查来给予相应的治疗,所以该量表不宜作为流行病学调查的工具。

(一)基本信息

1.目的

总的来说,HADS-A 是作为一种简单的焦虑和恐惧泛化症状的测量方法发展起来的。HADS 的目的是在内科病人中筛查临床显著的焦虑和抑郁症状。

2.内容

HADS-A 包括评估广泛性焦虑的特定项目,包括紧张、担心、恐惧、恐慌、难以放松和不安。

3.条目数

HADS-A 有 7 个项目(HAD 一共有 14 个条目,另外 7 条是用来检测抑郁,名称为 HADS-D)。

4.反应选项/评分

受访者表明了他们目前的感受。回答以李克特 4 分量表评分,范围从 0 到 3。李克特项目的锚点因项目而异(例如,“我可以坐着不动,感觉很放松”的得分为“0”表示肯定,“3”表示一点也不;而“我突然感到恐慌”的得分为“0”表示一点也不,而“3”表示确实很多。

5.案例

这种方法评估焦虑的共同维度。这一措施可用于检测和量化焦虑症状的程度,但与其他措施一样,不能充分描述以检测特定的焦虑症。目标人群是 16~65

岁的普通门诊病人。

（二）实际应用

1.如何获得

HADS 的使用版权可从 Nfer Nelson 公司获取。

2.使用方法

使用纸和铅笔、网络问卷进行。可以通过自我报告或访谈者给出。不适合集体测试。被调查者具有初中文化即可。

3.分数的解释

得分很容易通过计算项目得分来完成,特别注意反向项目。HADS-A 的总分可以从 0 到 21。评分标准如下:0～7 分为正常或无焦虑,8～10 分为轻度焦虑,11～14 分为中度焦虑,12～21 分为重度焦虑。在一些风湿性疾病中,HADS-A 的评分为 9 分,被推荐用于诊断焦虑症。

4.受访者负担

对于成年人来说,这项测试通常不到 5 分钟的时间就可以完成。

5.翻译/改编

翻译版本有阿拉伯语、汉语、荷兰语、法语、德语、希伯来语、日语、意大利语、西班牙语和乌尔都语。

（三）心理测验信息

1.信度

焦虑成分的内部一致性很高,Cronbach's alpha 值在 0.84～0.90 之间,并且已经在社区居住的成年人、精神病人样本和医疗群体样本中进行了测试（Dagnan et al.,2000;Lisspers et al.,1997）。

2.效度

大多数的心理测量学研究能同时观察到对两个因素的测量,因此可以支持使用焦虑分量表作为一个"独立"的测量量表。使用 8 分的分界分数能够对整体的敏感性和特异性检测率达到 80%,而单独对焦虑的检测率能达到 90%（Bjelland et al.,2002）。在初级保健人群中,HADS-A≥9 分能达到中等敏感性（0.66）和高特异性（0.93）。而一项针对老年人的研究却产生了很高的误分率,意味着HADS-A 在检测老年人这一人群中的焦虑障碍方面具有有限的敏感性和特异性（Davies et al.,1993）。一项对骨关节炎患者进行焦虑症和抑郁症诊断的比较中发现,HADS-

A 对焦虑症诊断的一致性高于 HADS 抑郁量表对抑郁症诊断的一致性(Axford et al.,2010)。总的来说,在综合评估中,HADS 的效度被认为是"好"到"非常好"。与一般健康问卷(General Health Questionnaire)、STAI 和症状检查表-90 焦虑量表的敏感性和特异性相当。

3.对变化的敏感程度

有一些证据,包括通过使用变化可靠性指数(Change reliability indices),表明 HADS-A 对变化是敏感的。特别是在强直性脊柱炎(Ertenli et al.,2012)和其他关节炎人群(Buszewicz et al.,2006)中,已经发现 HADS-A 对纵向变化有反应。

(四)对风湿病学界整体价值的批判性评价

1.优点

HADS-A 是一种非常简单、易于使用的用于检测临床显著的焦虑症状的筛选措施,其主要是设计用于医疗人群的。虽然 HADS 有针对焦虑和抑郁的两个分量表,但是其中 HADS-A 可以独立使用来测量焦虑水平。HADS 已广泛应用于风湿性疾病人群,包括 Sjögren's 综合征(Valtysdóttir et al.,2000)、强直性脊柱炎(Ertenli et al.,2012)、各种形式的关节炎和系统性红斑狼疮(Mak et al.,2011)。

2.缺点

该量表的缺点是在一些特定人群中有效性不高,特别是老年人。该量表不能充分检测特定焦虑症的存在,而是为广泛性焦虑症状提供了一些证据。

这里是基于对类风湿性关节炎患者的焦虑诊断应用较好的量表的介绍,更多的是对焦虑症泛化症状的检测,而不是针对特定焦虑障碍的评估,这包括其他 DSM-5 焦虑障碍,比如创伤后应激障碍、强迫症等。

此外,下面还列举一些其他的量表供选用。

四、汉密尔顿焦虑量表(Hamilton anxiety rating scale,HAM-A)

该量表是 Max Hamilton 于 1959 年编制的(Hamilton,1959),是精神科临床中常用的量表之一。《中国精神疾病诊断标准》(*Chinese Classification of Mental Disorders Version 3*, CCMD-3)将其列为焦虑症的重要诊断工具,临床上常将其用于焦虑症的诊断及程度划分的依据。值得注意的是,该量表是他评量表,与上面的自评量表不同,该量表需由专业人员对被试者进行评判。该量表主要用于评定神经症及其他病人的焦虑症状的严重程度,但不大适于估计各种精神病时的焦虑状态。汉密尔顿同时编制了汉密尔顿抑郁量表(Hamilton depression rating scale,HAM-D)。这两个量表有些重复的条目,如抑郁心境、躯体性焦虑、胃肠道症状及失眠等,故对于焦虑症与抑郁症也不能很好地进行鉴别,其他量表也无法区分共病特点。

HAM-A 应由经过训练的 2 名评定员进行联合检查,一般采用交谈和观察的方法,待检查结束后,2 名评定员独立评分。在评估心理或药物干预前后焦虑症状的改善情况时,首先在入组时评定当时或入组前一周的情况,然后在干预 2~6 周后再次评定,来比较焦虑症状的严重程度和症状谱的变化。

该量表包含了 14 个条目,将焦虑因子分为躯体性和精神性两大类。躯体性焦虑:7~13 项。精神性焦虑:1~6 和 14 项。

我国量表协作组标准:总分≥29 分,可能为严重焦虑;≥21 分,肯定有明显焦虑;≥14 分,肯定有焦虑;超过 7 分,可能有焦虑;如小于 7 分,便没有焦虑症状。

五、焦虑自评量表(Self-rating anxiety scale,SAS)

该量表由 William W.K.Zung 于 1971 年编制(Zung,1971)。该量表是一种十分简便地分析病人主观症状的临床工具,适用于具有焦虑症状的成年人,具有广泛的应用性,能够较好地反映有焦虑倾向的精神病求助者的主观感受,是咨询门诊中了解焦虑症状的自评工具(中国心理学会,2018)。

SAS 采用 4 级评分,主要评定症状出现的频度,其标准为:"1"表示没有或很少时间有;"2"表示有时有;"3"表示大部分时间有;"4"表示绝大部分或全部时间都有。20 个条目中有 15 项是用负性词陈述的,按上述1~4 顺序评分。其余 5 项(第5、9、13、17、19),是用正性词陈述的,按 4~1 顺序反向计分。SAS 的主要统计指标为总分。将 20 个项目的各个得分相加,即得粗分;用粗分乘以 1.25 以后取整数部分,就得到标准分,或者可以查表做相同的转换。按照中国常模结果,SAS 标准分的分界值为 50 分,其中 50~59 分为轻度焦虑,60~69 分为中度焦虑,70 分以上为重度焦虑。

六、利博维茨社交焦虑量表(Liebowitz social anxiety scale,LSAS)

该量表是 1987 年由哥伦比亚大学和纽约州精神病学研究所的精神病学家和研究员 Michael Liebowitz 开发的一份简短的问卷,其目的是评估患者害怕的社会互动和表现情况的范围,以帮助诊断社交焦虑障碍(Liebowitz,1987)。它通常被用来研究临床试验的结果,最近也被用来评估认知行为治疗的有效性。LSAS 最初被定义为一种医生使用的临床评估量表,但后来被确认为一种自我报告量表。

量表共有 24 个条目,分为两个子量表。13 个问题与表现焦虑有关,11 个问题与社交场合有关。这 24 个项目首先用李克特量表从 0 到 3 对情境中的恐惧进行评分,然后对同样的项目对情境中的回避进行评分结合恐惧和逃避部分的总分,可以得到总分 144 分。

临床管理版本的测试有四个额外的子量表得分,而自我管理的测试没有。这额外的四个分量表是:害怕社交互动、害怕表现、回避社交互动和回避表现。通常,恐惧总分和逃避总分的总和被用来决定最终的分数(因此,本质上它使用的数字与自我管理测试相同)。得分 30 为分界点,低于 30 分被认为不太可能患有社交恐惧症。得分 30~60 被认为可能患有社交恐惧症,这是非广泛性社交恐惧症治疗的患者的典型得分。得分在 60 到 90 之间表明非常有可能出现社交恐惧症,这是广泛性社交恐惧症治疗的患者的典型得分。得分高于 90 表示很有可能患有社交恐惧症,这一范围内的得分者往往伴随着巨大的痛苦和社会功能障碍,也常见于接受广泛性社交恐惧症治疗的患者(Contributors,2020)。

Heimberg 等人(1992)发现 Liebowitz 社会焦虑量表的得分与其他两个量表的得分显著相关,这在之前的几项研究中已经证明了显著的信度和效度(Heimberg et al.,1992)。这两个量表分别是社交恐惧症量表和社交焦虑量表。在另一项研究中,Heimberg 等人(1999)也发现 LSAS 与其他量表密切相关,包括 HRSD、BDI 和 HAMA(Heimberg et al.,1999)(就是我上面提到的这几个量表)。

研究发现,LSAS 的内部一致性也很高。LSAS 得分与"Total fear""Fear of social interaction""Fear of performance""Total avoidance""Avoidance of social interaction"和"Avoidance of performance"的得分进行了比较。总恐惧和社交互动的得分非常高,相关系数分别为 0.94 和 0.92。

另外基于 LSAS,利博维茨等人也开发了针对儿童青少年的社交焦虑量表(Liebowitz social anxiety scale for children and adolescents,LSAS-CA)。LSAS-CA 也有一个临床管理版本和一个自我报告版本(LSAS-CA-SR)。在临床治疗版本中,社交焦虑障碍受试者的 LSAS-CA 得分显著高于其他焦虑障碍受试者和健康对照组,并显示了高内部一致性和高重测信度。该量表的自我报告版本已经在西班牙人口中进行了广泛的测试,结果具有很高的效度和信度。他们还发现,男性和女性在某些子量表(完全恐惧)上的得分存在显著差异。

七、其他

这里有一些国际权威的网站,含有关于焦虑症的测量方法及相关知识。如果你英文水平可以,我建议你去看一看:

Anxiety and Depression Association of America 美国焦虑与抑郁协会,https://

adaa.org

The National Institute of Mental Health 美国国立心理健康研究所,https://www.nimh.nih.gov

第三节　焦虑和恐惧是一回事吗

有时候你可能会想,我现在这个是不是仅仅是担心或者恐惧? 比如面对还有三个月的高考,如果我考不上本科,可能很难找到一个好工作,毕竟越来越多的单位需要"211""985"甚至双一流高校的毕业生,那可能让我面临着没有一个好的生活,将来就是一片黯淡,想到这里你可能会在教室里变得很焦虑。这个时候,你可能会出现呼吸加快、心跳加快、手心出汗、喉咙发干等情况。这时我们暂停一下,想一想,现在这种情绪到底是恐惧还是焦虑? 它们有什么区别?

一、焦虑与恐惧的区别

这个问题其实如果让你在一个安静状态下思考,你可能比较容易讲出它们的区别在哪里,但是你不得不承认它们之间有一些非常相似的地方,也存在关联。图 1 展示了焦虑与恐惧的两种表情,我们可以看到,两种表情里确实存在相似的地方,那我们现在来看一下它们有什么区别。

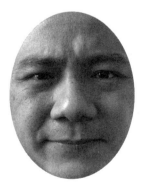
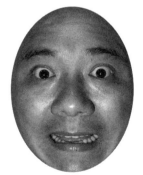

焦虑(Anxiety)　　　恐惧(Fear)

图 1　焦虑与恐惧的表情对比

人类可以感受 27 种不同的情绪,其中有些很类似,但是我们却很难明确讲出它们的区别。焦虑和恐惧也是如此。不管哪种情绪,我们仔细观察,都会发现它们在生理和心理上有区别。

通过上面的差异可以发现,焦虑和恐惧实际上还是有区别的(见表2)。焦虑相对于恐惧来说,有着更多的症状,某种程度上意味着焦虑会面临更多的刺激,会考虑更多,行为上也会有更多的表现。这些导致产生焦虑的因素可能是想象出来的,而并不是真实存在的。现在再外加一个词,可能更能帮助你理解恐惧、焦虑的差异,那就是"恐慌"。它们三者是一种递进的关系,即"焦虑—恐惧—恐慌"。为了帮助你理解这三者之间的关系,这里不得不提到一个理论,那就是"掠夺性迫近理论"(Predatory imminence theory)(Fanselow,1989;Perusini & Fanselow,2015)。因为不管是人类还是斑马,焦虑和恐惧都是在进化中面对捕食者时发生的。捕食者越靠近我们,或者遇见的频率越高,我们也就相应地越焦虑和恐惧。

表2 焦虑与恐惧的区别

类别	焦虑	恐惧
生理	出汗 心跳加速 快速呼吸 气短 发抖 恶心 胸紧 潮热或发冷 胃部不适 头晕 头疼 肌肉疼痛	出汗 心跳加速 快速呼吸 气短 发抖 恶心 胸紧 潮热或发冷 胃部不适 起鸡皮疙瘩 口干
心理	厄运感 感到不知所措 无法清晰思考 过度担心 灾难性的 强迫思维 躁动不安 思绪奔涌 易怒 疲劳	厄运感 感到不知所措 无法清晰思考 感觉失控 感觉与你的身体分离

续表

类别	焦虑	恐惧
行为	无法坐下 社会性退缩 容易被吓到 难以执行日常任务 饮酒和吸毒	逃跑或躲藏（逃生反应） 冻结（冻结响应） 握紧拳头 暴力行为

二、掠夺性迫近理论

图 2 展示的是人类通过电击来模拟在小鼠的捕食者的威胁下小鼠的行为变化。我们可以清楚地看到,这几乎就是完美地总结了人类及其他动物在进化的过程中所面临的类似的从焦虑到恐惧再到恐慌的过程。

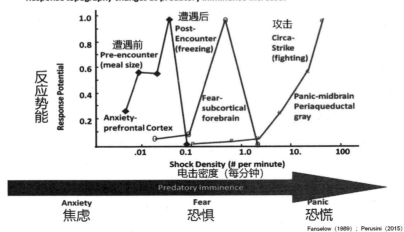

图 2　捕食者迫近强度变化下的反应趋势

我们先来看一下横坐标,这里向右的数值是不断变大的,这代表的是在小鼠觅食的铁笼子里通电的频率,而每一次通电都会让小鼠从脚部受到一次自下而上的通身电击,而频率从几十分钟一次到一分钟 100 次不等。

这里有三条曲线,每一条曲线代表的是小鼠不同的行为,第一条曲线代表小鼠外出觅食时它所带回来的食物的量。当电击密度还比较低的时候,即几十分钟一次到十分钟一次不等。我们可以看到,这里的电击频率相当于小鼠在野外觅食时遭遇到黄鼠狼、猫头鹰等天敌的频率(相当于遭遇前阶段)。随着频率越来越高,小鼠意识到外出觅食的风险也越来越高,因此,我们可以看到小鼠每次带回来的食物的量也随着风险的升高而增加,这里其实表征了小鼠已经开始变得焦虑,而且焦虑水平随着电击频率的增加而增加,因此它需要避免风险,每次外出觅食都可能是最后一次,因此它有意地带回来更多的食物从而减少外出次数,避免和捕食者遭遇。这里我们可以观察到焦虑主要是由小鼠头部的前额叶皮层(Prefrontal cortex,PFC)部分相关(关于焦虑与前额叶皮层的关系会在后面章节详细介绍)。这里我们可以理解到,虽然小鼠每次出去并不一定都会遇到电击(捕食者),但是它已经开始在焦虑,这意味着焦虑面对的危险可能是预期、未发生的、想象的,而不是一个显性的、可识别的、可描述的。有没有发现,这和条件反射的学习非常类似?事实上也有很多关于学习的理论应用在焦虑的解释上。

接下来,随着电击频率的增加,从十分钟一次到每分钟一次,这相当于小鼠外出觅食时每次都会遭遇它的天敌。虽然这个时候天敌并未发现它,但是小鼠已经能够看到天敌,这个时候小鼠会表现出截然不同的心理状态和行为,开始从焦虑演化为恐惧。我们通过曲线可以看到,小鼠僵住不动的程度越来越高,这意味着它需要通过不动来避免暴露,从而避免被天敌发现后被捕食的结果。这里我们可以看到,恐惧已经取代焦虑成为当下最重要的心理情绪。而这时相关的脑区主要为皮质下前脑(Subcortical forebrain)。事实上,如果我们深入小鼠的大脑里查看,会发现这种"遭遇后防御"是由杏仁核—导水管灰质网络(Amygdala - periaqueductal gray network)感知驱动的(Price,2005)。杏仁核会降低接触危险的行为,这些动作由控制中脑的系统,比如腹外侧导水管灰质(Ventrolateral periaqueductal gray,V-PAG),来唤起静止不动或者疼痛(Fanselow,1994;LeDoux,1998)。对于小鼠这一类小型动物,静止不动是一种有效的策略,而且是主要的防御措施。

在这个时候,如果将电击频率提高,从每分钟一次提高到一分钟上百次,这相当于小鼠已经被黄鼠狼发现,并开始和黄鼠狼厮打在一起,进行自卫抗争了,这时小鼠的表现就是第三条曲线了。这代表的是小鼠开始撕咬、叫喊、弹跳的水平。想象一下,这不就是"兔子急了还咬人"吗?在这种情况下,恐惧已经无济于事,恐慌开始取代恐惧来为生存殊死搏斗了。这里主要是和惊恐相关的中脑导水管周围灰质(Periaqueductal gray matter, PAG)相关,主要是前脑回路的抑制,伴随着背外侧 PAG 等中脑区域的逐渐主导(Depaulis et al.,1992)。其中感觉信息指导反抗防御的关键来源是上丘(Superior colliculus)(Dean et al.,1989)。

我们通过上面三个阶段的比较,是不是比较容易发现,焦虑和恐惧、恐慌之间还是有一些区别的？但是如果让我们清晰地分隔开它们，却发现其实它们界限是模糊的。但不管怎样，我们至少可以发现，相对于恐惧，焦虑更多的是具有主观的、内隐的特点，面对的是还未发生的，比如小鼠外出觅食时害怕遇到黄鼠狼捕杀，假想和猜测它们正躲在什么地方。而恐惧具有客观、显而易见的特点，面对的是已经发生的，比如小鼠已经看到了树后觅食的黄鼠狼，此时的黄鼠狼就是静止不动的小鼠害怕的对象。但其实这样区分也不能完全正确地将焦虑与恐惧分开。

三、其他层面的区别

从其他方面，我们也可以看到这两者的区别。比如从动机上，焦虑会表现出更弱的行为动机，这时个体可能更多的是出于沉浸在这种焦虑的情感里而不知道做什么，不能很好地拟订一个计划去实施。

比如长得英俊的学生张堂是一名高三学生，他的家庭最近因为母亲生病而让本不富裕的家庭突然压力倍增，他也立志考上一个重点大学的金融专业，可以赚更多的钱来给母亲治病和让家庭摆脱贫穷。当听到班主任说三个月后开始分班考试，考得不好的同学将被分到普通班级，而去普通班级意味着自己和父母承诺的大学几乎无缘。张堂在听到班主任提到这个的时候恐惧了一下，立志要赶上去，不能被分到普通班级去，此时他下的是一个长远的决心。等晚上回到寝室，张堂听室友们再次讨论考试分班的后果，张堂可能会变得焦虑起来，甚至在独自上厕所的路上也在想象分到普通班级的情形。此时的张堂会更多地表现出焦虑的情绪，而并不能做什么，脑袋里可能一个想法接着一个想法，而不能专心地学习和运动。这里体现出焦虑和恐惧在另外一方面的区别，即焦虑可能抑制和制约了为了克服困难而采取的行为，而恐惧某种程度上能够逼迫个体不得不采取直接解决困难的行为。这也体现出个体在焦虑情况下往往是一种消极应对，而恐惧能够促进个体积极应对。

因此，我们可以看到，焦虑指的是对未来的、模糊的危险的心理反应，更多的是涉及风险评估的认知过程，目的是保持警觉。而恐惧指的是对当下、对象明确的危险物产生的一种急性心理反应，目的是避免个体受到伤害。不管哪种，都是进化的本能，都是从不同的程度来调动机体来采取措施，以保证生命和基因能够更好地存活下去。

如果你不满足上面浅层次的描述，那其实可以在一些论文里找到关于焦虑和恐惧的研究，比如两者神经回路的、巴甫洛夫式的恐惧调节，等等。这里我再延伸一点，焦虑更多的是受到终纹床核（Bed nucleus of the stria terminalis，BNST）的调节控制,而恐惧更多的是受到杏仁核的调节。如果切除 BNST,那么会发现小鼠将保持恐惧,但是不会焦虑;而如果切除杏仁核,结果反过来,小鼠将保持焦虑,但是不会恐惧。那么如果真的得了恐惧症或者焦虑症,治疗的办法就是基于实验室中消亡原理的暴露疗法。即让该被试者多次暴露在各种不同的刺激环境中,直到让被试者意识到他们厌恶的刺激物与他们所接触的刺激物并无关联,从而脱敏。这种疗法一般分急性的满灌疗法和慢性的系统脱敏疗法,不管哪一种最好是在医生的指导下完成。它们两者的最大区别是让被试者快速还是缓慢地进入实景或者想象的情景中,从而让患者不进行任何的放松以迅速校正被试者对恐怖、焦虑的错误认知和关联思维,从而达到消除恐惧和焦虑的目的。

第四节　焦虑症有多少种

焦虑症是一种并非由焦虑刺激引起的或不能用焦虑刺激合理解释的,以焦虑情绪体验为主,同时伴有明显植物性神经系统功能紊乱的神经症。焦虑症的临床表现主要为精神性焦虑和躯体性焦虑,是儿童最常见的情绪障碍。

常见的焦虑症一般以下三种(NIH,2021)。

一、广泛性焦虑症(Generalized anxiety disorder,GAD)

患有广泛性焦虑症的人通常在至少六个月的大部分时间内表现出过度焦虑或忧虑,这些焦虑或忧虑涉及诸如个人健康、工作、社交互动和日常生活等许多方面。恐惧和焦虑会在他们的生活领域中引起重大问题,例如社交互动、上学和工作。

广泛性焦虑症的症状包括:

- 感到躁动不安,受伤或处于边缘
- 容易疲劳
- 难以集中精力,脑子一片空白
- 易怒
- 肌肉紧张
- 难以控制忧虑的情绪
- 出现睡眠问题,例如难以入睡、躁动不安或不满意的睡眠

二、恐慌症(Panic disorder)

恐慌症患者会反复发作意外的惊恐发作。惊恐发作是突然出现的强烈恐惧,很快就会爆发,并在几分钟之内达到顶峰。攻击可能会意外发生,也可能是由触发器触发的,例如担心的物体或情况。

恐慌症的症状包括:

- 心跳加速
- 出汗
- 颤抖
- 呼吸急促,窒息的感觉
- 即将来临的厄运的感觉
- 失控的感觉

恐慌症患者通常担心何时会发生下一次攻击,并通过避免与恐慌症发作相关的地点、情况或行为来积极尝试防止将来的发作。担心恐慌发作以及为避免发作而付出的努力会在人的生活的各个方面造成严重的问题,包括发展成为恐惧症。

三、恐惧症(Phobia)及相关疾病

恐惧症是一种对某种特定对象或情境的强烈的恐惧或者厌恶。尽管在某些情况下焦虑可能是真实存在的,但恐惧症患者的恐惧感与情况或物体引起的实际危险不相符。

恐惧症的症状包括:

- 遇到担心的物体或情况时可能会有非理性或过度的担心
- 采取积极措施避免担心的物体或情况
- 遇到恐惧的事物或情况时立即感到强烈的焦虑
- 忍受不可避免的物体和强烈焦虑的情况

五种恐惧症和恐惧症相关的病症:

(一)特定恐惧症(Specific phobias)

有时称为简单恐惧症(Simple phobias),顾名思义,患有特定恐惧症的人会对特定类型的物体或情况产生强烈的恐惧感或强烈的焦虑感。下面是一些特定恐惧症的恐惧对象:

- 飞行

- 高地
- 特定的动物,例如蜘蛛、狗或蛇
- 接收注射
- 血液

(二)社交焦虑症(Social anxiety disorder 或 social phobia)

患有社交焦虑症的人普遍对社交或表现状况充满恐惧或焦虑。他们担心与焦虑相关的行为会被他人负面评价,从而使他们感到尴尬。这种担心通常会使社交焦虑症患者避免社交情况。社交焦虑症可以在多种情况下表现出来,例如在工作场所或学校环境中。

(三)广场恐惧症(Agoraphobia)

患有广场恐惧症的人对以下两种或多种情况有强烈的恐惧:
- 使用公共交通工具
- 在空旷的地方
- 在封闭的空间中
- 排队或在人群中
- 独自在家

患有广场恐惧症的人通常会避免这些场所或情况,部分原因是他们认为,如果他们有类似惊慌的反应或其他令人尴尬的症状,这将使他们很难离开或不可能离开那个场所。在最严重的广场恐惧症情况下,该人可能会变得无家可归。

(四)分离性焦虑症(Separation anxiety disorder)

分离性焦虑通常被认为只发生在孩子身上,但是成年人也可以被诊断出患有分离性焦虑症。患有分离性焦虑症的人担心会与所依恋的人分开。他们经常担心,当他们分开时,他们的依恋对象会遭受某种伤害或不愉快的事情。这种恐惧导致他们避免与依恋对象分离,并避免独自一人。患有分离性焦虑症的人可能会做与依恋对象分离的噩梦,或者在分离发生或预期分离时经历躯体上的症状。

(五)选择性沉默症(Selective mutism)

一种与焦虑症相关的罕见病症。当人们尽管具有正常的语言技能而在特定的社交场合中无法讲话时,就会发生选择性的沉默。选择性沉默症通常发生在 5

岁之前，并且常常与极度害羞、害怕社交尴尬、强迫性格、退缩、固执行为和发脾气有关。被诊断患有选择性沉默症的人通常还被诊断患有其他焦虑症。

注意，强迫症不再属于焦虑症，而单独成为一种病症。

强迫症是一种以源于自我且又违反自己意愿而重复出现缺乏现实意义的、不合情理的观念、情绪、意向或行为等以强迫症状为主，具有有意识的自我强迫和反强迫并且冲突强烈，虽力图克制但又无力摆脱特点的神经症。主要临床表现为强迫思维和强迫行为。比如强迫洗手、重复思考同一个问题等。该疾病影响约2%的人口，在青春期前儿童和年轻人中发病率均达到峰值（Walitza et al.，2011）。

尽管强迫症和焦虑症通常合并且有着重合的症状表现，但是在2013年，美国DSM-5通过创建独特的强迫症和相关疾病类别，将强迫症与焦虑症分开。尽管诊断标准阐明了类别之间的差异，但从表型上看，强迫症和焦虑症（如社交焦虑症和特定恐惧症）的表现可能非常相似。

关于这些症状的具体描述和诊断，可以通过我上面说的美国《精神疾病诊断与统计手册》第5版进行查询，也可以查询世界卫生组织使用的《国际疾病分类》第11版（*International Statistical Classification of Diseases*，11th edition，ICD-11）。中国使用已久的《中国精神障碍分类与诊断标准》第三版（*Chinese Classification of Mental Disorders*，3rd Edition，CCMD），第三版是根据ICD编写的，已经沿用了20多年，在DSM-5和ICD-11采取通过病因学进行分类的方式编写后，CCMD已经逐渐被淘汰。

第五节　权威的精神疾病诊断的标准手册有哪些

如果你自己想查看一些权威的关于精神疾病的诊断标准，想对照或者了解更多的心理疾病的种类和划分标准，我上面提到的美国《精神疾病诊断与统计手册》第5版和世界卫生组织使用的《国际疾病分类》第11版这两本权威的诊断手册，在这里可以多做一些说明。

一、美国《精神疾病诊断与统计手册》第5版（DSM-5）

《精神疾病诊断与统计手册》是一本为世界各地的卫生保健专业人员诊断精神障碍的权威指南。仅在美国，它就影响了数百万不同年龄的人所接受的精神治疗健康问题。临床医生使用 DSM 来准确和一致地诊断影响情绪、个性、身份、认知等的疾病。手册中没有说明相关的治疗方法或药物（APA，2021）。

自从美国精神病学协会（APA）1952 年首次发行出版《精神疾病诊断与统计手册》后，DSM 已经更新了好几次。它被精神病医生、心理学家、社会工作者、护士以及其他健康和心理健康专业人士广泛地使用，也服务于研究、公共卫生政策、教育、补偿制度和法医学等。DSM-5 是自 1994 年以来的第一个完整版本，它代表了来自世界各地 1500 多名杰出的精神健康和医学专家的贡献，于 2013 年 5 月 18 日出版。国内有张道龙等翻译的中文版本。

相对于以前的版本，DSM-5 的特点在于提高了对某些精神疾病的"诊断特异性"标准，且降低其"诊断敏感性"。也就是说新版本严格要求排除真正没有精神疾病的人，也不再将某些可能只是有精神疾患前期症状的人确诊为患了该疾病，此举大幅降低了"未特指"（Not otherwise specified，NOS）类型的诊断。版本使用阿拉伯数字取代罗马数字标识。DSM-5 还放弃了多轴诊断系统（以前称为 Axis Ⅰ、Axis Ⅱ、Axis Ⅲ），在第Ⅱ节中列出了所有疾病。它以重要的社会心理和情境特征取代了第四轴，并放弃了第五轴（全面功能评估，Global assessment of functioning，GAF），以便临床医生能够评估症状的严重程度和存在情况。并且该版本更好地将 DSM 与世界卫生组织的《国际疾病分类》相结合，并确保 DSM 疾病的定义和诊断标准都拥有最强的科学证据，等等。

为了方便对这本书有兴趣的读者了解 DSM-5，我把该书的详细目录放在文末的附录上，大家可以轻松地查看该书的内容是否让你感兴趣。（见附录 1）

二、《国际疾病分类》第 11 版（ICD-11）

国际统计研究所于 1893 年通过了第一个国际分类版本，即《国际死亡原因清单》。此后，《国际疾病分类》进行了修订，并在一系列修订中发表，以反映健康和医学科学随着时间的推移所取得的进步。世界卫生组织于 1948 年创立 ICD，并出版了第 6 版（ICD-6），首次将发病率纳入其中。1967 年通过的《世界卫生组织命名条例》规定，会员国在国家和国际记录与报告死亡率和发病率统计时使用最新的《国际疾病分类》修订版。1990 年 5 月，第 10 版《国际疾病分类》（ICD-10）获得第四十三届世界卫生大会核对许可，并已被引用在 2 万多篇科学论文中，被全世界 150 多个国家使用，并被翻译成 40 多种语言。随着对更详细的记录和报告的需要，随着时间的推移，大量的临床修改或专业适应激增。ICD-11 重新统一了不同的修改和适应，增加了临床需求等，将 ICD 从单纯的统计框架迁移到用于统计的临床分类,于 2019 年 5 月在第七十一届世界卫生大会通过,并于 2022 年 1 月 1 日生效。

《国际疾病分类》是确定全球卫生趋势和统计数据的基础,也是报告疾病和健康状况的国际标准。它是所有临床和研究目的的诊断分类标准。《国际疾病分类》定义了各种疾病、失调、伤害和其他相关健康状况,以全面、分级的方式列出,允许:

- 方便地存储、检索和分析健康信息,为循证决策提供依据
- 在医院、地区、环境和国家之间共享和比较卫生信息
- 不同时期同一地点的数据比较

根据临床投入、研究和流行病学,疾病分类已成为一种适用于保健领域的多种用途的工具,例如:

- 监测疾病的发病率和流行情况
- 死亡原因
- 疾病的外部原因
- 抗生素耐药规范,符合 GLASS
- 初级保健和家庭医学概念已纳入 ICD-11
- 药物(INN-ATC)、过敏原和化学物质、组织病理学(ICD-O 3.2)已纳入 ICD-11
- 根据世卫组织患者安全框架,患者安全的完整记录代码
- 传统医学诊断的双重编码
- 初级保健设置
- 罕见疾病的记录
- 病历或诊断相关分组(Diagnosis Related Groupings,DRG),资源分配
- 嵌入的指导方针

具体内容可以参见世界卫生组织官网相关链接: https://www. who. int/ standards/classifications/classification-of-diseases

第六节　我得去看医生吗

就像上面我提到的一样,现在有非常权威的统计和诊断标准,有经验的医生相对于身边的朋友会更加有效地发现自己的问题,并提出预防或者治疗的措施,

因为他们有更多的统计和临床经验。但是我们也看到 DSM-5 中更加苛刻地将确诊标准提高，将前期症状分离开，因为我们需要知道现在的焦虑到底是"焦虑情绪"还是"焦虑症"呢？那么你可能想到，我现在的情况到底该不该去看医生？下面的一些信息可以帮助你对照是否该去找一位心理医生。哪怕不满足标准，去学校的心理咨询中心或者就近医院的精神科，都能帮助你更加清楚地了解自己的焦虑情况。要知道焦虑是一种常见的心理情绪，为了自己能尽早地快乐起来而去看医生没有什么丢人的。

一、如果你出现以下一些情况，肯定需要去看医生

● 焦虑困扰着身体健康

偶尔的焦虑思想可能比精神症状引起更多的精神压力。但是，如果你患有焦虑症，则可能会出现消耗精力并干扰日常功能的身体症状。这些迹象可能包括睡眠障碍、无法解释的肌肉酸痛和消化问题。

● 你对生活中的多个方面感到焦虑

在 DSM-5 中，广泛性焦虑症与对多种事件或活动的过度担忧有关，包括你的职业、学校表现和人际关系。你可能会担心常规的生活环境，例如工作职责、健康状况和家庭财务状况。

● 你的症状持续六个月

广泛性焦虑症通常是慢性的。这种焦虑症涉及的症状发生的天数至少要持续六个月。如果你仅偶尔有焦虑感，则可能会有不同的解释。

● 你的症状严重干扰了你的日常生活

诊断焦虑症的最重要标准之一是它们对你日常生活的影响程度。与焦虑症有关的恐惧和忧虑可能会使你遭受临床意义上的重大困扰，从而损害你的社交和职业功能，使你无法正常社交和工作。

● 你不使用药物或诊断出任何健康状况

有时，药物使用（或药物滥用）或潜在的身体健康状况是造成焦虑的原因。如果是这样，你将不会被诊断出患有焦虑症。相反，你的医生将帮助你克服引起焦虑的潜在疾病。如果你不服用处方药或违禁药物，并且从未被诊断出患有健康状况，那么你的症状可能与焦虑症有关。

二、何时与你的医生交谈

焦虑与许多医疗状况有关，因此与你的医生讨论总归是一个好主意。如果你

开始担心自己的焦虑感了,你无须等满足了所有DSM-5列举的焦虑症状才去看医生,也不必等到症状恶化或发展出新的症状。今天就是与医生谈论你的焦虑的好时机,找一个医生去聊聊,无须等待。

三、你的医生需要什么

当你与医生交谈时,他们会评估你的身体健康状况。焦虑症的身体症状很容易与潜在的医学症状混淆。你的医生可能会检查并采访你一些经常模仿或引发焦虑症的疾病,例如:

- 中枢神经系统损害
- 心脏病
- 甲状腺功能亢进或甲状腺过度活跃
- 传染性疾病
- 低血糖
- 药物使用(处方药或非法药物)

如果你的医生确定你的焦虑与吸毒或身体疾病无关,他们可以将你转介给可以诊断你的心理健康专家。

四、心理医生需要看什么

你的心理医生可以根据DSM-5中的特定标准评估症状来诊断你,包括:

- 你最近经历了重大的生活变化
- 你已经焦虑和担心了至少六个月
- 你遇到了麻烦(或无法控制)
- 你的焦虑症涉及至少三种最常见的焦虑症症状
- 你的症状会严重损害你的日常生活
- 不同的精神状况可以更好地解释你的症状

你的心理医生将与你合作,找出焦虑的根源,做出诊断,无论是广泛性焦虑症还是其他焦虑症,都会针对你的独特症状找到最佳治疗方法。

参考文献

［1］ADDOLORATO G, ANCONA C, CAPRISTO E, et al.State and trait anxiety in women affected by allergic and vasomotor rhinitis［J］.J Psychosom Res, 1999, 46 (3): 283-289.

［2］ ANGOLD A, COSTELLO E J, ERKANLI A. Comorbidity［J］. J Child Psychol Psychiatry, 1999, 40(1): 57-87.

［3］ APA.DSM-5 Fact Sheets［Z］.APA.2021.

［4］ ARNOLD L M, CLAUW D, WANG F, et al.Flexible dosed duloxetine in the treatment of fibromyalgia: a randomized, double-blind, placebo-controlled trial［J］.J Rheumatol, 2010, 37(12): 2578-2586.

［5］ AXFORD J, BUTT A, HERON C, et al. Prevalence of anxiety and depression in osteoarthritis: use of the Hospital Anxiety and Depression Scale as a screening tool［J］.Clin Rheumatol, 2010, 29(11): 1277-1283.

［6］ BECK A T, EPSTEIN N, BROWN G, et al.An inventory for measuring clinical anxiety: psychometric properties［J］. J Consult Clin Psychol, 1988, 56(6): 893-897.

［7］ BECK A T, STEER R A.Relationship between the Beck anxiety inventory and the Hamilton anxiety rating scale with anxious outpatients［J］.Journal of Anxiety Disorders, 1991, 5(3): 213-223.

［8］ BEESDO K, KNAPPE S, PINE D S. Anxiety and anxiety disorders in children and adolescents: developmental issues and implications for DSM-V［J］.Psychiatr Clin North Am, 2009, 32(3): 483-524.

［9］ BJELLAND I, DAHL A A, HAUG T T, et al.The validity of the Hospital Anxiety and Depression Scale. An updated literature review［J］.J Psychosom Res, 2002, 52(2): 69-77.

［10］ BODDEN D H, DIRKSEN C D, BöGELS S M.Societal burden of clinically anxious youth referred for treatment: a cost-of-illness study［J］.J Abnorm Child Psychol, 2008, 36(4): 487-497.

［11］ BUSZEWICZ M, RAIT G, GRIFFIN M, et al.Self management of arthritis in primary care: randomised controlled trial [J].Bmj, 2006, 333(7574): 879.

[12] CATTELL R B, SCHEIER I H.Handbook for the IPAT Anxiety Scale Questionnaire (self Analysis Form): A Brief, Valid, and Non-stressful Questionnaire Scale, Measuring Anxiety Level in Adults and Young Adults Down to 14 Or 15 Years of Age [M].Institute for Personality and Ability Testing, 1963.

[13] CHLAN L, SAVIK K, WEINERT C.Development of a shortened state anxiety scale from the Spielberger State-Trait Anxiety Inventory (STAI) for patients receiving mechanical ventilatory support [J].J Nurs Meas, 2003, 11(3): 283-293.

[14] COLE D A, PEEKE L G, MARTIN J M, et al.A longitudinal look at the relation between depression and anxiety in children and adolescents [J].J Consult Clin Psychol, 1998, 66(3): 451-460.

[15] COMPTON S N, WALKUP J T, ALBANO A M, et al.Child/Adolescent Anxiety Multimodal Study (CAMS): rationale, design, and methods [J]. Child Adolesc Psychiatry Ment Health, 2010, 4: 1.

[16] CONTRIBUTORS W.Liebowitz social anxiety scale [Z].Wikipedia, The Free Encyclopedia,2020.

[17] COPELAND W E, ANGOLD A, SHANAHAN L, et al. Longitudinal patterns of anxiety from childhood to adulthood: the Great Smoky Mountains Study [J]. J Am Acad Child Adolesc Psychiatry, 2014, 53(1): 21-33.

[18] COSTELLO E J, EGGER H L, ANGOLD A. The developmental epidemiology of anxiety disorders: phenomenology, prevalence, and comorbidity [J]. Child Adolesc Psychiatr Clin N Am, 2005, 14(4): 631-648, vii.

[19] DAGNAN D, CHADWICK P, TROWER P.Psychometric properties of the Hospital Anxiety and Depression Scale with a population of members of a depression self-help group [J].Br J Med Psychol, 2000, 73 (Pt 1): 129-137.

[20] DAVIES K N, BURN W K, MCKENZIE F R, et al.Evaluation of the hospital anxiety and depression scale as a screening instrument in geriatric medical inpatients [J].International Journal of Geriatric Psychiatry, 1993, 8(2): 165-169.

[21] DEAN P, REDGRAVE P, WESTBY G W.Event or emergency? Two response systems in the mammalian superior colliculus [J].Trends Neurosci, 1989, 12 (4): 137-147.

[22] DEPAULIS A, KEAY K A, BANDLER R. Longitudinal neuronal

organization of defensive reactions in the midbrain periaqueductal gray region of the rat [J].Exp Brain Res, 1992, 90(2): 307-318.

[23] ENDLER N S, KOCOVSKI N L.State and trait anxiety revisited [J].J Anxiety Disord, 2001, 15(3): 231-245.

[24] ERTENLI I, OZER S, KIRAZ S, et al.Infliximab, a TNF-α antagonist treatment in patients with ankylosing spondylitis: the impact on depression, anxiety and quality of life level [J].Rheumatol Int, 2012, 32(2): 323-330.

[25] FANSELOW M S.The adaptive function of conditioned defensive behavior: An ecological approach to Pavlovian stimulus-substitution theory [J].1989.

[26] FANSELOW M S.Neural organization of the defensive behavior system responsible for fear [J].Psychon Bull Rev, 1994, 1(4): 429-438.

[27] FREIDL E K, STROEH O M, ELKINS R M, et al.Assessment and Treatment of Anxiety Among Children and Adolescents [J].Focus (Am Psychiatr Publ), 2017, 15(2): 144-156.

[28] HAMILTON M.The assessment of anxiety states by rating [J].Br J Med Psychol, 1959, 32(1): 50-55.

[29] HEIMBERG R G, HORNER K J, JUSTER H R, et al.Psychometric properties of the Liebowitz Social Anxiety Scale [J].Psychological Medicine, 1999, 29 (1): 199-212.

[30] HEIMBERG R G, MUELLER G P, HOLT C S, et al.Assessment of anxiety in social interaction and being observed by others: The social interaction anxiety scale and the Social Phobia Scale [J].Behavior Therapy, 1992, 23(1): 53-73.

[31] JULIAN L J.Measures of anxiety: State-Trait Anxiety Inventory (STAI), Beck Anxiety Inventory (BAI), and Hospital Anxiety and Depression Scale-Anxiety (HADS-A) [J].Arthritis Care Res (Hoboken), 2011, 63 Suppl 11 (0 11): S467-S472.

[32] KABACOFF R I, SEGAL D L, HERSEN M, et al.Psychometric properties and diagnostic utility of the Beck Anxiety Inventory and the State-Trait Anxiety Inventory with older adult psychiatric outpatients [J].J Anxiety Disord, 1997, 11 (1): 33-47.

[33] KENDALL P C, COMPTON S N, WALKUP J T, et al.Clinical characteristics of anxiety disordered youth [J].J Anxiety Disord, 2010, 24(3): 360-365.

[34] KENDALL P C, SAFFORD S, FLANNERY-SCHROEDER E, et al.Child anxiety treatment: outcomes in adolescence and impact on substance use and depression at 7. 4 - year follow - up [J].J Consult Clin Psychol, 2004, 72 (2): 276-287.

[35] KENNEDY B L, SCHWAB J J, MORRIS R L, et al.Assessment of state and trait anxiety in subjects with anxiety and depressive disorders [J].Psychiatr Q, 2001, 72(3): 263-276.

[36] KESSLER R C, BERGLUND P, DEMLER O, et al.Lifetime prevalence and age-of-onset distributions of DSM-IV disorders in the National Comorbidity Survey Replication [J].Arch Gen Psychiatry, 2005, 62(6): 593-602.

[37] KNIGHT R G, WAAL-MANNING H J, SPEARS G F.Some norms and reliability data for the State—Trait Anxiety Inventory and the Zung Self-Rating Depression scale [J].Br J Clin Psychol, 1983, 22 (Pt 4): 245-249.

[38] KVAAL K, ULSTEIN I, NORDHUS I H, et al.The Spielberger State-Trait Anxiety Inventory (STAI): the state scale in detecting mental disorders in geriatric patients [J].Int J Geriatr Psychiatry, 2005, 20(7): 629-634.

[39] LAST C G, PERRIN S, HERSEN M, et al.A prospective study of childhood anxiety disorders [J].J Am Acad Child Adolesc Psychiatry, 1996, 35 (11): 1502-1510.

[40] LEDOUX J.The emotional brain: The mysterious underpinnings of emotional life [M].Simon and Schuster, 1998.

[41] LIEBOWITZ M R.Social phobia [J].Mod Probl Pharmacopsychiatry, 1987, 22: 141-173.

[42] LISSPERS J, NYGREN A, SöDERMAN E.Hospital Anxiety and Depression Scale (HAD): some psychometric data for a Swedish sample [J].Acta Psychiatr Scand, 1997, 96(4): 281-286.

[43] MAK A, TANG C S, CHAN M F, et al.Damage accrual, cumulative glucocorticoid dose and depression predict anxiety in patients with systemic lupus erythematosus [J].Clin Rheumatol, 2011, 30(6): 795-803.

[44] MERIKANGAS K R, HE J P, BURSTEIN M, et al.Lifetime prevalence of mental disorders in U.S.adolescents: results from the National Comorbidity Survey Replication—Adolescent Supplement (NCS-A) [J].J Am Acad Child Adolesc Psychiatry,

2010, 49(10): 980-989.

[45] MORIN C M, LANDREVILLE P, COLECCHI C, et al.The Beck Anxiety Inventory: psychometric properties with older adults [J].Journal of Clinical Geropsychology, 1999, 5(1): 19-29.

[46] NIH.Anxiety Disorders [Z].2021.

[47] PéREZ-EDGAR K, FOX N A.Temperament and anxiety disorders [J]. Child Adolesc Psychiatr Clin N Am, 2005, 14(4): 681-706, viii.

[48] PERUSINI J N, FANSELOW M S.Neurobehavioral perspectives on the distinction between fear and anxiety [J].Learn Mem, 2015, 22(9): 417-425.

[49] PINE D S, COHEN P, GURLEY D, et al.The risk for early-adulthood anxiety and depressive disorders in adolescents with anxiety and depressive disorders [J]. Arch Gen Psychiatry, 1998, 55(1): 56-64.

[50] PRICE J L.Free will versus survival: brain systems that underlie intrinsic constraints on behavior [J].J Comp Neurol, 2005, 493(1): 132-139.

[51] RUTTER M.Research review: Child psychiatric diagnosis and classification: concepts, findings, challenges and potential [J].J Child Psychol Psychiatry, 2011, 52 (6): 647-660.

[52] SADOCK B J, KAPLAN H.Kaplan & Sadock's synopsis of psychiatry: behavioral sciences/clinical psychiatry[M].2007.

[53] SARASON I G, SARASON B R, PIERCE G R.Anxiety, Cognitive Interference, and Performance [J].J Soc Behav Pers, 1990, 5(2): 1-18.

[54] SCOPAZ K A, PIVA S R, WISNIEWSKI S, et al.Relationships of fear, anxiety, and depression with physical function in patients with knee osteoarthritis [J]. Arch Phys Med Rehabil, 2009, 90(11): 1866-1873.

[55] SPIELBERGER C.Manual for the State-Trait Anxiety Inventory; Palo Alto, CA, Ed [Z].Consulting Psychologists Press, Inc.: Columbia, MO, USA,1983.

[56] STEER R A, RISSMILLER D J, RANIERI W F, et al.Structure of the computer-assisted Beck Anxiety Inventory with psychiatric inpatients [J].J Pers Assess, 1993, 60(3): 532-542.

[57] TAYLOR J A. A personality scale of manifest anxiety [J]. J Abnorm Psychol, 1953, 48(2): 285-290.

[58] TLUCZEK A, HENRIQUES J B, BROWN R L.Support for the reliability

and validity of a six-item state anxiety scale derived from the State-Trait Anxiety Inventory [J].J Nurs Meas, 2009, 17(1): 19-28.

[59] VALT SDóTTIR S T, GUDBJöRNSSON B, LINDQVIST U, et al.Anxiety and depression in patients with primary Sjögren's syndrome [J].J Rheumatol, 2000, 27 (1): 165-169.

[60] VANDYKE M M, PARKER J C, SMARR K L, et al.Anxiety in rheumatoid arthritis [J].Arthritis Rheum, 2004, 51(3): 408-412.

[61] WALITZA S, MELFSEN S, JANS T, et al.Obsessive-compulsive disorder in children and adolescents [J]. Deutsches Ärzteblatt International, 2011, 108 (11): 173.

[62] WARD M M, MARX A S, BARRY N N.Psychological distress and changes in the activity of systemic lupus erythematosus [J].Rheumatology (Oxford), 2002, 41 (2): 184-188.

[63] WHITE K P, NIELSON W R, HARTH M, et al.Chronic widespread musculoskeletal pain with or without fibromyalgia: psychological distress in a representative community adult sample [J].J Rheumatol, 2002, 29(3): 588-594.

[64] WHO.International Statistical Classification of Diseases and Related Health Problems (ICD) [Z].2021.

[65] ZEIDNER M, MATTHEWS G.Anxiety 101 [M].New York, NY: Springer Pub.Co., 2011.

[66] ZUNG W W.A rating instrument for anxiety disorders [J].Psychosomatics, 1971, 12(6): 371-379.

[67] 百度百科.汉密尔顿焦虑量表 [Z].2021.

[68] 中国心理学会.焦虑自评量表 SAS [Z].2018.

第二章　焦虑的神经机制

我想经历过焦虑的你肯定有过如下的感觉：头疼、呼吸急促、胃疼、尿急,等等。如果长期处在压力下,你可能还会发现自己逐渐变胖了。这一切都是焦虑在直接通过神经,或者间接通过激素在影响你的健康。那焦虑究竟是如何影响我们大脑的结构和功能,从而影响我们的身体健康呢?我们首先需要了解身体的神经系统,然后通过几个和焦虑非常相关的大脑结构来看一下焦虑是如何通过影响这些重要的结构和功能来影响我们的身体健康的。

首先得了解一下我们的神经系统。这些高级的神经系统让我们能够成为人类,处于当前地球上进化的物种顶端,但同时它们的失衡也会带给我们一些身体、心理的问题。这里的知识相对来说比较系统、难懂,但会对理解我后面介绍的内容有非常大的帮助。

第一节　认识我们的神经系统

首先你得知道什么是中枢神经系统。我们经常会说焦虑到脑袋疼,这大脑就属于中枢神经系统(Central nervous system,CNS)。相对于中枢神经系统,另一个就是周围神经系统(Peripheral nervous system,PNS)。简单来说,周围神经系统负责信息的收集、传递和简单处理,而中枢神经系统负责接收来自周围神经系统的信息并进行处理。

一、中枢神经系统

中枢神经系统一般由脑和脊髓构成,是人类及双侧对称动物(除海绵和水母之外的所有多细胞动物)等最重要的神经主体部分,但并非所有具有中枢系统的动物都有大脑。中枢神经系统负责接收来自全身各处的信息,经过加工处理后,用来协调运动或者存储在中枢神经系统内,成为学习、记忆的神经基础。那我们先来详细了解一下中枢神经系统的各个部分。

（一）脑

人类的大脑是由 860 亿神经元和 850 亿非神经元细胞构成的（Azevedo et al.，2009）。成人脑重平均 1.2～1.4 公斤,其大约是总体重的 2%。其中男性大脑有 1.18～1.62 公斤重,体积 1260 立方厘米;而女性大都有 1.03～1.4 公斤重,体积 1130 立方厘米（Bigos et al.，2016；Cosgrove et al.，2007；Molina & DiMaio，2012，2015）。脑是中枢神经系统的重要部分,通过结构我们可以将脑分为前脑、中脑和后脑三大部分,它们的功能也是有区别的。

1. 后脑

位于脑的后下部,其中包括三部分:

（1）延脑

位于脊髓的上端,与脊髓相连,呈细管状,大如手指。延脑的主要功能在于控制呼吸、心跳、吞咽及消化,稍受损伤即可危及生命。

（2）脑桥

位于延脑之上,是由神经纤维构成的较延脑肥大的管状体。脑桥连接延脑与中脑,如果受损可能使睡眠失常。

（3）小脑

位于脑桥之后,形似两个相连的皱纹半球,其功能主要是控制身体的运动与平衡。如果小脑受损,即丧失身体自由活动的能力。

2. 中脑

位于脑桥之上,恰好处在整个脑的中间。

中脑是视觉和听觉的反射中枢。在中脑的中心有一个网状的神经组织,称为网状结构。网状结构的主要功能是控制觉醒、注意力、睡眠等意识状态。网状结构的作用扩及脑桥、中脑和前脑。中脑与后脑的脑桥和延脑合在一起,称为脑干。脑干是生命中枢。

3. 前脑

是脑最复杂的部分,也是最重要的部分。前脑主要包括五部分:

（1）大脑皮层

大脑皮层是中枢神经系统中最重要的部分,平均厚度为 2.5～3.0 毫米,面积约为 2200 平方厘米,上面布满了下凹的沟和凸出的回。分隔左右两半球的深沟成为纵裂。

纵裂底部由胼胝体相连。大脑半球外侧面,由顶端起与纵裂垂直的沟称为中央沟。在半球外侧面,由前下方向后上方斜行的沟称为外侧裂。半球内侧面的后部有顶枕裂。中央沟之前为额叶。中央沟后方、顶枕裂前方、外侧裂上方为顶叶。外侧裂下方为颞叶。外侧裂后方为枕叶。胼胝体周围为边缘叶。每叶都包含很多回。在中央沟的前方有中央前回,后方有中央后回。大脑半球深部是基底神经节,主要包括尾状核和豆状核,合称纹状体。其机能主要是调节肌肉的张力来协调运动。

(2)边缘系统

这个系统对于我们这本书讨论的内容非常重要。关于这个系统中的结构的研究是目前研究的热点。

位于胼胝体之下,包括多种神经组织的复杂神经系统。边缘系统的构造与功能尚不能十分确定,在范围上除包括部分丘脑和下丘脑之外,还包括海马和杏仁核等。海马的功能与学习、记忆有关,杏仁核的功能与动机、情绪有关。

(3)丘脑

卵形的神经组织,其位置在胼胝体的下方,具有转运站的功能。从脊髓传来的神经冲动,都先中止于丘脑,然后再由丘脑分别传送至大脑皮层的相关区域。如丘脑受损,将使感觉扭曲,无法正确了解周围的世界。

(4)下丘脑

位于丘脑之下,其体积虽比丘脑小,但功能比丘脑复杂。下丘脑是自主神经系统的主要控制中心。它直接与大脑皮层的各区相连,又与主控内分泌系统的脑垂体连接。下丘脑的主要功能是控制内分泌系统、维持新陈代谢、调节体温,并与饥、渴、性等生理性动机及情绪有关。如下丘脑受损,将使个体的饮食习惯与排泄功能受到影响。

(5)脑垂体

位于下丘脑之下,其大小如豌豆,在部位上虽属于前脑,但在功能上则属于内分泌系统中最主要的分泌腺之一。此外,胼胝体连接大脑两半球,使两半球的神经网络得以彼此沟通。

(二)脊髓

中枢神经系统的低级部位,位于椎管内,前端枕骨大孔与脑相接,外连周围神经。31 对脊神经分布于它的两侧,后端达盆骨中部。

脊髓膜:脊髓外面覆有三层结缔组织膜,称脊髓膜。由内向外依次为脊软膜、脊蛛网膜和脊硬膜。脊蛛网膜与脊软膜之间形成大的腔隙称为脊蛛网膜下腔,其中充满脑脊液。脊硬膜与脊蛛网膜之间形成狭窄的硬膜下腔,充满淋巴。

形态:呈上、下略扁的圆柱状,末端称为脊髓圆锥,具有两个膨大部,称颈膨大和腰膨大;从横切面上看,中央为蝴蝶形灰质,周围由白质组成。灰质中央有中央管。灰质向后外突出的部分为后角,与脊神经的后根相连,内含中间神经元;向前方突出的部分为前角,内含运动神经元,其纤维构成脊神经前根;侧角内含植物性神经元。白质由神经纤维组成,按位置可分前索、侧索和后索,分别把脑和脊髓及脊髓内各段联系起来。

脊髓的功能有以下两个方面:

1. 传导功能

全身(除头外)深、浅部的感觉以及大部分内脏器官的感觉,都要通过脊髓白质才能传导到脑,产生感觉。而脑对躯干、四肢横纹肌的运动调节以及部分内脏器官的支配调节,也要通过脊髓白质的传导才能实现。若脊髓受损伤时,其上传下达功能便发生障碍,引起感觉障碍和瘫痪。

2. 反射功能

脊髓灰质中有许多低级反射中枢,可完成某些基本的反射活动,如肌肉的牵张反射中枢、排尿排粪中枢、性功能活动的低级反射中枢、跖反射、膝跳反射和内脏反射等躯体反射。

正常情况下,脊髓的反射活动都是在高级中枢控制下进行的。当脊髓突然横断,与高级中枢失去联系后,会产生暂时性的脊休克。脊髓损伤可中断某一水平的生理功能,造成下肢瘫痪,目前许多脊髓损伤病人在医学帮助下已有可能恢复其生理功能。

通过刚才介绍的中枢神经系统我们可以发现,这些神经几乎主导了我们所有重要的生理和心理活动。这包括呼吸、体温、语言、情绪,等等。就以我们紧张时的急促呼吸而言,控制该功能的主要结构是延髓,而其他比如下丘脑、大脑皮层、脑桥等各级中枢都会来共同调节呼吸,然后这些神经又会直接或者间接通过体液(比如激素)来作用于肌肉等效应器,来实现呼吸的动作。所以当我们紧张时的各种生理表现,其实都和各级重要的中枢神经系统相关,相对于周围神经系统,中枢神经系统就像是个司令部,对我们高级和低级的生理活动都会起到发送指令、决定具体行为的作用,即使有些已经形成不需要经过我们意识的反射行为。那么反过来,如果我们不能正常行使某项功能时,可以推测到底是哪里出现了问题。

对于高级的学习和记忆、情感等来说,更是由中枢神经系统来通过整合各个重要的功能区,比如视觉皮层、海马体、丘脑、杏仁核等各个结构来实现对视觉、听觉刺激的反应和学习,并形成有意识的记忆(Explicit memory)或者无意识的记忆(Implicit memory)等,并在相关的刺激下调用并支配和影响我们的眼球运动、语言等行为。焦虑更是我们高级的中枢神经系统下的活动,体现了对所有相关信息的整合、分析、处理等。

二、周围神经系统

周围神经系统指的是由中枢神经系统发出,导向身体的各个部位。它由核周体和神经纤维构成的神经干、神经丛、神经节及神经终末装置等组成。解剖学上分为三部分:脑神经、脊神经和自主神经。其功能是将外周感受器收集到的信息传入中枢神经系统,并将指令传递出来,起到连接功能。与脑相连的周围神经叫脑神经,共有 12 对,其中 11 对分布在头部的感觉器官、皮肤和肌肉等处。有一对很长的迷走神经沿颈部下行,分布在胸腔的大部分腹腔的内脏器官上。与脊髓相连的周围神经叫脊神经,共有 31 对,非常规律地分布在躯干、四肢的皮肤和肌肉里。上部的脊神经分布在颈部、上肢和躯干上部;下部的脊神经分布在下肢和躯干下部。脊神经可以调节躯干和四肢的感觉和运动。与中枢神经系统不同,周围神经系统不受脊柱、头骨或者是血脑屏障的保护,因此使它容易受到毒素和机械伤害。

(一)脑神经

与脑相连,共 12 对,按出入颅腔的前后顺序分为嗅神经、视神经、动眼神经、滑车神经、三叉神经、外展神经、面神经、前庭蜗神经、舌咽神经、迷走神经、副神经和舌下神经,各 1 对。除嗅神经连于大脑的嗅球、视神经连于间脑视交叉外,其余10 对均与脑干相连。12 对脑神经中,嗅神经、视神经和前庭蜗神经是纯感觉成分,将嗅觉、视觉、听觉冲动传向中枢。动眼神经、滑车神经、外展神经、副神经、舌下神经是运动性成分,把中枢的信息传给感受器。三叉神经、面神经、舌咽神经、迷走神经则既有感觉成分,又有运动成分,是混合性神经。其中运动性神经支配眼肌、舌肌、咀嚼肌、表情肌、咽喉肌,也有支配平滑肌、心肌和腺体的。脑神经损害,会产生许多病症。

●嗅神经(CNI),位于脸谱的中部,形似鼻中隔,提示鼻腔顶部的嗅区中富含接受嗅觉刺激的嗅细胞,其中枢突聚集而成 20 多条嗅丝,穿筛孔连于嗅球,传导嗅觉。

● 视神经(CNII),位于眼部的正中,形似瞳孔或"黑眼球",视神经与视物和视觉的传导有关。

● 动眼神经(CNIII),位于眼部的上方,形似眼睑,动眼神经支配上睑提肌、上直肌等主要眼外肌的运动。

● 滑车神经(CNIV),位于眼部的内侧,滑车神经支配上斜肌,可使瞳孔转向下外。

● 三叉神经(CNV),位于面前部,三叉神经感受面部的感觉。

● 外展神经(CNVI),位于眼部的外侧,外展神经支配外直肌,可使瞳孔转向外侧。

● 面神经(CNVII),在脸谱中左右镜像相对,形成面部的轮廓。

● 前庭蜗神经(CNVIII),位于面中部的外侧缘,形似耳廓,前庭蜗神经与耳有关,感受听觉和位置觉。

● 舌咽神经(CNIX),位于口部的中央,形似悬雍垂(腭垂),舌咽神经支配大部分的咽肌、感受舌后 1/3 的一般感觉和味觉等。

● 迷走神经(CNX),位于颈部的正中,形似喉结,迷走神经在颈部与喉密切相关,支配喉肌,传导喉黏膜的感觉。

● 副神经(CNXI),位于颈部的外侧,形似胸锁乳突肌,并富有动感,副神经支配胸锁乳突肌和斜方肌,与颈部的运动相关。

● 舌下神经(CNXII),位于口的前部,形似前伸出口腔的舌,舌下神经支配舌外肌和舌内肌,既可伸舌又能改变舌的形状。

（二）脊神经

共有 31 对,每对脊神经均由与脊髓相连的前根和后根在椎间孔会合而成。前根主要是运动性纤维,由位于脊髓灰质前角细胞发出的运动纤维、侧角和内交感性内脏运动纤维组成。在第 2、3、4 骶神经前根内有来自脊髓灰质中间带细胞的副交感性内脏运动纤维。前角细胞的轴突分布到骨骼肌,侧角和骶部交感和副交感细胞的轴突分布到内脏、心肌、血管平滑肌和腺体。脊神经节是后根于椎间孔内面的膨大部,由假单极神经元的胞体聚集而成,其中枢突组成后根进入脊髓,而其周围突以各种形式的感觉神经末梢分布于皮肤、肌肉、关节和内脏,将躯体和内脏的感觉冲动向中枢传导。所以,每一对由前、后根会合而成的脊神经,全是混合性的纤维。

脊神经分为颈神经 8 对,胸神经 12 对,腰神经 5 对,骶神经 5 对,尾神经 1 对,共 31 对。脊神经穿经椎间孔出椎管,其中上 7 对颈神经从相应的颈椎上方穿出,第 8 对颈神经从第 7 颈椎和第 1 胸椎之间穿出。以下的脊神经皆按此顺序,分别在该节和下一节椎骨之间的椎间孔穿出。脊神经在椎孔内的位置:前方同椎间盘与椎体相邻,后方有关节突关节与韧带。当这些结构发生运动损伤时,常常累及脊神经,会出现感觉与运动障碍等症状。

(三) 自主神经

包括交感神经和副交感神经。人体大多数组织器官均受交感神经及副交感神经的双重支配,在功能上具有拮抗作用。从整体上看,是在大脑皮层管理下使内脏活动相互协调和相互促进的。

1.交感神经

自主神经系统的一部分。由脊髓胸 1 至腰 2 节段的灰质中间外侧柱发出节前神经元,经过脊髓神经前根,从相应节段的白交通支进入椎旁交感神经链,并在链内上行或下行,与链内或链外神经节内的节后神经元发生突触联系,节后神经元随相应的脊神经行走至末梢,支配心脏血管、腹腔内脏、平滑肌及腺体等,以调节这些组织器官的功能活动。刺激交感神经,可引起心肌收缩力加强、心跳加速、腹腔内脏、皮肤末梢血管收缩、新陈代谢亢进、瞳孔散大、疲乏的骨骼肌工作能力增强等。

2.副交感神经

自主神经系统的一部分。由脑干的某些核团及脊髓骶段的灰质中间外侧柱发出节前神经元,混合于脑神经(主要为面神经、舌咽神经及迷走神经)或脊神经中行走,到达器官内或器官旁,与副交感神经节中的节后神经元发生突触联系,随后节后神经元分布于内脏器官、平滑肌和腺体,并调节其功能活动。刺激副交感神经可引起心跳减慢、胃肠蠕动增强、括约肌松弛、瞳孔缩小、腺体分泌增加等。

介绍到这里,大家应该对我们的中枢神经系统和周围神经系统有了一个简单的认识,虽然这些专业词汇晦涩难懂,也不容易被记住。这里主要是来讨论一下焦虑对我们的中枢神经系统,尤其是大脑的影响。因为目前科学家已经对焦虑如何影响我们的大脑有了非常广泛的研究,所以我们因为篇幅所限,只挑出来一部分重要的结构让大家了解,比如杏仁核、海马体、前额叶皮层,等等。这些结构与我们的学习、记忆、情绪等都密切相关。

第二节　焦虑对杏仁核的影响

一、认识杏仁核（Amygdala）

杏仁核是和我们的情绪最相关的结构之一。它帮助产生、识别和调节情绪，也能控制我们的学习和记忆。当你揭开一个红色的盒子下面跑出一条蛇时，你会吓一跳并逃跑。这时你的杏仁核在大脑中起着作用，影响着你的行为，并让你牢牢记住让你害怕的这条蛇和那个红色盒子的样子。所谓的"一朝被蛇咬，十年怕井绳"，这里的恐惧情绪的学习与记忆就与杏仁核息息相关。

关于杏仁核的功能最早来自著名的病人 S.M. 的研究。S.M. 在 30 多岁的时候，已经有了家庭和工作，但是她开始经历类似癫痫的发作，医生检查后发现她并没有肿瘤，但是却发现她两侧的杏仁核都萎缩了，空间已经被脑脊液取代（见图3）。这是由于她患有一种会导致杏仁核退化的常染色体遗传病（Urbach-wiethe）。这种遗传病会导致糖蛋白钙（Glycoprotein）在内侧颞叶大量堆积从而损伤杏仁核。

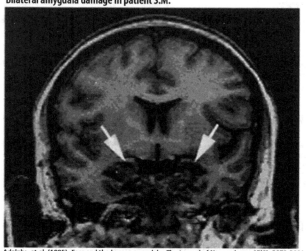

病人S. M. 的双侧杏仁核损伤
Bilateral amygdala damage in patient S.M.

Adolphs, et al. (1995). Fear and the human amygdala. *The Journal of Neuroscience*, 15(9), 5879-5891. Copyright (1995) Society for Neuroscience

（本图片已获得Society for Neuroscience及Ralph Adolphs教授的授权使用）

图3　病人 S.M.的杏仁核损伤图片

S.M.的智力、运动等都正常，但是当医生给她观看各种表情的图片时，发现她无法识别恐惧的面孔，而其他哭泣、高兴的画面她都能够识别。她会将恐惧的表情描述为惊讶或者愤怒。当她被要求画出一张恐惧的图片时，她却画出一幅婴儿在爬行的图（见图4）。

那是不是因为S.M.不能加工跟恐惧相关的概念呢？医生通过调查发现，她可以正确使用关于恐惧的词语和描述引发恐惧的场景（Adolphs et al.，1995），并且能够识别恐惧的声音（Adolphs et al.，1999），这说明S.M.可以对与恐惧相关的概念进行加工。在实验室之外，S.M.的日常生活也表现出没有恐惧。比如她会被评价为非常外向和友好，会很直接地和渴望接近他人并进行身体接触（Tranel et al.，2006）。她还缺乏空间感，比如她即使和陌生人鼻子对鼻子的直接眼神接触，也不会觉得有任何不适。此外，她还能保持同理心，而且会对生活中的问题、障碍表现得非常积极。

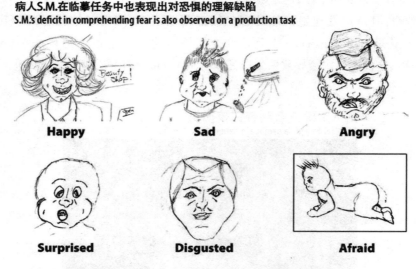

病人S.M.在临摹任务中也表现出对恐惧的理解缺陷
S.M.'s deficit in comprehending fear is also observed on a production task

Happy　　　　Sad　　　　Angry

Surprised　　　Disgusted　　　Afraid

Adolphs, et al. (1995). Fear and the human amygdala. *The Journal of Neuroscience, 15*(9), 5879-5891. Copyright (1995) Society for Neuroscience
（本图片已获得Society for Neuroscience及Ralph Adolphs教授的授权使用）

图4　病人 S.M.绘画的各种情绪的图片

通过 S.M.的病例，我们可以发现，杏仁核在我们的恐惧情绪体验中起到了非常重要的作用。在后面的研究中，我们发现杏仁核在情绪的加工中，尤其是恐惧和悲伤中起到了关键作用。而在之前的章节里，我们讨论了焦虑和恐惧的区别，可以发现焦虑和恐惧在某种层面分享着类似的情绪处理路径。如果我们刺激动物的杏仁核,会发现动物会表现出"停顿"行为。如果刺激的是前端,则表现出焦虑、恐惧、退缩;如果刺激的是尾端,则出现的是攻击与防御反应。如果我们切除这个杏仁核,则会出现"心理盲"(Psychic blindness),也就是动物失去了恐惧的情绪,对本应该发生恐惧反应的刺激不再表现出回避的行为(Klüver & Bucy,1939)。

当一个人表达恐惧或攻击感时,杏仁核就会被激活。杏仁核的中央核与下丘脑和脑干直接相关——这些区域与恐惧和焦虑直接相关。从对切除杏仁核的动物的研究中可以明显看出这种联系。此类研究表明,缺乏杏仁核的动物较少表达恐惧并沉迷于非物种行为。杏仁核的许多投射区域都与用于衡量恐惧和焦虑的特定行为密切相关,这是因为杏仁核是负责战斗或逃跑反应的大脑的主要结构。杏仁核与条件恐惧直接相关。条件恐惧是用于解释当最初中性的刺激始终与引起恐惧的刺激配对时产生的行为的框架。杏仁核代表了人体内一个核心的恐惧系统,它参与了条件恐惧的表达。恐惧可以通过自主神经活动的变化来衡量,比如心率增加、血压升高、退缩或眨眼等。

在学习与记忆方面,杏仁核是情绪学习和记忆的重要结构。当具有情绪意义的刺激引起杏仁核的强烈活动,那么该记忆将会更容易形成牢固的长时记忆。在婴儿9~14个月大时,他们会将关注面部刺激的偏好发展为追随成人的目光,去将自己的注意力转移到成人正在注视的物体上。通过这种"联合注意"(Joint attention),婴儿能够学会转移注意力,并会在稍大一点的时候通过手指向自己看的物体来引导成人的注意力,而这种行为也与杏仁核有关。

在进一步讨论焦虑如何影响杏仁核前,我们还是来看看杏仁核的具体解剖结构。

二、杏仁核的解剖结构

杏仁核位于前颞叶背内侧,在海马体和侧脑室下角的前面。它与海马体、下丘脑、丘脑、眶额回等结构互联,主要通过外侧嗅纹、终纹和腹侧杏仁传出信号。杏仁核由13个大小不等的核团组成。按照其位置与功能分为基底外侧核群、皮质内侧核群、杏仁前区和皮质杏仁移行区四个部分。它的传入纤维和传出纤维呈现往返联系。传入主要起始于嗅球、嗅前核、脑干、中脑脚间核、下丘脑的腹内侧核等。传出一般认为通过纤维组成的纹状通路传到终纹核、下丘脑、视前区及隔核,或者由基底外侧核到达终纹床核的内侧部、视前区、下丘脑(腹内侧核)、丘脑背内侧核和额前皮层及其他皮层联络区。

我们可以看到杏仁核的结构非常复杂,在研究其发育的过程中,一个有意思的发现是,左右两侧的杏仁核在发育过程和功能上有一些差异,甚至在性别上发现男性的杏仁核大于女性。女性的杏仁核发育比男性早,但是发育时间比男性短,在男性杏仁核还在高速发育的时候已经达到最大的生长潜力(Uematsu et al.,2012)。不管男女,左右的杏仁核发育存在明显的差异。左侧要比右侧早1.5~2年达到发育的高峰。尽管左侧杏仁核较早生长,但右侧杏仁核的体积增加经历了更长的发育时间。在早期,左侧的杏仁核为婴儿提供了发现危险的能力。而进入童年时期,杏仁核开始对同性和异性的反应不同,这种不同带来的活动在他们进入青春期前不断下降,但进入青春期后突然上升(Telzer et al.,2015)。在研究为什么男女会在杏仁核发育上有差异时发现,杏仁核内存在大量的雄性激素睾酮的受体,虽然女性体内也存在雄性激素睾酮,但是水平要远低于男性。因此,男性高水平的睾酮与杏仁核的较大的灰质体积相关,这可能是导致男性杏仁核较大的因素。

在社交活动中,情商高的人杏仁核更大,更能表现出与社会融合及合作的态度(Buchanan et al.,2009)。杏仁核的体积与社交网络的规模(一个人拥有的联系人数量)和复杂性(一个人所属的不同群体的数量)呈正相关(Bickart et al.,2011)。也就是说,当某个人的社交网络越复杂,那么他/她的杏仁核体积也越大。杏仁核在识别面部表情时起了关键的作用,能够帮助我们识别对方的情绪和意图,从而做出正确的社会判断和适当的反应(Bzdok et al.,2011)。但是,在中国社交广泛的人普遍饭局酒局偏多,而杏仁核又会因为暴饮暴食及酗酒而损伤(Stephens & Duka,2008)。杏仁核中的蛋白激酶(C-epsilon)对于调节对酒精(乙醇)、吗啡的行为反应和控制焦虑样行为非常重要,因此它能参与控制其他蛋白质的功能,并在发展消耗大量酒精的能力方面发挥作用(Newton & Ron,2007)。因此,长期饮酒和戒酒的持续时间可能会影响大脑网络的动态适应。

杏仁核是自主神经中枢,它能调节机体呼吸、心血管、胃肠道等的功能,尤其是直接调控情绪刺激下的自主神经反应。此外,杏仁核还参与调节机体的性活动、摄食及调控下丘脑的作用,从而参与控制和调节垂体激素的分泌,调控神经内分泌系统功能。杏仁核内拥有多种神经递质,比如胆碱类(Acetylcholine)、单胺类(Mnoamine oxidase,MAO)、氨基酸类(Amino acid)、一氧化氮(Nitric oxide,NO)、环化核苷酸(Cyclic guanosine monophosphate,cGMP)、肽类(Peptide),等等。这其中胆碱类递质与惊厥有关;单胺类递质与抑郁和睡眠有关;一氧化氮和环化核苷酸与睡眠有关;肽类递质与记忆有关。所以当我们情绪不好时,饮食和睡眠开始不规律,都与杏仁核的活动改变有关。

既然我们已经了解了杏仁核的生理结构和功能,知道杏仁核在我们的情绪方面有着非常重要的作用,那焦虑和杏仁核的关系是怎样的呢?

三、杏仁核与焦虑的关系

早期的研究表明,杏仁核的中央部位叫杏仁中央核(Central nucleus of the a-mygdala,CeA),被认为可能参与处理与恐惧相关的外显提示信息,而与焦虑相关的不太外显的信息可能会激活终纹床核(Bed nucleus of the stria terminalis,BNST)(Davis & Shi,1999;Walker et al.,2009)。BNST 是"泛杏仁核结构"的一个组成部分,它在自主神经和行为对压力的反应的整合中起着关键作用(Davis & Shi,1999;Herman & Cullinan,1997)。但是鉴于大量证据表明这两个结构都在焦虑中起作用,以前关于焦虑的观点已开始受到质疑。动物的恐惧消退研究支持了这样一种观点:杏仁核在可引起焦虑的恐惧的产生和体验中起着核心作用(Davis & Whalen,2001;LeDoux,2000;Linsambarth et al.,2017)。总的来说,有大量证据表明杏仁核在调节情绪(如焦虑)中起着至关重要的作用(Davis et al.,1994;Kalin et al.,2004)。比如 CeA、杏仁基底外侧核(Basolateral amygdala,BLA)和杏仁内侧核(Medial amygdala,MeA)的兴奋性毒性损伤会引起啮齿动物焦虑的变化。药理学研究表明,BLA 的激活会引起焦虑,而其抑制作用则具有抗焦虑作用(Sanders & Shekhar,1995;Truitt et al.,2009)。同样,CeA 和 MeA 的药理学激活是产生焦虑的,而它们的抑制是抗焦虑的(Davis,1992;Flores-Gracia et al.,2010)。

人类的脑成像研究表明,焦虑的个体的杏仁核活动会较高(Bishop et al.,2004;Stein et al.,2007)。而未注意的恐惧面孔会增加杏仁核的活动,并且与自我报告的高焦虑水平有关。杏仁核活动的增加也与中性面孔的活动增加有关,这表明即使在没有威胁的情况下,杏仁核活动也可能反映焦虑水平(Kim et al.,2011;Somerville et al.,2004)。据报道,在另一项研究中,具有低焦虑和高焦虑的受试者表现出对注意的恐惧面孔的杏仁核活动增加,但只有高度焦虑的志愿者对未注意的威胁相关刺激表现出增加的杏仁核反应(Bishop et al.,2004)。因此,目前的证据表明,无论是否存在威胁,杏仁核都参与了焦虑的产生。

既然知道杏仁体是负责焦虑的重要结构,我们知道焦虑都是在有压力之后产生的,那么这个杏仁核与压力产生后的焦虑是什么关系呢?

四、杏仁核与压力后焦虑的关系

目前的证据表明,急性和慢性压力都可以诱发焦虑(Pêgo et al.,2008;Vallee

et al.,1997），当 CeA 发生病变，则压力引起的焦虑会减轻（Ventura-Silva et al.，2013）。这种效应可能由 BLA 网络中增加的兴奋性而造成，可能由自发介导和诱发的抑制性突触后电位中的持续降低（Rainnie et al.，2004）、突触的神经元重塑、BLA 和 MEA 的树突生成来调节（Vyas et al.，2006；Vyas et al.，2002）。

　　我们也观察到急性和慢性压力后杏仁核的功能和结构上发生了变化。啮齿动物的急性固定应激仅在应激后 10 天就会增加 BLA 主要神经元的棘密度，同时还会增加普遍焦虑的程度（Mitra et al.，2005）。慢性持续固定的压力（例如连续 10 天）可导致更大的焦虑样行为，比对如啮齿动物停止压力刺激后，24 小时内焦虑显著增加，BLA 主要神经元的初级和次级树突的棘密度也显著地广泛增加和增大（Mitra et al.，2005），以及 BLA 的锥体和星状神经元的树突强劲生长（Vyas et al.，2006；Vyas et al.，2002；Vyas et al.，2004）。急性压力引起的焦虑也由作用于 BLA 的糖皮质激素（Glucocorticoid，GC）介导，通过非基因组糖皮质激素受体和内源性大麻素CB-1 细胞内信号通路进行信号传导（Di et al.，2016）。

　　损伤研究表明，CeA 的永久性损伤不会影响基线条件下的焦虑，但会减弱约束压力下产生的焦虑（Möller et al.，1997）。此外，CeA 的病变会让大鼠产生"抗焦虑样"效应，比如条件性的饮水抑制行为（Conditioned suppression of drinking，CSD）、冲突和防御性掩埋行为（Conflict and defensive burying）（Kopchia et al.，1992）。使用光遗传学（一种允许激活或抑制大脑中特定细胞目标或连接的技术）发现对 CeA 中的 BLA 末端进行短暂刺激后会产生急性、可逆的抗焦虑作用，而短暂抑制会增加焦虑相关行为，从而表明特定的 BLA-CeA 投射可控制急性焦虑（Tye et al.，2011）。压力引起的焦虑会诱导杏仁核中的神经元重塑，这似乎依赖于丝氨酸蛋白酶组织型纤溶酶原激活剂（Pawlak et al.，2003）。

　　大量证据表明，即使在压力结束 21 天后，慢性压力（比如慢性约束压力）和早期暴露压力（例如母爱剥夺）不仅会诱发持续性焦虑，而且还会诱发一系列大脑的功能和形态变化（Vyas et al.，2004）。在杏仁核中，神经可塑性和电生理反应的变化，比如抑制 γ-氨基丁酸（Gamma-aminobutyric acid，GABA）的电流（Liu et al.，2014），以及多刺神经元的树突状分支持续增加和杏仁核肥大，被认为是慢性压力的结果。当压力停止时，这些效应也不会恢复（Vyas et al.，2004），但可以通过短暂的环境资源丰富（Environmental enrichment）来恢复（Koe et al.，2016）。有趣的是，其中一些变化可能会被 BLA 内的促肾上腺皮质激素释放因子（CRF）的拮抗作用阻止，而 CRF 是轴下丘脑—垂体—肾上腺轴中关键的下丘脑激活剂和大脑中应激反应的介质。

前面提到了杏仁核中有很多神经递质,这其中与焦虑相关的神经递质是如何影响我们身体的呢?

五、杏仁核中与焦虑有关的神经递质

(一)促肾上腺皮质激素释放因子(Corticotrophin-releasing factor,CRF)

CRF 是一种 41 个氨基酸的肽,主要由下丘脑室旁核(Paraventricular nucleus,PvN)产生并释放到内侧隆突,触发垂体释放促肾上腺皮质激素,并激活 HPA 轴。CRF 也在神经支配压力和焦虑相关大脑区域的 PvN 的突触中释放,因此,它介导内分泌、自主神经和对压力的行为反应。

实验发现,将 CRF 显微注射到杏仁核会诱发焦虑作用(Takahashi et al.,1989),这似乎是由 CRF1 受体而不是 CRF2 受体介导的。CRF2 受体在焦虑中的作用仍然存在争议(Henry et al.,2006)。将 CRF 受体激动剂反复局部注入 BLA 会增加啮齿动物的焦虑样行为并诱导突触可塑性(Rainnie et al.,2004)。当 CRF 注入 MeA 会诱导抗焦虑作用,但是它的拮抗、抗焦虑作用由 CRF1 受体和 CRF2 受体介导。有趣的是,CeA 是下丘脑外产生 CRF 细胞数量最多的大脑区域之一。虽然使用干扰 RNA 的敲除研究表明这些 CRF 产生细胞可能在 HPA 轴中起作用,但在焦虑类似行为中不起作用(Callahan et al.,2013)。非人类灵长类动物的 CeA 中的 CRF 过度表达具有产生焦虑的作用(Kalin et al.,2016)。这些都需要进一步的研究来确定产生 CRF 的神经元在 CeA 中的作用。

进一步证据表明在用抗焦虑药阿普唑仑和阿地唑仑治疗后,杏仁核中的 CRF 浓度显著降低(Owens et al.,1989),而在注射可卡因后,杏仁核中的 CRF 有着显著的剂量依赖性增加(Sarnyai et al.,1993),此举也会引起大鼠的焦虑样行为(Yang et al.,1992)。CRF 在焦虑中的作用似乎不仅仅由 HPA 轴介导。在最近的一项研究中,据报道在不影响其他脑区 CRF 的情况下选择性敲除下丘脑 CRF 会诱导强烈的抗焦虑表型(Mitra & Sapolsky,2008;Zhang et al.,2017)。CRF 和 CRF1 受体激动剂的全身给药均在 EPM 中产生焦虑作用,通过依赖于 CRF1 受体信号传导的机制,用强啡肽/κ-阿片受体拮抗剂去甲双苯托啡胺预处理可阻断这种作用(Bruchas et al.,2009)。泛杏仁核内的 CRF 与长期戒断慢性阿片类药物、可卡因、乙醇和大麻素期间发生的焦虑增加有关,并且许多这些与压力相关的行为可以通过全身或进入泛杏仁核的 CRF 拮抗剂来逆转(Smith & Aston-Jones,2008)。

（二）糖皮质激素（Glucocorticoids，GC）

皮质酮（Corticosterone，CORT）是啮齿动物的主要的糖皮质激素。急性 CORT 给药可立即引起焦虑作用（Mitra & Sapolsky，2008），CeA 内显微注射也是如此。急性 CORT 给药可能导致 BLA 多刺神经元的树突肥大，并在给药后 12 天焦虑加剧。急性全身性 CORT 给药还能在第 6 天诱导内侧前额叶皮层（mPFC）锥体神经元的树突萎缩，同时伴有工作记忆受损（Kim et al.，2014），而长期使用 CORT 治疗也会引起焦虑增加并导致 BLA 中的树突肥大（Lim et al.，2012）。

（三）去甲肾上腺素（Norepinephrine，NE）

去甲肾上腺素主要由脑桥中的蓝斑核（Locus coeruleus，LC）产生，尽管它也在脑桥、髓质和丘脑的其他几个区域产生。来自蓝斑核的去甲肾上腺素分布广泛，在所有涉及压力和焦虑相关区域都会有甲肾上腺素的释放，并引起唤醒和焦虑。事实上，急性束缚压力会激活压力相关边缘区域的甲肾上腺素释放，比如 CeA 和 MeA、侧向 BNST、内侧前额叶和侧隔。将肾上腺素能拮抗剂显微注射到这些区域会影响压力诱导的甲肾上腺素释放和产生焦虑（Morilak et al.，2005）。对杏仁核中的肾上腺素水平进行调控能对焦虑产生影响（Cecchi et al.，2002），而注射到泛杏仁核中的肾上腺素能拮抗剂可阻止长期戒断慢性阿片类药物、可卡因、乙醇和大麻素引起的焦虑（Smith & Aston-Jones，2008）。

（四）血清素（Serotonin）

有充分的证据表明血清素在焦虑中的作用。血清素在中缝背核（Dorsal raphe nucleus，DRN）中产生并增强恐惧和焦虑的水平。来自 DRN 的血清素投射能通过小鼠的 5-HT 2C 受体激活 BNST 中的 CRF 神经元亚群，参与 CRF BNST 抑制微回路，从而沉默对该微回路使腹侧被盖区（Ventral tegmental area，VTA）和外侧下丘脑的抗焦虑 BNST 输出（Marcinkiewcz et al.，2016）。同时，下丘脑室旁核（Paraventricular nucleus，PvN）还接受来自中脑中缝正中核的血清素神经支配，激活 HPA 轴，同时释放糖皮质激素，通过激活 PvN 神经元上的血清素 2A 受体。抑制血清素摄取的五羟色胺再摄取抑制剂抗抑郁药的焦虑副作用进一步支持了血清素的焦虑作用（Marcinkiewcz et al.，2016）。

尽管大脑血清素在焦虑中的作用很明显，但关于杏仁核中血清素能传递在调节焦虑中的作用的研究尚无定论。尽管将血清素受体 3、4 和 1A 激动剂与拮抗剂显微注射到啮齿动物 BLA 中发现对焦虑没有影响,但使用高架十字迷宫实验(El-evated plus maze,EPM)进行测量(Chegini et al.,2014),使用 5-HT$_3$ 受体亚型拮抗剂的化合物显微注射到 BLA 中会产生抗焦虑作用(Costall et al.,1989;Gonzalez et al.,1996)。进一步支持血清素在杏仁核中在焦虑中的作用的研究指出,在 EPM 中表现出更多焦虑样行为的动物在右侧杏仁核中会显示出更高的血清素含量(Andersen & Teicher,1999)。

(五)多巴胺(Dopamine,DA)

多巴胺这个名词我想你们已经被各类社交媒体科普得很好了,知道它是一类能够让人快乐的神经递质。事实上,多巴胺是一种长期与焦虑相关的神经递质(de la Mora et al.,2010)。多巴胺由 VTA 和黑质产生,似乎在激励和焦虑的奖励系统中至关重要,因此被认为和成瘾有关,也可能与回避作用和恐惧制约有关。VTA 和黑质都通过中脑边缘、中皮层和黑质纹状体多巴胺能系统地向所有与焦虑有关的大脑区域(包括杏仁核)释放多巴胺。研究发现多巴胺在杏仁核介导焦虑中的作用有区域特异性。多巴胺受体 D$_1$ 和 D$_2$ 激动剂显示出焦虑作用,而 D$_1$ 和 D$_2$ 拮抗剂在显微注射到 BLA 中时会诱导抗焦虑作用(Bananej et al.,2012),但是当显微注射到 CeA 中时,它们对焦虑没有影响(Rezayof et al.,2009)。

(六)γ-氨基丁酸(γ-aminobutyric acid,GABA)

最常用和众所周知的抗焦虑药是苯二氮䓬类药物(Benzodiazepines,BZDs),它是 GABA 激动剂。GABA 是大脑中的主要抑制性神经递质,主要由广泛分布于整个大脑的中间神经元和星形胶质细胞释放。

当注射到 BLA 和 CeA 时,GABA 激动剂的微量输注具有抗焦虑作用,而 GABA 拮抗剂在微量注射到 BLA 时会产生焦虑作用。当将陌生的大鼠放在一起测试它们之间的互动时,如果将 GABA 激动剂显微注射到 CeA 中会发现在社交互动测试中产生抗焦虑作用(Sanders & Shekhar,1995);然而,Zarrindast 等人(2010)的一项研究发现,CeA 内注射 GABA$_A$ 受体激动剂具有焦虑作用,而 GABA$_A$ 受体拮抗剂在 EPM 中具有抗焦虑作用。

一般而言,目前的证据表明,内源性 GABA 作用于 BLA 以抑制焦虑反应(Sanders & Shekhar,1995)。然而,杏仁核,或至少是 CeA,似乎对 BZDs 的抗焦虑作用并不重要,因为急性 BZDs 和巴比妥类药物(如氯氮卓、苯巴比妥和卡马西平)的抗焦虑作用都是 GABA 激动剂提供的,不受 CeA 病变的影响(Kopchia et al.,1992）。

（七）乙酰胆碱（Acetylcholine）

乙酰胆碱由脑干中的几个区域产生,统称为脑桥中脑被盖区、基底前脑、Meynert 基底核和内侧间隔核。脑桥中被盖支配蓝斑、中缝核、基底神经节和基底前脑;Meynert 的基底核支配皮层,内侧间隔核投射到海马和皮层。胆碱能激动剂尼古丁显微注射到 CeA 中会诱发焦虑作用,而 CeA 内注射美卡拉明（一种选择性烟碱乙酰胆碱受体拮抗剂）会产生抗焦虑作用。

（八）内源性大麻素（Endocannabinoid）系统

大量证据表明,大麻素是抗焦虑药,可调节对压力情况的行为和生理反应（Hill et al.,2010;Viveros et al.,2007）。有大量证据表明内源性大麻素在焦虑中的作用主要是作用在杏仁核中。大麻的主要成分四氢大麻酚（THC）在以低剂量显微注射到 BLA 中时会产生焦虑作用（Rubino et al.,2008）。同样,其他显微注射到 CeA 中的大麻素激动剂会诱导抗焦虑作用（Zarrindast et al.,2008）,而大麻素拮抗剂会诱导产生焦虑作用（Zarrindast et al.,2010）。

（九）神经肽 Y（Neuropeptide Y,NPY）

神经肽 Y 主要由下丘脑的弓状核产生并释放到 PvN 中。将神经肽 Y 局部注射到 PvN 中会急剧增加 CRF 的释放（Haas & George,1989）。NPY 显微注射到杏仁和 BLA 及其受体激动剂具有抗焦虑作用（Sørensen et al.,2004）,而 NPY 拮抗剂的显微注射具有抗焦虑作用（Primeaux et al.,2005）。BLA 和 CeA 中 Y2 基因（编码 NPY 受体 2 型）的消融导致抗焦虑表型,而 MeA 或 BNST 中的缺失对焦虑没有影响（Tasan et al.,2010）。NPY 在喂养方面也有重要作用（Stanley & Leibowitz,1984）,并且与和压力相关的肥胖症和代谢综合征有关（Kuo et al.,2007）。

通过上面的介绍,我们知道杏仁核是负责情绪的重要结构。其负责的恐惧与焦虑密切相关,并通过神经递质直接作用在海马、下丘脑等相关的结构上,从而引起我们行为和神经元结构的改变。同时通过杏仁核中与焦虑相关的神经活动,可以开发抗焦虑的药物,帮助我们应对焦虑。

第三节 焦虑对海马体的影响

一、认识海马体

首先我们来认识海马体这个结构。

为什么海马体这么重要？这是因为它和我们的学习与记忆密切相关。像上面介绍的 S.M.病人一样,海马体的功能也是通过很多病人的案例才发现它在我们的神经活动中的作用的。最早对海马体的关注是来自一位叫 Henry Gustav Molaison(H.M.)的癫痫病人。他于 1926 年 2 月 26 日出生在康涅狄格州的曼彻斯特,在 7 岁时患有顽固性癫痫症,此后多年他有轻微或部分癫痫发作,然后在他 16 岁生日后出现严重的强直阵挛性癫痫发作。此后,他曾在流水线上工作过一段时间,到 27 岁时,尽管服用了高剂量的抗惊厥药物,但他仍因癫痫发作而丧失能力,无法工作,也无法过正常生活。

在 1953 年,也就是他 27 岁的时候,在康涅狄格州的哈特福德医院(Hartford Hospital)由神经外科医生 William Beecher Scoville 定位到他的癫痫来自左右两侧的内侧颞叶(如图 5),于是对他进行了两个半球的内侧颞叶切除手术。这里的切除包括了海马体以及大部分杏仁核和内嗅皮层(这些都是海马体主要的信息输入来源),同时他的一些前外侧颞叶皮层也被破坏。Scoville 医生在早期的描述中说将海马全部切除,但是神经解剖学家 Suzanne Corkin 和 David Amaral 等人发现 H.M.的后半部大约 2 厘米的海马体都被完整保留,并逐渐萎缩(Corkin et al., 1997)。虽然这结果修正了持续 40 年之久的关于 H.M.病人的海马体移除的证据,但是因为手术移除了对海马旁回皮层输入的重要组织,因此基于此的很多研究结果并不被影响。

在所有的手术结束后,H.M.的癫痫不再发作,但是他患上了严重的顺行性遗忘症(Anterograde amnesia),也就是说那时开始后的记忆无法长时间保存在他的陈述性(显性)记忆(可以有意识地讲出来的记忆)里,但是他的工作记忆和内隐记忆(不被意识察觉的记忆)都是完好的。但是随后又发现,他患有中度逆行性遗忘症(Retrograde amnesia),无法回忆手术前一到两年内的大部分事件,也不记得手术前 11 年的一些事件,这意味着他的遗忘症是暂时分级的。

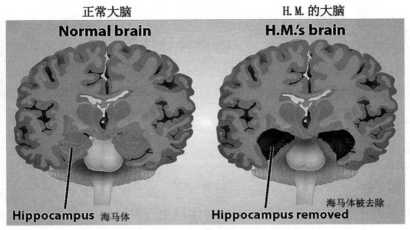

图 5　病人 H.M.其脑与正常人脑解剖对比图

　　H.M.的贡献在于他让我们了解到海马体与我们的陈述性记忆形成有着非常密切的关系。我们完成短期记忆、程序记忆、长期情景记忆回忆的任务可能由大脑的不同区域介导。同样,他能够回忆起手术前就存在的长期记忆,但无法创造新的长期记忆,这表明长期记忆信息的编码和检索也可能由不同的系统介导。此后的一些研究表明海马体是我们形成长时记忆的关键结构。除了著名的 H.M.病人之外,还有一位叫 R.B.的病人同样为海马体的研究做出了重大贡献,相对于病人 H.M.,病人 R.B.的损伤仅限于海马,他在一次心脏搭桥手术中因为缺血性事故导致海马损伤,出现和 H.M.一样的顺行性遗忘和逆行性遗忘。他两侧的海马 CA1 区锥体细胞都受到了损伤。他们的案例都说明了海马体在长时记忆的形成中至关重要。

　　海马体除了具有在我们形成长时的陈述性记忆的重要功能外,还与我们的空间导航关系巨大。这里最出名的例子是"伦敦出租车司机"。司机们必须通过记住伦敦大量的地点,并能找出这些地点之间最短的距离,从而拿到黑色出租车驾照。这里面经验丰富的司机比一般的司机海马体体积要大。同样我们在老鼠实验中也发现存在地点细胞(Place cell)。这些细胞会当老鼠发现自己身处何处时放电,也会对行进方向敏感。当老鼠回忆近期的经验或者规划未来的路线时,另外有一些分野细胞(Splitter cells)会根据不同位置而进行相应的放电。这说明了海马体可能在我们的空间导航上担负着重要的认知作用,我们也有理由相信方向感好的人在导航时海马会更活跃一些。O'Keefe 和 Nadel 是海马空间理论(Spatial theory)的主要拥护者。O'Keefe 和他的学生 Dostrovsky 于 1971 年在大鼠海马体中发现了这些神经元(O'Keefe & Dostrovsky,1971)。尽管有不同意见,O'Keefe 和他的同事,尤其是 Lynn Nadel 继续深入研究,最终在 1978 年出版了非常有影响力的 *The Hippocampus as a Cognitive Map* 一书。现在几乎普遍同意海马功能在空间编码中起着重要作用,但细节存在广泛争议。

二、海马体的解剖结构

海马体对我们来说非常重要,它是我们人类和其他脊椎动物大脑的重要结构,主要负责将信息从短期记忆整合到长期记忆,以及利用空间记忆来进行导航、注意、情绪及感知觉信息处理等。人类和其他哺乳动物有两个海马体,大脑的每一侧各有一个。位于侧脑室下角及内侧壁,长度约为 5 厘米,是大脑演化中最古老的一部分。它包含两个重要的内锁部分:海马体(也称为 Ammon's Horn)和齿状回(Dentate Gyrus)。

海马体一词源自希腊语 Hippokampus(Hippo 意为"马",Kampos 意为"海怪"),其结构类似于海马的形状。该结构最早由解剖学家 Julius Caesar Aranzi 在 1587 年描述。由于海马体已被了解和观察了几个世纪,因此它是大脑中被研究最多的区域之一。

海马体是边缘系统的一部分。边缘系统(Limbic system)是 1952 年由 Paul Maclean 用来描述集合在皮层边缘的结构群(拉丁文的 Limbic 的意思是边界)(Roxo et al.,2011),包括海马(Hippocampus)、扣带回皮层(Cingulate cortex)、嗅皮层(Olfactory cortex)和杏仁核(Amygdala)。Paul Maclean 后来提出边缘结构是构成情绪的神经基础。海马体在解剖学上和大脑中与情绪行为有关的部分相连——中隔(Septum)、下丘脑乳头体(Hypothalamic mammillary body)和丘脑前核复合体(Anterior nuclear complex in the thalamus)。

通常海马体被用来指海马及其相关部分,但是具体包括哪些部分其实并没有一个共识(Martin, 2003)。一些人认为海马体包括齿状回、海马、下托(Subiculum),另外一些人认为海马体还包括前下托(Presubiculum)、傍下托(Parasubiculum)和内嗅皮层(Entorhinal cortex)(Amaral & Lavenex,2007)。其中齿状回、海马、下托的细胞层为单层,合称"海马结构(Hippocampal formation)",其上下夹有低细胞密度层和无细胞层。不管怎样,在哺乳动物里,这些海马体的内部神经结构和通路都是非常类似的,一般分为 Cornu Ammonis 1(CA1)、CA2、CA3 和 CA4 四个区域。信息进入海马时由齿状回流入 CA3 再经过 CA1 到脑下托,并在每个区域输入附加信息在最后的两个区域输出。

三、海马体与焦虑的关系

既然海马对我们的学习和记忆这么重要,那焦虑是如何影响海马的呢?

(一)下丘脑—垂体—肾上腺轴

这里不得不提一个重要的和压力相关的下丘脑—垂体—肾上腺轴(Hypothalamic pituitary-adrenal system,HPA Axis)(如图6)。

HPA 轴是我们神经内分泌系统的一个重要部分,主要是参与身体对压力(应激)的反应。HPA 轴的激活和随后的糖皮质激素的分泌增加之后的受体结合对人和动物的海马都产生影响。这包括消化、免疫、情绪、能量摄入、能量消耗、性行为等等。其中下丘脑室旁核可以合成和分泌抗利尿激素和促肾上腺皮质激素释放激素(Corticotropin-releasing hormone,CRH),而这两个多肽激素又对垂体前叶和肾上腺皮质起作用,促使他们分泌相关激素来完成对刺激的反馈。具体来说是这些抗利尿激素和 CRH 通过血液传输到垂体前叶,然后垂体前叶在它们的协同作用下释放促肾上腺素皮质激素(Adrenocorticotropic hormone,ACTH),这种激素又到达肾上腺促使释放皮质激素,比如皮质醇。而皮质醇是我们身体用来应对刺激和压力的重要激素,分为糖皮质激素和盐皮质激素,可以作用于包括大脑等很多器官,并且它们可以在负反馈循环中反过来作用于下丘脑和垂体以抑制 CRH 和 ACTH 的形成。

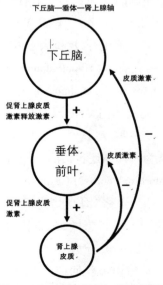

图 6　下丘脑—垂体—肾上腺轴

（二）焦虑影响海马体的体积变化

当慢性压力和过度的糖皮质激素释放时，海马会受到损伤，因为海马是脊椎动物中对压力最敏感的结构（Sapolsky et al.，1985），当皮质醇水平超过生理范围时，则小鼠的海马神经元数量将减少，进而导致海马体积的减小。进一步研究表明过量的糖皮质激素暴露会导致海马角（特别是 CA3）发生可逆萎缩，并抑制齿状回内的神经发生（Sapolsky，1996）。海马体积的改变随后被报道出现在一些精神疾病中，包括重度抑郁症、创伤后应激障碍、焦虑障碍、双相情感障碍、精神分裂症、物质滥用和人格障碍（Geuze et al.，2005）。一旦应激源消退，海马的损伤或萎缩会导致机体抑制 HPA 轴的能力前馈损伤，导致 HPA 轴激活时间延长，进一步造成神经元损伤（Sapolsky et al.，1986）。值得注意的是，慢性压力被发现会降低脑源性神经营养因子（Brain-drived neurotrophic factor，BNDF）的水平，而这是一种神经发育所必需的大脑化学物质，进而反过来会破坏血清素的活性（Mattson et al.，2004）。Irle 等人（2010）发现患有广泛性社交恐惧症的男性的海马体和杏仁核体积减小。Liao 等人（2011）也发现社交恐惧症中右侧海马和颞下回的灰质体积减小。然而，他们的体积分析显示，在海马体和杏仁核的体积方面，社交恐惧症患者和健康对照者之间没有差异。

值得一提的是，具有关于海马体与压力关系最重要发现的科学家是来自斯坦福大学的 Robert Sapolsky，他是享誉世界的关于压力研究的科学家。2007 年当我还在珠海市实验中学当生物老师时，和他关于他发表在 *Scientific American* 上的一篇论文进行讨论，从而有了沟通并保持紧密联系到现在。他在我美国博士入学申请时撰写了推荐信，并在美国期间给予了我重要的人生指导，也促成我致力于研究心理压力及写这本书。

言归正传，但也有观点认为焦虑会导致海马体及相关结构的体积变大。虽然活动与大脑结构体积之间的关系尚不清楚，但有研究认为，代谢活动的增加可能与血流量增加有关，这反过来可能会导致体积的细微增加（Frodl et al.，2003）。Supekar 等人（2010）提出，增加的灰质体积可以反映突触连接的增强。这与反复观察到的社交恐惧症中杏仁核活动增强的现象一致，这意味着社交焦虑个体的海马体和杏仁核体积可能会增加，而不是像之前研究报告的那样减少。Machado-de-Sousa 等人（2014）通过对比 12 名社交恐惧症患者、12 名亚临床社交焦虑患者参与者和 14 名健康人，结果发现社交焦虑个体的双侧杏仁核和左侧海马体增大。与对照组相比，亚临床社交焦虑参与者的右侧海马体体积增大。在总脑容量方面没有发现各组之间的差异。

对压力引起的大脑可塑性的研究表明,慢性固定压力会增加大鼠的焦虑样行为,并且伴随着基底外侧杏仁核的树突肥大和海马区 CA3 的树突萎缩(Vyas et al.,2004)。在分子水平上,树突状结构是由脑源性神经营养因子介导的。由于慢性固定应力,其表达在 CA3 区降低,在基底外侧杏仁核中增加,反映了所描述的结构变化并遵循相同的时间分布压力停止后的逆转(Lakshminarasimhan & Chattarji,2012)。考虑到社交焦虑意味着慢性压力,同样的机制可能适用于社交焦虑人类的大脑,由于脑源性神经营养因子过度表达导致树突肥大,杏仁核可能会增大。尽管这种解释可能是正确的,但却无法解释对照组中亚临床社交焦虑的受试者中发现单侧海马体增大。

(三)焦虑影响发育的海马体

有研究表明,海马神经发育的缺陷会导致情感和焦虑障碍(Miller & Hen,2015;Petrik et al.,2012),啮齿动物海马神经发育减少会导致认知能力下降,出现类似焦虑和抑郁的行为(Kim & Diamond,2002;Murray et al.,2008;Revest et al.,2009)。因此海马神经发育的修复可能是抗抑郁作用的机制之一(David et al.,2009;Hill et al.,2015)。在人类研究中也观察到类似的现象,该研究报道了精神疾病(包括重度抑郁症和创伤后应激障碍)中的海马萎缩和 HPA 轴调节失调(Sapolsky,2000)。

我们也会发现如果小孩在孩童时期受到虐待,那么他们面对施虐的一方的头像、道具等都会产生焦虑的情绪。通过研究发现,受到虐待的儿童成年时,海马体积相对来说较小。虐待与海马体积之间最强的关联是在左侧 CA2-CA3 和 CA4-DG 亚区中观察到的。儿童期创伤问卷和儿童期不良经历研究中得分高的受试者与得分低的受试者相比,左侧 CA2-CA3 和 CA4-DG 平均体积分别缩小 6.3% 和 6.1%。CA1 和周边白质带的体积减小比 CA2-CA3 小 44% 和 60%。

因此我们看到,焦虑会通过 HPA 轴等来影响海马体的神经元健康,从而造成损伤,导致我们出现记忆力降低,无法回忆起发生的事情及精神疾病。

第四节 焦虑对前额叶的影响

一、认识前额叶

前额叶是大脑中直接位于眼睛和前额后面的部分。与大脑的任何其他部分相比,这个区域决定了我们的个性、目标和价值观。例如,当我们有一个长期目标时,我们就会追求与价值一致的行动,并且我们会维护该目标,以免分心或受到竞争目标或替代价值的影响。如果前额叶受损,它会影响我们的个性以及根据我们的价值观和目标调整行为的能力。前额叶对于健康的人际关系和决策所必需的自我和他人的感觉至关重要。

与介绍海马体的病人 H.M.和杏仁核的病人 S.M.一样,关于前额叶也有一名著名的病人,叫 Phineas Gage。Phineas Gage 是一个年轻、善于思考、坚定且有目标的人。尽管他很年轻,但已被提升为美国铁路建设项目的工头。在 1848 年 9 月 13 日发生的一次不幸事故中,一场爆炸将一根夯杆从他的左侧脸孔和头顶向上推了出来。夯杆穿过并摧毁了他的大部分左侧前额叶(如图 7)。令人惊讶的是,Gage 活了下来,甚至在事故发生后几分钟内就说话了。半小时后,他仍然清醒,与

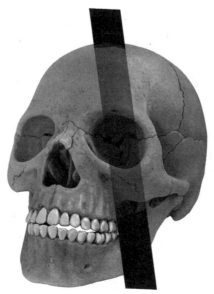

图 7 病人 **Phineas Gage** 及颅伤解剖图

医生交谈。在接下来的几天里，Phineas Gage 的情况开始恶化，处于半昏迷状态，很少说话，只能用单音节回答问题，也不主动进食。负责治疗的医生 John Martyn Harlow 手术将 250 毫升的恶臭脓液从他脑袋里排出后，Phineas Gage 竟然奇迹康复了，并回到他在新罕布什尔的家乡，做了喂养牛马的工作。12 年后，在 1860 年因癫痫发作严重后在旧金山去世。他的头骨后来在 1866 年被挖掘出来，直到今天仍放在 Warren Museum（沃伦博物馆）展出。

Phineas Gage 案例的意义在于他让我们认识到前额叶损伤会带来哪些功能的损伤。在 Phineas Gage 康复后，John Martyn Harlow 医生注意到了 Gage 性格的变化。可以说，他的智力和动物倾向之间的平衡似乎已经被破坏了。他反复无常，对人变得不敬，有时沉迷于最粗俗的亵渎，对他的同胞表现出很少的尊重。对约束或建议感到不耐烦。有时顽固，但又反复无常和摇摆不定。制订了许多未来行动的计划，但当这些计划一经安排就会被放弃，转而选择其他看起来更可行的计划。就他的智力和表现而言，与孩子水平相当，但具有强壮男人的激情。在他受伤之前，虽然在学校没有受过训练，但他的头脑很清醒也很正常。在那些认识他的人眼里，他是一个精明、聪明的商人，非常有活力和坚持执行他的所有行动计划。但在他出事后，他的这些方面发生了根本性的变化，以至于他的朋友和熟人都说他"不再是 Gage"。

显然，Phineas Gage 性格的一些重要功能已经因他的伤病而改变。研究发现前额叶的左侧和右侧有不同的功能，左侧更倾向于接近、积极目标和情绪，而右侧更专注于回避和消极情绪。值得注意的是，前额叶的左侧拥有更多的多巴胺受体活动（与动机和奖励相关），而右侧有更多的去甲肾上腺素活动（与焦虑有关）。积极情绪的个体可能有更活跃的左侧前额叶，而右侧前额叶激活与更多的负面情绪体验相关。但是任何关于二元划分的建议都过于简单化，因为积极或消极情绪的体验并不完全取决于左右前额叶激活，但仍有证据表明存在很强的相关性。

在抑郁症的神经相关性研究中，人们发现左侧前额叶活动相对于右侧前额叶活动不活跃。暗示较少获得左侧前额叶的积极倾向可能会使抑郁的个人更难具有积极的目标导向的思想和行为。同样，左侧前额叶对奖励的反应比右侧前额叶更敏感，右侧前额叶对惩罚更敏感。研究发现，抑郁的个体通常对可能被视为惩罚的事物更敏感，并且对奖励的反应也不如人意。此外，抑郁个体整个前额叶的相对不活跃可能是他们计划、解决问题、创造力等的动机较少的原因。在抑郁症中，不仅前额叶的活动不足，而且还发现其体积也减少了。一个患有前额叶活动量减少的抑郁症患者不会表现出正常的理性解决问题的能力。这也是治疗师对抑郁症患者进行积极导向治疗的价值所在。

二、前额叶的解剖结构

前额叶已分为多个功能不同的区域,但根据研究的不同,又会进一步划分,比如边缘下前额叶皮层(Infralimbic prefrontal cortex,ILPFC)、腹侧前额叶皮层(Ventral prefrontal cortex,vPFC)。这里列举了和焦虑相关的主要区域。

表3 前额叶的主要区域

布罗德曼 (Brodmann)区	8	9	10	46	45	47	44	12	25	32	33	24	11	13	14
位置	侧							腹内侧							
分区	背外侧				腹外侧			内侧					腹侧		

（一）背外侧前额叶皮层(Dorsolateral prefrontal cortex,dlPFC)

该 dlPFC 是前额叶的最顶部,被认为具有认知过程,如规划、认知灵活性和工作记忆的全面管理。这是一个专门解决问题,以及如何引导和保持对任务的关注的脑区。当我们专注于现在发生的事情时,我们的工作记忆会与背外侧前额叶结合并与海马体连接,以检索和巩固长期外显记忆。该区域的功能障碍可能会导致工作记忆和海马体处理出现问题,因此长时记忆、语言表达以及情感融合都会出现问题。创伤后应激障碍(PTSD)就与左侧 dlPFC 活动不足相关。其他 dlPFC 缺陷可能表现为缺乏自发性和注意力缺陷,主要是由于无法保持足够的注意力来完成任务。在强迫症中,dlPFC 在加强注意力方面发挥重要作用,以暂时打破强迫回路,并让眶额皮层有机会抑制杏仁核的失控激活。与许多大脑区域一样,背外侧前额叶皮层存在显著的半球差异,左侧 dlPFC 与接近行为相关,右侧 dlPFC 与更多回避行为相关。

（二）眶额皮层(Orbitofrontal cortex,OFC)

与 dlPFC 一样,OFC 也参与决策的认知过程。然而,由于它与边缘系统的密切联系,它与我们根据情绪信息做出决定的能力特别相关。该眶额皮层还在形成社会信息和调节情绪的时候起重要作用。这个区域可以被认为是感官和情感信息的汇聚区,有效地整合了外部和内部世界。社会信息被处理并用于指导我们的认知和互动,眶额皮层在解释这些复杂的社会互动方面发挥着重要作用,例如,包括理解笑话的能力。该眶额皮层可以帮助我们预测别人的反应,并相应地调节自己的行为。当眶额皮层出现功能障碍时,正常的皮层—皮层下的调节功能便会失衡。边缘型人格障碍可能就是这种情况(Schore,2012)。与前额叶的其他区域一样,眶额皮层也具有半球差异。左侧眶额皮层与积极情绪相关,而右侧眶额皮层更多与负面情绪相关。

(三)腹内侧前额叶皮层(Ventromedial prefrontal cortex,vmPFC)

前额叶的这一部分帮助我们根据从杏仁核、颞叶、腹侧节段、嗅觉系统和丘脑的连接收集到的信息来做出决定。它的连接非常广泛,接收和发送大量影响许多大脑区域的信息,包括杏仁核。该腹内侧前额叶皮层与眶额皮层调节着我们的情绪,尤其是在社交场合。它对于个人和社会决策以及从错误中吸取教训的能力也至关重要。我们做出判断,以及通过情绪帮助决策的能力是由大脑的这个区域调节的。腹内侧前额叶皮层的激活还与勇气、抑制负面情绪、同情、羞耻和内疚有关。

(四)内侧前额叶皮层(Medial prefrontal cortex,mPFC)

mPFC 是和我们讨论的焦虑关系最密切的区域,它在处理威胁和增加活动以应对众多心理压力方面发挥着重要作用。该区域接收来自其他边缘区域的广泛投影,限制了 HPA 轴的活动。mPFC 的一个亚区参与抑制响应心理压力源的轴,而另一个区域抑制响应系统性压力源的轴,甚至可能在增强心理压力源反应中发挥作用。重要的是,与影响 ACTH 和皮质醇基础水平的海马体不同,mPFC 似乎只影响压力反应。mPFC 和下丘脑室旁核[Paraventricular nucleus(PVN)]之间的连接是间接的,涉及许多和海马连接的通路,但是 HPA 轴的 mPFC 调节何时参与是未知的。这类 mPFC 对 HPA 轴的应激反应的抑制作用可能是晚期发展的,也许一直晚到青春期。然而,童年逆境可能会改变发育中的 mPFC 抑制压力反应的能力。

三、前额叶与焦虑的关系

(一)杏仁核—前额叶皮层环路(Amygdala-prefrontal cortex circuitry)

很多关于前额叶与焦虑的关系都会和杏仁核联系在一起,因为它们构成了一个与焦虑相关的"杏仁核—前额叶"皮层环路,所以下面关于前额叶在焦虑中起的作用我会有很多以这个回路来进行讨论。

青春期行为的社会环境的巨大变化与社交焦虑的发生率增加有关（Nelson et al.，2005；Pine et al.，1998；Steinberg & Morris，2001）。关于社会经历的信息处理偏见可能会导致这种焦虑的增加。例如，心理学理论认为社交焦虑与对判断的过度恐惧和对他人的偏见评价有关，因为他们过于挑剔（Faust，1999；Rapee & Heimberg，1997）。这些理论表明，对同伴评价的预期会导致焦虑的青少年误认为同伴过于具有威胁性，并且对与他们的社交互动不感兴趣。功能性神经影像学提供了将这些心理学理论建立在神经功能知识基础上的机会。

对动物和成年人的研究表明，在社会威胁处理中连接杏仁核和腹侧前额叶皮层的回路（Adolphs，2003；Gross & Hen，2004）。动物研究表明，这种恐惧回路是由可能长期影响社会威胁感知的发展经历塑造的（Gross & Hen，2004）。例如，对非人类灵长类动物的研究表明，杏仁核损伤的发育时间会深刻影响社会威胁感知（Amaral，2003）。当许多社会认知过程正在形成时，这些发现提出了关于青春期人类杏仁核和腹侧前额叶皮层功能之间关系的关键问题。青少年焦虑症可能会在与同龄人互动期间激活该回路。了解青春期的这些过程很重要，因为这一时期与对同伴关系的关注增加和焦虑症的发作增加有关，这增加了成人焦虑症的风险。虽然很少有神经影像学研究进行这方面的研究，但初步研究表明杏仁核—腹侧前额叶环路不仅与社交焦虑有关，而且更广泛地与青少年焦虑有关（McClure et al.，2007；Monk et al.，2006；Monk et al.，2008；Thomas et al.，2001）。比如 Monk et al.（2006）采集了18名患有广泛性焦虑症的青少年和15名同等年龄、性别、智商的对照组在查看了愤怒或中性的面孔时的功能性磁共振成像（Functional magnetic resonance imaging，fMRI）信号。相对于对照组，患有广泛性焦虑症的患者对包含愤怒面孔的图像表现出更大的右腹外侧前额叶皮层激活。患有广泛性焦虑症的患者也表现出更大的远离愤怒的面孔的注意力偏差。当注意力偏差的差异共变时，腹外侧前额叶皮层激活差异仍然很明显。在对患者焦虑程度与大脑激活之间关联的检查中，发现随着腹外侧前额叶皮层激活的增加，焦虑症状的严重程度减轻。

焦虑症中杏仁核激活的增强被认为会对被误认为是威胁的无害刺激产生恐惧反应。事实上，杏仁核是否过度激活始终能区分成年人是否对社交场合感到焦虑（Birbaumer et al.，1998；Lorberbaum et al.，2004；Veit et al.，2002）。然而，杏仁核功能与社会威胁感知之间的独特关联可能会在青春期出现。具体而言，成人焦虑症中的杏仁核过度激活通常发生在注意力集中在负面社会刺激的非威胁性时

（Blair et al.,2008;Straube et al.,2004）。这大概反映了成人焦虑中威胁检测的较低阈值。然而,在青少年焦虑症中,当注意力集中在社会线索的威胁方面时,杏仁核功能障碍就特别明显,这可能与涉及杏仁核—腹侧前额叶皮层环路中更广泛的功能障碍有关。将注意力特别集中在害怕受到负面评价上,可能会导致一些青少年错误地认为同龄人过于挑剔,并预期会有来自同龄人贬义的评价。因此,在相互评价的环境中与同龄人面对面时,青少年就会变得焦虑起来,并极度关注最后得到的社会评价。先前的成像工作表明,这些焦虑相关的问题与杏仁核—腹侧前额叶皮层功能有关（McClure et al.,2007）。

　　研究表明杏仁核—前额叶皮层环路与焦虑和发育有关（Britton et al.,2011;Etkin & Wager,2007;Milad & Quirk,2012;Milad et al.,2006）。先前的消退回忆（Extinction recall）的 fMRI 研究发现,相对于健康个体,患有焦虑症的患者在腹内侧前额叶中表现出年龄特异性功能障碍,但在杏仁核中却没有（Britton et al.,2013）。由于该回路中的功能障碍可能为暴露疗法提供目标,因此此类研究有助于焦虑症的治疗（Linden,2006;Shin et al.,2013）。值得注意的是,消退回忆是由杏仁核—前额叶回路中的活动维持的,并且该回路中的功能异常与焦虑相关的不安有关（Milad et al.,2006;Sotres-Bayon & Quirk,2010;VanElzakker et al.,2014）。这些发现与将焦虑、发育和杏仁核—前额叶皮层功能连接联系起来的其他人类研究一致（Birn et al.,2014;Etkin et al.,2010;Gee et al.,2013;Monk et al.,2008）。

　　虽然大量的 fMRI 研究集中在研究与焦虑相关的脑区激活（Brühl et al.,2014;Etkin & Wager,2007;Gentili et al.,2016;Mochcovitch et al.,2014）,但环路级功能障碍现在成为一个研究热点（Kim et al.,2011;Milad & Quirk,2012;Phelps & LeDoux,2005）。特别是,目前的研究集中在连接涉及恐惧的获取和表达的杏仁核与消退回忆的 vmPFC 的环路。已有的 fMRI 研究发现杏仁核在消退学习期间被激活,而vmPFC 在消退回忆期间被激活（Milad et al.,2007;Phelps et al.,2004）。虽然现有的研究发现在消退回忆时只在 vmPFC 上存在焦虑相关的组间差异,而在杏仁核上没有发现（Garfinkel et al.,2014;Milad et al.,2009）,但杏仁核功能障碍仍可能与vmPFC 基于任务的消退回忆表现有关。

　　研究者目前通过让被试者处理情绪刺激来观察杏仁核—前额叶皮层环路中与焦虑相关的功能障碍（Bishop,2007;Danti et al.,2010;Demenescu et al.,2013;Prater et al.,2013）。例如,对成人社交焦虑症的研究表明,杏仁核—前额叶皮层连接性差异与负面情绪刺激相关（Brühl et al.,2014）。研究结果显示出存在更多（Blair et al.,2008;Danti et al.,2010)和更少（Prater et al.,2013）的连接。值得注意的是,大多数关于杏仁核—前额叶皮层相互作用中焦虑相关差异的研究都是针对成年人的。为数不多的青少年相关研究发现了杏仁核—前额叶皮层连接的复杂模式,这些模式因研究而异(Guyer et al.,2008;Hardee et al.,2013;Monk et al.,2008)。这种研究结果的不一致可能反映了任务范式的交叉研究差异。使用与基础和临床文献都有很强相关性的任务范式可能会阐明焦虑症中杏仁核—前额叶皮层功能障碍的机制,比如消退回忆和威胁—安全区分任务在这方面很适用。

发育影响前额叶和杏仁核的结构和功能,以及两个区域之间的功能耦合(Casey et al.,2015;Ducharme et al.,2014;Gee et al.,2013;Giedd et al.,1996;Gogtay et al.,2004;Hare et al.,2008;Kim et al.,2011;Newman et al.,0000)。最近的一项研究发现,与基线固定条件相比,年幼的健康儿童表现出积极的杏仁核—前额叶皮层连通性,而青少年在观看可怕的面孔时表现出消极的连通性(Gee et al.,2013)。其他研究发现成年人的静息状态杏仁核—前额叶皮层连接性比青少年更好(Gabard-Durnam et al.,2014)。目前没有研究比较健康和焦虑的青少年和成人之间基于任务的连通性。将来特别需要对与恐惧学习和消退相关的基于任务的连通性进行发育相关的研究。

先前的研究表明,发育、焦虑和杏仁核—前额叶皮层环路功能障碍之间的关联体现在将注意力集中在威胁特征上的任务中。这项研究表明,在功能连接基团的差异与两个发展(Casey et al.,2015;Gee et al.,2013;Perlman & Pelphrey,2011)和焦虑(Hardee et al.,2013;Kim et al.,2011;McClure et al.,2007;Monk et al.,2008;Prater et al.,2013)。当注意力集中在威胁特征上时,焦虑的个体可能会出现这种差异(Beesdo et al.,2009;McClure et al.,2007;Monk et al.,2003;Pérez-Edgar et al.,2007)。焦虑和非焦虑的青少年和成年人在消退回忆期间完成了困难的威胁安全区分任务,任务条件调节了vmPFC而不是杏仁核功能的组间差异。值得注意的是,这项先前的研究仅针对区域激活差异。没有研究比较健康和焦虑的青少年和成人在威胁安全歧视任务(Threat-safety discrimination task)期间杏仁核—vmPFC的连通性。

Gold 等人(2016)对82名受试者(14名焦虑青年、15名焦虑成年人、25名健康青年、28名健康成年人)完成了一项针对刺激的不同方面的消退回忆任务。广义心理生理相互作用分析(Generalized psychophysiological interaction analysis)测试了与解剖学定义的杏仁核区域的任务相关功能连接是否因焦虑和年龄组而异。全脑分析结果显示,焦虑、年龄和注意力任务在左侧杏仁核与腹内侧前额叶皮层和腹侧前扣带皮层的功能连接上存在显著的交互作用。在威胁评估和外显威胁记忆(相对于身体歧视)期间,焦虑的青少年表现出更多的负面杏仁核—前额叶耦合,而焦虑的成年人则表现出更多的积极耦合。

（二）对注意及认知的影响

临床前和临床研究已经暗示 PFC 功能与动物模型中的焦虑症有关(Balderston,Liu,et al.,2017;Balderston,Vytal,et al.,2017;Lammel et al.,2014;Roberts,2020)。此外,焦虑症的一些核心症状是与 PFC 相关的认知或注意力过程受损(Basten et al.,2011,2012)。例如,在 N-back 工作记忆任务中,广泛性焦虑症(GAD)患者表现出反应速度受损,高特质焦虑与转换策略和忽视无关信息的能力障碍有关(Balderston,Liu,et al.,2017;Basten et al.,2012)。

与焦虑对 PFC 影响相关的著名理论之一是注意力控制理论(Eysenck et al.,2007)。该理论认为,焦虑会加重认知负担,夺走维持选择性注意力和处理目标导向反应需求的资源。更具体地说,焦虑可能会减弱执行皮层控制,并允许来自大脑皮层下"情绪"区域(如杏仁核)的增强驱动力将注意力转移到威胁上,并促进更多刺激驱动的反应(Bishop et al.,2004;Eysenck,1998)。焦虑对 PFC 活动的这种影响被认为表现为 PFC 活动和效率的普遍下降,并且还可能导致皮层下回路脱离自上而下的控制。

通过评估 dlPFC 活动是否与无电击、可预测电击和不可预测电击任务中的焦虑水平相关,可以确定焦虑下 PFC 参与变化的证据(Schmitz & Grillon,2012)。在这项任务中,受试者被给予中性刺激、代表可预测(恐惧)刺激和不可预测(焦虑)冲击的刺激。不可预测的冲击能够增加健康对照组和 GAD 患者的主观状态焦虑水平并加强惊吓反应,这是与焦虑相关的过度觉醒和警惕的标志(Grillon,2008)。通过在诱发焦虑后用 fMRI 测量 BOLD 活动,焦虑期间背外侧 PFC 活动较少的人表现出更多的实验诱发的焦虑(Balderston,Liu,et al.,2017)。这些发现与 PFC 活动在焦虑状态下减弱的观点一致。

为了评估长期焦虑形式(例如特质焦虑或 GAD)中 PFC 依赖性活动和行为变化,神经影像学研究发现,与对照组相比,GAD 患者在工作记忆表现期间的 PFC 的血氧水平依赖(Blood-oxygen-level-dependent,BOLD)活动受到干扰(Balderston,Vytal,et al.,2017)。具体而言,与对照组相比,GAD 患者表现出与工作记忆负荷相关的 PFC 激活减少,尤其是在背外侧和扣带回区域。同样,在注意力控制和冲突处理过程中,高特质焦虑与背外侧 PFC 活动减少有关(Bishop,2009)。然而,在 GAD 患者和对照组的工作记忆任务表现期间,来自电击威胁的焦虑会引起 PFC 激活的强烈变化,并且不会与诊断相互作用。综上所述,这些研究表明,长期的焦虑表型或短暂的焦虑状态会降低 PFC 活动,而焦虑表型似乎在认知表现期间改变了 PFC 的参与。

在啮齿动物、猴子和人类中,焦虑也可以通过配体的全身给药降低 GABAa 受体功能,例如 GABAa 受体反向激动剂 FG-7142(Crawley et al.,1985;Dorow,1987;Pellow & File,1986)。在大鼠中,FG-7142 显著降低前缘腹内侧前额叶皮层(Pre-limbic Ventromedial prefrontal cortex,PL-mPFC)中兴奋性神经元群的自发放电率(Park et al.,2016)。这证实了人类 fMRI 研究中人群水平 BOLD 信号降低的原因,并进一步支持了在焦虑状态下 PFC 脱离的观点。

为了在啮齿动物中引起行为上的焦虑,典型模型包括开放场(Open field,OF)和 EPM。其中动物被放置在一个新的环境中,该环境具有"安全"区域(封闭的支臂)和"威胁"区域(开放的支臂)(Lezak et al.,2017)。不管是哪种支臂,潜在威胁对动物来说在时间和概率上都是不确定的。PFC 神经元监测啮齿动物在这些先天焦虑范式中的位置。一项记录 EPM 中 PL-mPFC 中单个单位活动的研究表明,当动物进入闭合或张开支臂时,mPFC 神经放电率会增加,并且这些变化通常发生在从安全区域过渡到危险区域之前(Adhikari et al.,2011)。这种活动模式在最近的工作中得到了验证。该研究记录了高架零迷宫(Elevated zero maze,EZM)中 PL-mPFC 中的群体神经钙活性(Loewke et al.,2020),这表明 mPFC 跟踪记录了进入和退出焦虑环境。在行为层面,放电模式似乎与焦虑样行为有某种关系。对 EPM 具有较高焦虑的动物也表现出较少的 mPFC 神经元对闭合和张开支臂的区别(Adhikari et al.,2011)。这将论证 mPFC 神经元直接参与先天焦虑下的行为策略。然而,PL-PFC 到杏仁核投射神经元的光遗传学刺激结果不支持这个观点,因为发现刺激对开放场或 EPM 行为没有影响(Adhikari et al.,2015;Kumar et al.,2013)。而是只有腹侧边缘下腹内侧前额叶皮层(Infralimbic Ventromedial prefrontal cortex,IL-mPFC)到杏仁核投射神经元刺激在 EPM 中产生抗焦虑作用(Adhikari et al.,2015)。因此,mPFC 在先天焦虑模型中的作用在目前结论不统一,尽管有证据表明任务中行为的 mPFC 编码似乎很明显。这可能是这些任务中不同策略和焦虑状态水平的反映,或者这种影响只能在 Kumar 等人(2013)建议的特定环境中看到。表明,当受试者在生命早期暴露于慢性压力时,PL-mPFC 刺激具有抗焦虑作用。

参考文献

[1] ADHIKARI A, LERNER T N, FINKELSTEIN J, et al.Basomedial amygdala mediates top-down control of anxiety and fear [J].Nature, 2015, 527(7577): 179-185.

[2] ADHIKARI A, TOPIWALA M, GORDON J.Single units in the medial prefrontal cortex with anxiety-related firing patterns are preferentially influenced by ventral hippocampal activity [J].Neuron, 2011, 71(5): 898-910.

[3] ADOLPHS R.Is the human amygdala specialized for processing social information? [J].Annals of the New York Academy of Sciences, 2003, 985(1): 326-340.

[4] ADOLPHS R, GOSSELIN F, BUCHANAN T W, et al.A mechanism for impaired fear recognition after amygdala damage[J].Nature,2005,433:68-72.

[5] ADOLPHS R, RUSSELL J A, TRANEL D.A role for the human amygdala in recognizing emotional arousal from unpleasant stimuli [J].Psychological Science, 1999, 10(2): 167-171.

[6] ADOLPHS R, TRANEL D, DAMASIO H, et al.Fear and the human amygdala [J].J Neurosci, 1995, 15(9): 5879-5891.

[7] AMARAL D, LAVENEX P. Hippocampal Neuroanatomy In: The Hippocampus Book: (Anderson, P., Morris, R., Amaral, D., Bliss, T., O [J]. Keefe, J, Eds, 2007.

[8] AMARAL D G.The amygdala, social behavior, and danger detection [J].Annals of the New York Academy of Sciences, 2003, 1000(1): 337-347.

[9] ANDERSEN S L, TEICHER M H.Serotonin laterality in amygdala predicts performance in the elevated plus maze in rats [J].Neuroreport, 1999, 10(17): 3497-3500.

[10] AZEVEDO F A, CARVALHO L R, GRINBERG L T, et al.Equal numbers of neuronal and nonneuronal cells make the human brain an isometrically scaled-up primate brain [J].J Comp Neurol, 2009, 513(5): 532-541.

[11] BALDERSTON N L, LIU J, ROBERSON-NAY R, et al.The relationship between dlPFC activity during unpredictable threat and CO_2-induced panic symptoms

［J］.Translational Psychiatry, 2017, 7(12).

［12］BALDERSTON N L, VYTAL K E, O'CONNELL K, et al.Anxiety Patients Show Reduced Working Memory Related dlPFC Activation During Safety and Threat ［J］.Depression and Anxiety, 2017, 34(1): 25-36.

［13］BANANEJ M, KARIMI-SORI A, ZARRINDAST M R, et al.D1 and D2 dopaminergic systems in the rat basolateral amygdala are involved in anxiogenic-like effects induced by histamine ［J］.Journal of psychopharmacology, 2012, 26(4): 564-574.

［14］BASTEN U, STELZEL C, FIEBACH C J.Trait anxiety modulates the neural efficiency of inhibitory control ［J］.Journal of Cognitive Neuroscience, 2011, 23(10): 3132-3145.

［15］BASTEN U, STELZEL C, FIEBACH C J.Trait anxiety and the neural efficiency of manipulation in working memory ［J］.Cognitive, Affective and Behavioral Neuroscience, 2012, 12(3): 571-588.

［16］BEESDO K, LAU J Y F, GUYER A E, et al.Common and distinct amygdala-function perturbations in depressed vs anxious adolescents ［J］.Archives of General Psychiatry, 2009, 66(3): 275-285.

［17］BICKART K C, WRIGHT C I, DAUTOFF R J, et al.Amygdala volume and social network size in humans ［J］.Nature neuroscience, 2011, 14(2): 163-164.

［18］BIGOS K L, HARIRI A R, WEINBERGER D R.Neuroimaging genetics: Principles and practices ［J］.2016.

［19］BIRBAUMER N, GRODD W, DIEDRICH O, et al.fMRI reveals amygdala activation to human faces in social phobics ［J］.Neuroreport, 1998, 9(6): 1223-1226.

［20］BIRN R M, SHACKMAN A J, OLER J A, et al.Evolutionarily conserved prefrontal-amygdalar dysfunction in early-life anxiety ［J］.Molecular Psychiatry, 2014, 19(8): 915-922.

［21］BISHOP S J.Neurocognitive mechanisms of anxiety: an integrative account ［J］.Trends in Cognitive Sciences, 2007, 11(7): 307-316.

［22］BISHOP S J.Trait anxiety and impoverished prefrontal control of attention ［J］.Nature Neuroscience, 2009, 12(1): 92-98.

［23］BISHOP S J, DUNCAN J, LAWRENCE A D.State anxiety modulation of the amygdala response to unattended threat – related stimuli [J]. Journal of Neuroscience, 2004, 24(46): 10364-10368.

[24] BLAIR K, GERACI M, DEVIDO J, et al. Neural response to self–and other referential praise and criticism in generalized social phobia [J]. Archives of General Psychiatry, 2008, 65(10): 1176-1184.

[25] BRITTON J C, GRILLON C, LISSEK S, et al. Response to learned threat: An fMRI study in adolescent and adult anxiety [J]. American Journal of Psychiatry, 2013, 170(10): 1195-1204.

[26] BRITTON J C, LISSEK S, GRILLON C, et al. Development of anxiety: The role of threat appraisal and fear learning [J]. Depression and Anxiety, 2011, 28(1): 5-17.

[27] BRUCHAS M R, LAND B B, LEMOS J C, et al. CRF1-R activation of the dynorphin/kappa opioid system in the mouse basolateral amygdala mediates anxiety–like behavior [J]. PloS one, 2009, 4(12): e8528.

[28] BRüHL A B, DELSIGNORE A, KOMOSSA K, et al. Neuroimaging in social anxiety disorder–A meta–analytic review resulting in a new neurofunctional model [J]. Neuroscience and Biobehavioral Reviews, 2014, 47: 260-280.

[29] BZDOK D, LANGNER R, CASPERS S, et al. ALE meta–analysis on facial judgments of trustworthiness and attractiveness [J]. Brain Structure and Function, 2011, 215(3): 209-223.

[30] CALLAHAN L B, TSCHETTER K E, RONAN P J. Inhibition of corticotropin releasing factor expression in the central nucleus of the amygdala attenuates stress–induced behavioral and endocrine responses [J]. Frontiers in neuroscience, 2013(7): 195.

[31] CASEY B J, GLATT C E, LEE F S. Treating the Developing versus Developed Brain: Translating Preclinical Mouse and Human Studies [J]. Neuron, 2015, 86(6): 1358-1368.

[32] CECCHI M, KHOSHBOUEI H, JAVORS M, et al. Modulatory effects of norepinephrine in the lateral bed nucleus of the stria terminalis on behavioral and neuroendocrine responses to acute stress [J]. Neuroscience, 2002, 112(1): 13-21.

[33] CHEGINI H-R, NASEHI M, ZARRINDAST M-R. Differential role of the basolateral amygdala 5-HT3 and 5-HT4 serotonin receptors upon ACPA-induced anx-

iolytic-like behaviors and emotional memory deficit in mice [J].Behavioural brain research, 2014(261): 114-126.

[34] CORKIN S, AMARAL D G, GONZáLEZ R G, et al.H.M.'s Medial Temporal Lobe Lesion: Findings from Magnetic Resonance Imaging [J].The Journal of Neuroscience, 1997, 17(10): 3964.

[35] COSGROVE K P, MAZURE C M, STALEY J K.Evolving knowledge of sex differences in brain structure, function, and chemistry [J]. Biological psychiatry, 2007, 62(8): 847-855.

[36] COSTALL B, KELLY M, NAYLOR R, et al.Neuroanatomical sites of action of 5 - HT3 receptor agonist and antagonists for alteration of aversive behaviour in the mouse [J].British journal of pharmacology, 1989, 96(2): 325-332.

[37] CRAWLEY J N, NINAN P T, PICKAR D, et al.Neuropharmacological antagonism of the β-carboline-induced 'anxiety' response in rhesus monkeys [J]. Journal of Neuroscience, 1985, 5(2): 477-485.

[38] DANTI S, RICCIARDI E, GENTILI C, et al.Is Social Phobia a "mis-communication" disorder? Brain functional connectivity during face perception differs between patients with social phobia and healthy control subjects [J].Frontiers in Systems Neuroscience, 2010(4).

[39] DAVID D J, SAMUELS B A, RAINER Q, et al. Neurogenesis-dependent and-independent effects of fluoxetine in an animal model of anxiety/depression [J]. Neuron, 2009, 62(4): 479-493.

[40] DAVIS M.The role of the amygdala in fear and anxiety [J].Annual review of neuroscience, 1992, 15(1): 353-375.

[41] DAVIS M, RAINNIE D, CASSELL M. Neurotransmission in the rat amygdala related to fear and anxiety [J]. Trends in neurosciences, 1994, 17(5): 208-214.

[42] DAVIS M, SHI C.The extended amygdala: are the central nucleus of the amygdala and the bed nucleus of the stria terminalis differentially involved in fear versus anxiety? [J].Annals of the New York Academy of Sciences, 1999, 877(1): 281-291.

[43] DAVIS M, WHALEN P J.The amygdala: vigilance and emotion [J].Molecular psychiatry, 2001, 6(1): 13-34.

[44] DE LA MORA M P, GALLEGOS-CARI A, ARIZMENDI-GARCíA Y, et

al.Role of dopamine receptor mechanisms in the amygdaloid modulation of fear and anxiety: structural and functional analysis [J].Progress in neurobiology, 2010, 90(2): 198-216.

[45] DEMENESCU L R, KORTEKAAS R, CREMERS H R, et al.Amygdala activation and its functional connectivity during perception of emotional faces in social phobia and panic disorder [J]. Journal of Psychiatric Research, 2013, 47(8): 1024-1031.

[46] DI S, ITOGA C A, FISHER M O, et al.Acute stress suppresses synaptic inhibition and increases anxiety via endocannabinoid release in the basolateral amygdala [J].Journal of Neuroscience, 2016, 36(32): 8461-8470.

[47] DOROW R.FG 7142 and its anxiety-inducing effects in humans [J].British Journal of Clinical Pharmacology, 1987, 23(6): 781-782.

[48] DUCHARME S, ALBAUGH M D, HUDZIAK J J, et al.Anxious/depressed symptoms are linked to right ventromedial prefrontal cortical thickness maturation in healthy children and young adults [J].Cerebral Cortex, 2014, 24(11): 2941-2950.

[49] ETKIN A, PRATER K E, HOEFT F, et al.Failure of anterior cingulate activation and connectivity with the amygdala during implicit regulation of emotional processing in generalized anxiety disorder [J].American Journal of Psychiatry, 2010, 167(5): 545-554.

[50] ETKIN A, WAGER T D.Functional neuroimaging of anxiety: A meta-analysis of emotional processing in PTSD, social anxiety disorder, and specific phobia [J].American Journal of Psychiatry, 2007, 164(10): 1476-1488.

[51] EYSENCK M W, DERAKSHAN N, SANTOS R, et al. Anxiety and cognitive performance: attentional control theory [J].Emotion, 2007, 7(2): 336.

[52] EYSENCK N D M W.Working memory capacity in high trait-anxious and repressor groups [J].Cognition & Emotion, 1998, 12(5): 697-713.

[53] FAUST V.Social phobia.Diagnosis and treatment [J].Internistische Praxis, 1999, 39(2): 327-337.

[54] FLORES-GRACIA C, NUCHE-BRICAIRE A, CRESPO-RAMÍREZ M, et al.GABA A ρ receptor mechanisms in the rat amygdala and its role in the modulation of fear and anxiety [J].Psychopharmacology, 2010, 212(4): 475-484.

[55] FRODL T, MEISENZAHL E M, ZETZSCHE T, et al.Larger amygdala vol-

umes in first depressive episode as compared to recurrent major depression and healthy control subjects [J].Biological psychiatry, 2003, 53(4): 338-344.

[56] GABARD-DURNAM L J, FLANNERY J, GOFF B, et al.The development of human amygdala functional connectivity at rest from 4 to 23years: A cross-sectional study [J].NeuroImage, 2014(95): 193-207.

[57] GARFINKEL S N, ABELSON J L, KING A P, et al.Impaired contextual modulation of memories in PTSD: An fMRI and psychophysiological study of extinction retention and fear renewal [J].Journal of Neuroscience, 2014, 34(40): 13435-13443.

[58] GEE D G, HUMPHREYS K L, FLANNERY J, et al.A developmental shift from positive to negative connectivity in human amygdala-prefrontal circuitry [J].Journal of Neuroscience, 2013, 33(10): 4584-4593.

[59] GENTILI C, CRISTEA I A, ANGSTADT M, et al.Beyond emotions: A meta-analysis of neural response within face processing system in social anxiety [J].Experimental Biology and Medicine, 2016, 241(3): 225-237.

[60] GEUZE E, VERMETTEN E, BREMNER J D.MR-based in vivo hippocampal volumetrics: 2.Findings in neuropsychiatric disorders [J].Molecular psychiatry, 2005, 10(2): 160-184.

[61] GIEDD J N, VAITUZIS A C, HAMBURGER S D, et al.Quantitative MRI of the temporal lobe, amygdala, and hippocampus in normal human development: Ages 4-18 years [J].Journal of Comparative Neurology, 1996, 366(2): 223-230.

[62] GOGTAY N, GIEDD J N, LUSK L, et al.Dynamic mapping of human cortical development during childhood through early adulthood [J].Proceedings of the National Academy of Sciences of the United States of America, 2004, 101(21): 8174-8179.

[63] GOLD A L, SHECHNER T, FARBER M J, et al.Amygdala-Cortical Connectivity: Associations with Anxiety, Development, and Threat [J].Depression and anxiety, 2016, 33(10): 917-926.

[64] GONZALEZ L E, ANDREWS N, FILE S E.5-HT1A and benzodiazepine receptors in the basolateral amygdala modulate anxiety in the social interaction test, but not in the elevated plus-maze [J].Brain research, 1996, 732(1-2): 145-153.

[65] GRILLON C.Models and mechanisms of anxiety: Evidence from startle stud-

ies [J].Psychopharmacology, 2008, 199(3): 421-437.

[66] GROSS C, HEN R. The developmental origins of anxiety [J]. Nature Reviews Neuroscience, 2004, 5(7): 545-552.

[67] GUYER A E, LAU J Y F, MCCLURE-TONE E B, et al.Amygdala and ventrolateral prefrontal cortex function during anticipated peer evaluation in pediatric social anxiety [J].Archives of General Psychiatry, 2008, 65(11): 1303-1312.

[68] HAAS D A, GEORGE S R. Neuropeptide Y - induced effects on hypothalamic corticotropin-releasing factor content and release are dependent on nora-drenergic/adrenergic neurotransmission [J].Brain research, 1989, 498(2): 333-338.

[69] HARDEE J E, BENSON B E, BAR-HAIM Y, et al.Patterns of neural connectivity during an attention bias task moderate associations between early childhood temperament and internalizing symptoms in young adulthood [J].Biological Psychiatry, 2013, 74(4): 273-279.

[70] HARE T A, TOTTENHAM N, GALVAN A, et al.Biological Substrates of Emotional Reactivity and Regulation in Adolescence During an Emotional Go-Nogo Task [J].Biological Psychiatry, 2008, 63(10): 927-934.

[71] HENRY B, VALE W, MARKOU A.The effect of lateral septum corticotrop-in-releasing factor receptor 2 activation on anxiety is modulated by stress [J].Journal of Neuroscience, 2006, 26(36): 9142-9152.

[72] HERMAN J P, CULLINAN W E.Neurocircuitry of stress: central control of the hypothalamo-pituitary-adrenocortical axis [J].Trends in neurosciences, 1997, 20 (2): 78-84.

[73] HILL A S, SAHAY A, HEN R.Increasing adult hippocampal neurogenesis is sufficient to reduce anxiety and depression-like behaviors [J].Neuropsychopharma-cology, 2015, 40(10): 2368-2378.

[74] HILL M N, PATEL S, CAMPOLONGO P, et al.Functional interactions between stress and the endocannabinoid system: from synaptic signaling to behavioral output [J].Journal of Neuroscience, 2010, 30(45): 14980-14986.

[75] IRLE E, RUHLEDER M, LANGE C, et al.Reduced amygdalar and hippocampal size in adults with generalized social phobia [J].Journal of psychiatry & neuroscience: JPN, 2010, 35(2): 126.

[76] KALIN N H, FOX A S, KOVNER R, et al.Overexpressing corticotropin-

releasing factor in the primate amygdala increases anxious temperament and alters its neural circuit [J].Biological Psychiatry, 2016, 80(5): 345-355.

[77] KALIN N H, SHELTON S E, DAVIDSON R J.The role of the central nucleus of the amygdala in mediating fear and anxiety in the primate [J].Journal of Neuroscience, 2004, 24(24): 5506-5515.

[78] KIM H, YI J H, CHOI K, et al.Regional differences in acute corticosterone-induced dendritic remodeling in the rat brain and their behavioral consequences [J].BMC neuroscience, 2014, 15(1): 1-11.

[79] KIM J J, DIAMOND D M.The stressed hippocampus, synaptic plasticity and lost memories [J].Nature Reviews Neuroscience, 2002, 3(6): 453-462.

[80] KIM M J, LOUCKS R A, PALMER A L, et al.The structural and functional connectivity of the amygdala: from normal emotion to pathological anxiety [J].Behavioural brain research, 2011, 223(2): 403-410.

[81] KLüVER H, BUCY P C.Preliminary analysis of functions of the temporal lobes in monkeys [J].Archives of Neurology & Psychiatry, 1939, 42: 979-1000.

[82] KOE A S, ASHOKAN A, MITRA R.Short environmental enrichment in adulthood reverses anxiety and basolateral amygdala hypertrophy induced by maternal separation [J].Translational psychiatry, 2016, 6(2): e729.

[83] KOPCHIA K L, ALTMAN H J, COMMISSARIS R L.Effects of lesions of the central nucleus of the amygdala on anxiety-like behaviors in the rat [J].Pharmacology Biochemistry and Behavior, 1992, 43(2): 453-461.

[84] KUMAR S, BLACK S J, HULTMAN R, et al.Cortical control of affective networks [J].Journal of Neuroscience, 2013, 33(3): 1116-1129.

[85] KUO L E, KITLINSKA J B, TILAN J U, et al.Neuropeptide Y acts directly in the periphery on fat tissue and mediates stress-induced obesity and metabolic syndrome [J].Nature medicine, 2007, 13(7): 803-811.

[86] LAKSHMINARASIMHAN H, CHATTARJI S.Stress leads to contrasting effects on the levels of brain derived neurotrophic factor in the hippocampus and amygdala [J].PloS one, 2012, 7(1): e30481.

[87] LAMMEL S, TYE K M, WARDEN M R.Progress in understanding mood disorders: Optogenetic dissection of neural circuits [J].Genes, Brain and Behavior, 2014, 13(1): 38-51.

［88］LEDOUX J E.Emotion circuits in the brain［J］.Annual review of neuro-science，2000，23（1）：155-184.

［89］LEZAK K R，MISSIG G，CARLEZON W A.Behavioral methods to study anxiety in rodents［J］.Dialogues in Clinical Neuroscience，2017，19（2）：181-191.

［90］LIAO W，XU Q，MANTINI D，et al.Altered gray matter morphometry and resting-state functional and structural connectivity in social anxiety disorder［J］.Brain research，2011，1388：167-177.

［91］LIM H，JANG S，LEE Y，et al.Enhancement of anxiety and modulation of TH and pERK expressions in amygdala by repeated injections of corticosterone［J］.Bi-omolecules & therapeutics，2012，20（4）：418.

［92］LINDEN D E J.How psychotherapy changes the brain-The contribution of functional neuroimaging［J］.Molecular Psychiatry，2006，11（6）：528-538.

［93］LINSAMBARTH S，MORAGA-AMARO R，QUINTANA-DONOSO D，et al.The Amygdale and Anxiety［J］.The Amygdale—Where Emotion Shape Perception，Learning and Memories，Neuroscience InTech，2017：139-171.

［94］LIU Z-P，SONG C，WANG M，et al.Chronic stress impairs GABAergic control of amygdala through suppressing the tonic GABAA receptor currents［J］.Molec-ular brain，2014，7（1）：1-14.

［95］LOEWKE A C，MINERVA A R，NELSON A B，et al.Fronto-striatal pro-jections regulate approach-avoidance conflict［J］.bioRxiv，2020：1-28.

［96］LORBERBAUM J P，KOSE S，JOHNSON M R，et al.Neural correlates of speech anticipatory anxiety in generalized social phobia［J］.Neuroreport，2004，15（18）：2701-2705.

［97］MACHADO-DE-SOUSA J P，OSóRIO F D L，JACKOWSKI A P，et al.In-creased Amygdalar and Hippocampal Volumes in Young Adults with Social Anxiety［J］.Plos one，2014，9（2）：e88523.

［98］MARCINKIEWCZ C A，MAZZONE C M，D'AGOSTINO G，et al.Serotonin engages an anxiety and fear-promoting circuit in the extended amygdala［J］.Nature，2016，537（7618）：97-101.

［99］MARTIN J.Lymbic system and cerebral circuits for emotions，learning，and memory［J］.Neuroanatomy：text and atlas（third ed）McGraw-Hill Companies，2003：382.

[100] MATTSON M P, MAUDSLEY S, MARTIN B. BDNF and 5-HT: a dynamic duo in age-related neuronal plasticity and neurodegenerative disorders [J]. Trends in neurosciences, 2004, 27(10): 589-594.

[101] MCCLURE E B, MONK C S, NELSON E E, et al. Abnormal attention modulation of fear circuit function in pediatric generalized anxiety disorder [J]. Archives of general psychiatry, 2007, 64(1): 97-106.

[102] MILAD M R, PITMAN R K, ELLIS C B, et al. Neurobiological Basis of Failure to Recall Extinction Memory in Posttraumatic Stress Disorder [J]. Biological Psychiatry, 2009, 66(12): 1075-1082.

[103] MILAD M R, QUIRK G J. Fear extinction as a model for translational neuroscience: Ten years of progress [J]. Annual Review of Psychology, 2012, 63: 129-151.

[104] MILAD M R, RAUCH S L, PITMAN R K, et al. Fear extinction in rats: Implications for human brain imaging and anxiety disorders [J]. Biological Psychology, 2006, 73(1): 61-71.

[105] MILAD M R, WRIGHT C I, ORR S P, et al. Recall of Fear Extinction in Humans Activates the Ventromedial Prefrontal Cortex and Hippocampus in Concert [J]. Biological Psychiatry, 2007, 62(5): 446-454.

[106] MILLER B R, HEN R. The current state of the neurogenic theory of depression and anxiety [J]. Current opinion in neurobiology, 2015, 30: 51-58.

[107] MITRA R, JADHAV S, MCEWEN B S, et al. Stress duration modulates the spatiotemporal patterns of spine formation in the basolateral amygdala [J]. Proceedings of the National Academy of Sciences, 2005, 102(26): 9371-9376.

[108] MITRA R, SAPOLSKY R M. Acute corticosterone treatment is sufficient to induce anxiety and amygdaloid dendritic hypertrophy [J]. Proceedings of the National Academy of Sciences, 2008, 105(14): 5573-5578.

[109] MOCHCOVITCH M D, DA ROCHA FREIRE R C, GARCIA R F, et al. A systematic review of fMRI studies in generalized anxiety disorder: Evaluating its neural and cognitive basis [J]. Journal of Affective Disorders, 2014, 167: 336-342.

[110] MOLINA D K, DIMAIO V J. Normal organ weights in men: part II—the brain, lungs, liver, spleen, and kidneys [J]. The American journal of forensic medicine and pathology, 2012, 33(4): 368-372.

[111] MOLINA D K, DIMAIO V J.Normal organ weights in women: part II—the brain, lungs, liver, spleen, and kidneys [J]. The American journal of forensic medicine and pathology, 2015, 36(3): 182-187.

[112] MöLLER C, WIKLUND L, SOMMER W, et al.Decreased experimental anxiety and voluntary ethanol consumption in rats following central but not basolateral amygdala lesions [J].Brain research, 1997, 760(1-2): 94-101.

[113] MONK C S, MCCLURE E B, NELSON E E, et al.Adolescent immaturity in attention-related brain engagement to emotional facial expressions [J].NeuroImage, 2003, 20(1): 420-428.

[114] MONK C S, NELSON E E, MCCLURE E B, et al.Ventrolateral prefrontal cortex activation and attentional bias in response to angry faces in adolescents with generalized anxiety disorder [J]. American Journal of Psychiatry, 2006, 163 (6): 1091-1097.

[115] MONK C S, TELZER E H, MOGG K, et al.Amygdala and ventrolateral prefrontal cortex activation to masked angry faces in children and adolescents with generalized anxiety disorder [J].Archives of general psychiatry, 2008, 65(5): 568-576.

[116] MORILAK D A, BARRERA G, ECHEVARRIA D J, et al.Role of brain norepinephrine in the behavioral response to stress [J].Progress in Neuro-Psychopharmacology and Biological Psychiatry, 2005, 29(8): 1214-1224.

[117] MURRAY F, SMITH D W, HUTSON P H.Chronic low dose corticosterone exposure decreased hippocampal cell proliferation, volume and induced anxiety and depression like behaviours in mice [J].European journal of pharmacology, 2008, 583 (1): 115-127.

[118] NELSON E E, LEIBENLUFT E, MCCLURE E B, et al.The social re-orientation of adolescence: a neuroscience perspective on the process and its relation to psychopathology [J].Psychological medicine, 2005, 35(2): 163-174.

[119] NEWMAN E, THOMPSON W K, BARTSCH H.Anxiety is related to indices of cortical maturation in typically developing children and adolescents [J].Brain Struct Funct, 2016.

[120] NEWTON P M, RON D.Protein kinase C and alcohol addiction [J].Pharmacological Research, 2007, 55(6): 570-577.

[121] O'KEEFE J, DOSTROVSKY J.The hippocampus as a spatial map: Prelimi-

nary evidence from unit activity in the freely-moving rat [J].Brain research, 1971.

[122] OWENS M J, BISSETTE G, NEMEROFF C B.Acute effects of alprazolam and adinazolam on the concentrations of corticotropin - releasing factor in the rat brain [J].Synapse, 1989, 4(3): 196-202.

[123] PARK J, WOOD J, BONDI C, et al.Anxiety evokes hypofrontality and disrupts rule-relevant encoding by dorsomedial prefrontal cortex neurons [J].Journal of Neuroscience, 2016, 36(11): 3322-3335.

[124] PAWLAK R, MAGARINOS A M, MELCHOR J, et al.Tissue plasminogen activator in the amygdala is critical for stress-induced anxiety-like behavior [J]. Nature neuroscience, 2003, 6(2): 168-174.

[125] PêGO J M, MORGADO P, PINTO L G, et al.Dissociation of the morphological correlates of stress - induced anxiety and fear [J].European Journal of Neuroscience, 2008, 27(6): 1503-1516.

[126] PELLOW S, FILE S E.Anxiolytic and anxiogenic drug effects on exploratory activity in an elevated plus-maze: A novel test of anxiety in the rat [J]. Pharmacology, Biochemistry and Behavior, 1986, 24(3): 525-529.

[127] PéREZ-EDGAR K, ROBERSON-NAY R, HARDIN M G, et al.Attention alters neural responses to evocative faces in behaviorally inhibited adolescents [J].NeuroImage, 2007, 35(4): 1538-1546.

[128] PERLMAN S B, PELPHREY K A.Developing connections for affective regulation: Age-related changes in emotional brain connectivity [J].Journal of Experimental Child Psychology, 2011, 108(3): 607-620.

[129] PETRIK D, LAGACE D C, EISCH A J.The neurogenesis hypothesis of affective and anxiety disorders: are we mistaking the scaffolding for the building? [J]. Neuropharmacology, 2012, 62(1): 21-34.

[130] PHELPS E A, DELGADO M R, NEARING K I, et al.Extinction learning in humans: Role of the amygdala and vmPFC [J].Neuron, 2004, 43(6): 897-905.

[131] PHELPS E A, LEDOUX J E.Contributions of the amygdala to emotion processing: From animal models to human behavior [J]. Neuron, 2005, 48(2): 175-187.

[132] PINE D S, COHEN P, GURLEY D, et al.The risk for early-adulthood anxiety and depressive disorders in adolescents with anxiety and depressive disorders

[J].Archives of General Psychiatry, 1998, 55(1): 56-64.

[133] PRATER K E, HOSANAGAR A, KLUMPP H, et al.Aberrant amygdala-frontal cortex connectivity during perception of fearful faces and at rest in generalized social anxiety disorder [J].Depression and Anxiety, 2013, 30(3): 234-241.

[134] PRIMEAUX S D, WILSON S P, CUSICK M C, et al.Effects of altered amygdalar neuropeptide Y expression on anxiety-related behaviors [J].Neuropsycho-pharmacology, 2005, 30(9): 1589-1597.

[135] RAINNIE D G, BERGERON R, SAJDYK T J, et al.Corticotrophin relea-sing factor-induced synaptic plasticity in the amygdala translates stress into emotional disorders [J].Journal of Neuroscience, 2004, 24(14): 3471-3479.

[136] RAPEE R M, HEIMBERG R G.A cognitive-behavioral model of anxiety in social phobia [J].Behav Res Ther, 1997, 35(8): 741-756.

[137] REVEST J, DUPRET D, KOEHL M, et al. Adult hippocampal neurogenesis is involved in anxiety-related behaviors [J].Molecular psychiatry, 2009, 14(10): 959-967.

[138] REZAYOF A, HOSSEINI S-S, ZARRINDAST M-R.Effects of morphine on rat behaviour in the elevated plus maze: the role of central amygdala dopamine re-ceptors [J].Behavioural brain research, 2009, 202(2): 171-178.

[139] ROBERTS A.Prefrontal regulation of threat-elicited behaviors: A pathway to translation [Z].Annual review of psychology.2020: 357-387.10.1146/annurev-psych-010419-050905.

[140] ROXO M R, FRANCESCHINI P R, ZUBARAN C, et al. The limbic system conception and its historical evolution [J].ScientificWorldJournal, 2011(11): 2428-2441.

[141] RUBINO T, GUIDALI C, VIGANO D, et al.CB1 receptor stimulation in specific brain areas differently modulate anxiety-related behaviour [J].Neuropharma-cology, 2008, 54(1): 151-160.

[142] SANDERS S, SHEKHAR A.Regulation of anxiety by GABAA receptors in the rat amygdala [J]. Pharmacology Biochemistry and Behavior, 1995, 52(4): 701-706.

[143] SAPOLSKY R M.Stress, glucocorticoids, and damage to the nervous sys-tem: the current state of confusion [J].Stress, 1996, 1(1): 1-19.

[144] SAPOLSKY R M.Glucocorticoids and hippocampal atrophy in neuropsychiatric disorders [J].Archives of general psychiatry, 2000, 57(10): 925-935.

[145] SAPOLSKY R M, KREY L C, MCEWEN B S.Prolonged glucocorticoid exposure reduces hippocampal neuron number: implications for aging [J].Journal of Neuroscience, 1985, 5(5): 1222-1227.

[146] SAPOLSKY R M, KREY L C, MCEWEN B S.The neuroendocrinology of stress and aging: the glucocorticoid cascade hypothesis [J].Endocrine reviews, 1986, 7(3): 284-301.

[147] SARNYAI Z, BíRó É, TELEGDY G.Cocaine-induced elevation of plasma corticosterone is mediated by different neurotransmitter systems in rats [J]. Pharmacology Biochemistry and Behavior, 1993, 45(1): 209-214.

[148] SCHMITZ A, GRILLON C.Assessing fear and anxiety in humans using the threat of predictable and unpredictable aversive events (the NPU-threat test) [J].Nature Protocols, 2012, 7(3): 527-532.

[149] SHIN L M, DAVIS F C, VANELZAKKER M B, et al.Neuroimaging predictors of treatment response in anxiety disorders [J].Biol Mood Anxiety Disord, 2013, 3(1).

[150] SMITH R J, ASTON-JONES G.Noradrenergic transmission in the extended amygdala: role in increased drug - seeking and relapse during protracted drug abstinence [J].Brain Structure and Function, 2008, 213(1-2): 43-61.

[151] SOMERVILLE L H, KIM H, JOHNSTONE T, et al.Human amygdala responses during presentation of happy and neutral faces: correlations with state anxiety [J].Biological psychiatry, 2004, 55(9): 897-903.

[152] SøRENSEN G, LINDBERG C, WöRTWEIN G, et al.Differential roles for neuropeptide Y Y1 and Y5 receptors in anxiety and sedation [J].Journal of neuroscience research, 2004, 77(5): 723-729.

[153] SOTRES-BAYON F, QUIRK G J.Prefrontal control of fear: More than just extinction [J].Current Opinion in Neurobiology, 2010, 20(2): 231-235.

[154] STANLEY B G, LEIBOWITZ S F.Neuroreptide Y: Stimulation of feeding and drinking by injection into the paraventricular nucleus [J].Life sciences, 1984, 35 (26): 2635-2642.

[155] STEIN M B, SIMMONS A N, FEINSTEIN J S, et al.Increased amygdala

and insula activation during emotion processing in anxiety - prone subjects [J]. American Journal of Psychiatry, 2007, 164(2): 318-327.

[156] STEINBERG L, MORRIS A S.Adolescent development [J].Annual review of psychology, 2001(52): 83-110.

[157] STEPHENS D N, DUKA T.Cognitive and emotional consequences of binge drinking: role of amygdala and prefrontal cortex [J].Philosophical Transactions of the Royal Society B: Biological Sciences, 2008, 363(1507): 3169-3179.

[158] STRAUBE T, KOLASSA I-T, GLAUER M, et al.Effect of task conditions on brain responses to threatening faces in social phobics: an event-related functional magnetic resonance imaging study [J]. Biological psychiatry, 2004, 56 (12): 921-930.

[159] SUPEKAR K, UDDIN L Q, PRATER K, et al.Development of functional and structural connectivity within the default mode network in young children [J].NeuroImage, 2010, 52(1): 290-301.

[160] SWAAB D F.Sexual orientation and its basis in brain structure and function [J].Proceedings of the National Academy of Sciences, 2008, 105(30): 10273-10274.

[161] TAKAHASHI L K, KALIN N H, VANDEN BURGT J A, et al.Corticotropin-releasing factor modulates defensive-withdrawal and exploratory behavior in rats [J].Behavioral neuroscience, 1989, 103(3): 648.

[162] TASAN R O, NGUYEN N K, WEGER S, et al.The central and basolateral amygdala are critical sites of neuropeptide Y/Y2 receptor-mediated regulation of anxiety and depression [J].Journal of Neuroscience, 2010, 30(18): 6282-6290.

[163] TELZER E H, FLANNERY J, HUMPHREYS K L, et al."The Cooties Effect": amygdala reactivity to opposite-versus same-sex faces declines from childhood to adolescence [J]. Journal of cognitive neuroscience, 2015, 27 (9): 1685-1696.

[164] THOMAS K M, DREVETS W C, DAHL R E, et al.Amygdala response to fearful faces in anxious and depressed children [J]. Archives of general psychiatry, 2001, 58(11): 1057-1063.

[165] TRANEL D, GULLICKSON G, KOCH M, et al.Altered experience of emotion following bilateral amygdala damage [J].Cogn Neuropsychiatry, 2006, 11(3):

219-232.

［166］TRUITT W A, JOHNSON P L, DIETRICH A D, et al.Anxiety-like behavior is modulated by a discrete subpopulation of interneurons in the basolateral amygdala ［J］.Neuroscience, 2009, 160(2): 284-294.

［167］TYE K M, PRAKASH R, KIM S-Y, et al.Amygdala circuitry mediating reversible and bidirectional control of anxiety ［J］.Nature, 2011, 471 (7338): 358-362.

［168］UEMATSU A, MATSUI M, TANAKA C, et al.Developmental trajectories of amygdala and hippocampus from infancy to early adulthood in healthy individuals ［J］.PloS one, 2012, 7(10): e46970.

［169］VALLEE M, MAYO W, DELLU F, et al.Prenatal stress induces high anxiety and postnatal handling induces low anxiety in adult offspring: correlation with stress-induced corticosterone secretion ［J］.Journal of neuroscience, 1997, 17(7): 2626-2636.

［170］VANELZAKKER M B, KATHRYN DAHLGREN M, CAROLINE DAVIS F, et al.From Pavlov to PTSD: The extinction of conditioned fear in rodents, humans, and anxiety disorders ［J］.Neurobiology of Learning and Memory, 2014, 113: 3-18.

［171］VEIT R, FLOR H, ERB M, et al.Brain circuits involved in emotional learning in antisocial behavior and social phobia in humans ［J］.Neuroscience letters, 2002, 328(3): 233-236.

［172］VENTURA-SILVA A P, MELO A, FERREIRA A C, et al.Excitotoxic lesions in the central nucleus of the amygdala attenuate stress-induced anxiety behavior ［J］.Frontiers in behavioral neuroscience, 2013(7): 32.

［173］VIVEROS M-P, MARCO E-M, LLORENTE R, et al.The role of the hippocampus in mediating emotional responses to nicotine and cannabinoids: a possible neural substrate for functional interactions ［J］.Behavioural pharmacology, 2007, 18 (5-6): 375-389.

［174］VYAS A, JADHAV S, CHATTARJI S. Prolonged behavioral stress enhances synaptic connectivity in the basolateral amygdala ［J］.Neuroscience, 2006, 143(2): 387-393.

［175］VYAS A, MITRA R, RAO B S, et al.Chronic stress induces contrasting patterns of dendritic remodeling in hippocampal and amygdaloid neurons ［J］.Journal of

青少年焦虑的神经机制与运动干预　>>>

Neuroscience, 2002, 22(15): 6810−6818.

[176] VYAS A, PILLAI A, CHATTARJI S.Recovery after chronic stress fails to reverse amygdaloid neuronal hypertrophy and enhanced anxiety−like behavior [J].Neuroscience, 2004, 128(4): 667−673.

[177] WALKER D, MILES L, DAVIS M.Selective participation of the bed nucleus of the stria terminalis and CRF in sustained anxiety−like versus phasic fear−like responses [J].Progress in Neuro−Psychopharmacology and Biological Psychiatry, 2009, 33(8): 1291−1308.

[178] YANG X−M, GORMAN A L, DUNN A J, et al.Anxiogenic effects of acute and chronic cocaine administration: neurochemical and behavioral studies [J]. Pharmacology Biochemistry and Behavior, 1992, 41(3): 643−650.

[179] ZARRINDAST M−R, SARAHROODI S, ARZI A, et al.Cannabinoid CB1 receptors of the rat central amygdala mediate anxiety−like behavior: interaction with the opioid system [J].Behavioural pharmacology, 2008, 19(7): 716−723.

[180] ZARRINDAST M R, NASEHI M, PIRI M, et al.Anxiety−like behavior induced by histaminergic agents can be prevented by cannabinoidergic WIN55, 212−2 injected into the dorsal hippocampus in mice [J].Pharmacology Biochemistry and Behavior, 2010, 94(3): 387−396.

[181] ZHANG R, ASAI M, MAHONEY C E, et al.Loss of hypothalamic corticotropin−releasing hormone markedly reduces anxiety behaviors in mice [J].Molecular psychiatry, 2017, 22(5): 733−744.

第三章　焦虑与睡眠

焦虑带给我们最明显的另外一个特征就是：失眠（睡不着）或者睡眠剥夺（睡不够），其实这是焦虑引起的睡眠障碍（Sleep disorder）。同样，如果我们睡不好觉，会变得焦虑。如果通宵熬夜后，焦虑水平会上升 30%。而如果睡了一个好觉，那么焦虑水平会显著下降（Ben Simon et al., 2020）。接下来我将从焦虑怎么影响睡眠和缺觉怎么让人变得焦虑两个角度来讨论焦虑与睡眠的关系。

由于关于焦虑和睡眠的关系被研究得较多，因此单独开辟一个章节介绍焦虑是如何影响我们的睡眠。

第一节　认识睡眠

一、为什么要睡觉

睡眠是我们日常生活的重要组成部分——我们花费大约三分之一的时间来做这件事。高质量的睡眠，我是指在正确的时间获得足够的睡眠，就像食物和水一样对生存至关重要。没有睡眠，我们将无法在大脑中形成或维持让我们学习和创造新记忆的通路，并且更难以集中注意力和快速反应（NIMH，2021）。

所有的哺乳动物、鸟类、爬行动物都会睡觉，这其中只有哺乳类和鸟类动物会做梦。每种动物的睡眠时间差异很大，从一天只需要 3 小时的马和长颈鹿等，到一天需要 18 小时的蝙蝠。睡觉姿势也各有不同。有的是像人类一样躺着睡觉，有些像蝙蝠一样倒挂着睡觉，而抹香鲸则在海里像吊起来一样竖着睡觉。显然，睡眠在进化中对于某些物种来说不是很重要。比如像宽吻海豚，它们有着和人类一样左右的半脑,但是睡觉时只有一侧是睡着的,另外一侧是清醒的。一般它们会左半脑先睡两小时,然后醒来一小时,再轮到另外一侧睡两小时,然后又清醒过来一小时,依次往复。虽然很多报道说海豚像人类一样聪明,但是现在只发现海豚有非快速眼动睡眠(后面会提到),而没有快速眼动睡眠(做梦)。即使都是海豚,我们发现它们也并不都是一样睡觉的。比如巴基斯坦的印度河盲豚(Blind indus river dolphin),在季风季节时,河水变得浑浊而湍急,它们得时时刻刻通过声呐定位才能保证自己不撞到石头,但即使这样,它们也会在慢慢游的时候通过4~6秒的微睡眠(Microsleeps)让它们在一天中睡上7小时来保持足够的精力。

每个人都需要睡眠,但它的生物学目的仍然是个谜,也没有一条合适的理论被广泛接受。目前的解释主要集中在这两类原因上:恢复(Restoration)和适应(Adaptation)。恢复是指我们睡觉是为了休息和恢复,能够为清醒时的生活做准备。适应是指我们睡觉时为了避免麻烦,在最虚弱的时候躲避捕食者。不管怎样,我们至少知道睡眠对保持健康的大脑认知很重要,包括神经元如何相互交流。事实上,当我们睡觉时,我们的大脑和身体会保持非常活跃的状态。最近的研究结果表明,睡眠起着管家的作用,可以清除我们清醒时大脑中积聚的毒素,而进行睡眠剥夺后的人明显会出现意识恍惚和情绪问题。睡眠几乎影响身体的每一种组织和系统——从大脑、心脏、肺到新陈代谢、免疫功能、情绪和疾病抵抗力。研究表明,长期睡眠不足或睡眠质量差会增加患高血压、心血管疾病、糖尿病、抑郁症和肥胖症等疾病的风险。所以睡眠其实是一个非常复杂的动态过程。

二、什么调控了我们的睡眠

两种内部生物机制:昼夜节律(Circadian rhythms)和睡眠—觉醒动态平衡(Sleep-wake homeostasis)。它们共同调节我们的清醒和睡眠时间。

昼夜节律控制着各种各样的功能,从每天清醒时的波动到体温、新陈代谢和激素的释放。它们控制我们的睡眠时间,使我们在晚上感到困倦,以及让我们在早上没有闹钟的情况下醒来。我们身体的生物钟以一天大约24小时为基础,控制着昼夜节律。昼夜节律与关于一天中实际时间的环境线索(光、温度)同步,但即使在没有环境线索的情况下它们也会继续。

睡眠—觉醒动态平衡会跟踪我们的睡眠需求。稳态睡眠驱动提醒身体在一定时间后入睡并调节睡眠强度。我们每清醒一小时这种睡眠驱动力就会变得更强烈些,并导致我们在一段时间的睡眠剥夺后睡得更久、更深。

影响我们的睡眠—觉醒需求的因素包括医疗条件、药物、压力、睡眠环境以及我们的饮食。也许最大的影响是暴露在光线下。眼睛视网膜中的特殊细胞处理光线会告诉大脑是白天还是黑夜,并且可以提前或延迟我们的睡眠—觉醒周期。暴露在光线下会让人难以入睡,醒来后又会重新入睡。

　　夜班工人上床睡觉时常常难以入睡,并且在工作中也难以保持清醒,因为他们的自然昼夜节律和睡眠—觉醒周期被打乱。同样,当人们飞往不同的时区时,昼夜节律会与一天中的时间不同步,从而导致他们的内部时钟与实际时钟不匹配,时差就这么出现了。

三、我们需要多少睡眠

　　随着年龄的增长,我们对睡眠的需求和睡眠模式会发生变化,但在同龄人之间睡眠时间的差异却很大。即使都是 30 岁,他们的睡眠时间也从 4 小时到 9 小时不等。婴儿最初每天睡 16~18 小时,这可以促进生长和发育(尤其是大脑)。学龄儿童和青少年平均每晚需要约 9.5 小时的睡眠。大多数成年人每晚需要 7~9 小时的睡眠,但 60 岁以后,夜间睡眠往往更短、更轻,并且会被多次醒来打断。老年人也更有可能服用干扰睡眠的药物。

　　一般而言,由于工作时间延长,以及全天候娱乐和其他活动的增多,人们的睡眠时间少于他们需要的睡眠时间。许多人认为他们可以"补上"周末错过的睡眠,但根据他们睡眠不足的程度,周末睡得更久可能还是不够的。

四、怎么知道睡得好不好

　　医生和研究者通常使用多导睡眠图(Polysomnogram)或其他测试来诊断睡眠障碍。多导睡眠图通常在睡眠实验室或睡眠中心中使用。它会记录我们整个晚上的呼吸、氧气水平、眼睛和四肢运动、心率和脑电波。此外,睡眠也会被视频和音频记录下来。这些数据可以帮助睡眠专家确定我们各个睡眠阶段是否正常,结果可用于制订治疗计划或确定是否需要进一步测试。

　　现在随着可穿戴设备的兴起,数以百万计的人正在使用智能手机应用程序、床头监视器和可穿戴智能设备(包括手环、智能手表和头带)来非正式地收集和分析有关他们的睡眠的数据。智能技术可以记录睡眠期间的声音和运动、记录睡眠时间,并监测心跳和呼吸。使用配套应用程序,可以将来自某些设备的数据同步到智能手机或平板电脑,或上传到电脑。有些应用程序和设备会产生白噪声,产生能够刺激分泌褪黑激素的光,或使用温和的振动来帮助我们入睡和醒来。

通过上面的介绍,我们基本对睡眠有了基础的认识。那如果睡眠出现问题,很可能会发生睡眠障碍,这个我后面会详细介绍。

你是不是觉得夜里只睡了一觉,然后就醒了?事实其实不是这样的。你其实会在夜里醒来4~5次,只是太短而你可能不知道而已。那下面来讲讲我们睡觉时发生了什么。

第二节 睡眠周期

一、睡眠的种类

睡眠有两种基本类型:快速眼动(Rapid eye movement,REM)睡眠和非快速眼动睡眠(Non-rapid eye movement,non-REM)。每个都与特定的脑电波和神经元活动有关。在一个普通的夜晚,我们会在非快速眼动睡眠和快速眼动睡眠的所有阶段循环多次,而时间越来越长的深度睡眠的快速眼动期(做梦)出现在早晨。

二、睡眠周期

事实上,我们有75%的睡眠时间花费在非快速眼动睡眠上,快速眼动睡眠只占了25%。它们是在整夜里一直切换循环着。先由非快速眼动睡眠进入快睡眼动睡眠,然后又恢复到非快速眼动睡眠,大约90分钟内完成一个循环,成为亚昼夜节律(Ultradian rhythms),比昼夜节律要快。我们通过下面这个图可以看到,在一个完整的夜里,我们可能会经历4~5个睡眠周期。

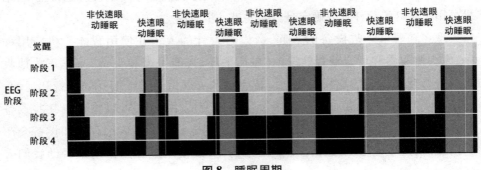

图8　睡眠周期

（一）第 1 阶段

非快速眼动睡眠是从清醒到睡眠的转变。在这段短暂（持续几分钟）的相对较浅的睡眠中，我们的心跳、呼吸和眼球运动变慢，肌肉开始放松，偶尔伴有抽搐。我们的 α 波（阿尔法波）脑电波开始从白天的清醒模式变慢。如果我们观看脑电波，它们会从比较密集的低波峰变成较松散的不规则高低波峰的 θ 波（西塔波）状态。

这里我跟大家说明一下我们的脑电波的种类。

人类主要脑电波种类

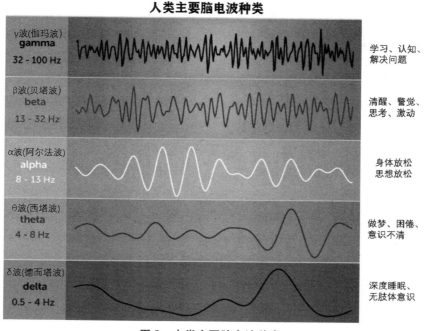

图 9　人类主要脑电波种类

我们的脑电波跟我们的特殊行为或者状态有关系，比如说睡觉、思考、打瞌睡，等等。它的频率可以从 20 秒完成一个完整的从波峰到波谷再到波峰的振荡（0.05Hz），到一秒钟完成 500 次从波峰到波谷再到波峰的振荡（500Hz）不等。我们通过频率的高低区间将它们主要分为以下几种类型：

• γ 波（伽马波）

频率：32～100Hz

状态：高级感知、学习、解决问题

伽马脑电波是可测量的最快的脑电波。当同时处理来自大脑不同部位的信息时,它等同于"增强的感知"或"峰值精神状态"。伽马脑电波常在包括佛教僧侣在内的非常长期的冥想者中观察到。

- β波(贝塔波)

频率:13~32Hz

状态:警觉、正常警觉意识、积极思考

相关活动:主动对话、做出决定、解决问题、专注于一项任务、学习新概念

当我们忙于积极思考时,最容易检测到贝塔波。

- α波(阿尔法波)

频率:8~13Hz

状态:身心放松

阿尔法脑电波是最容易观察到的,也是最先被发现的。当眼睛闭上并且头脑放松时,它们就会被检测到。

相关活动:瑜伽、睡着之前、富有创造力和艺术性的思考

θ波(西塔波)

频率:4~8Hz

状态:创造力、洞察力、梦想、意识减弱

相关活动:深度放松、深度冥想、打瞌睡

δ波(德尔塔波)

频率:0.5~4Hz

状态:睡觉、做梦

相关活动:深度睡眠(无梦状态)

以上是人类主要的五种波形,关于这五种波形的频率在不同的论文和资料中可能有一点差异,比如将β波定义为15~30Hz等,但这不影响我们对这些波的大致分类。

除了这些波之外,还有与睡眠相关的8~14Hz的纺锤波(Spindles)和80~200Hz高频振荡的涟漪波(Ripples),其中由海马产生的尖波涟漪(Sharp-wave ripples,SWR)对我们的新记忆的形成至关重要,也就是影响我们的突触可塑性。如果小鼠的尖波涟漪被停止,那么小鼠将很难记住刚刚探索的环境。

(二)第2阶段

非快速眼动睡眠是进入深度睡眠之前的一段轻度睡眠。我们的心跳和呼吸将变得缓慢,肌肉进一步放松。你的体温开始下降,眼球运动停止。脑电波活动

减慢,出现由丘脑生成的 8~14Hz 的睡眠纺锤波,偶尔看到短暂爆发的高而尖的 K 复合波。这个阶段一般持续 5~15 分钟。与其他睡眠阶段相比,我们在第 2 阶段睡眠中花费的重复睡眠周期更多。

(三)第 3 阶段

然后脑电波呈现较大的波幅,慢的 δ 波(德尔塔波)出现,眼睛和身体移动变得很少。

(四)第 4 阶段

这个周期是最深度的睡眠,脑电波频率降到 2Hz 甚至更低。在第一个睡眠周期,这个第 4 阶段会持续 20~40 分钟。我们的心跳和呼吸会减慢到最低水平。你的肌肉很放松,可能很难叫醒你。

此后,睡眠开始变轻,开始回到第 3 阶段,进而进入第 2 阶段,该过程会持续 10~15 分钟,然后突然进入一个短暂的快速眼动睡眠阶段。

(五)快速眼动睡眠阶段

由第 4 阶段返回第 3 和第 2 阶段,再进入快速眼动睡眠阶段已经是入睡后约 90 分钟了。我们的眼睛在闭合的眼睑后面快速地左右移动。不同混合频率的 β 波和 γ 波活动变得更接近我们清醒时看到的脑电波的活动。我们的呼吸变得更快且不规则,我们的心率和血压升高到接近清醒的水平。大多数做梦都发生在快速眼动睡眠期间,尽管有些也可能发生在非快速眼动睡眠中。我们的手臂和腿部肌肉会暂时瘫痪,这会让我们在梦里有时感觉难以移动我们的身体。随着年龄的增长,我们在快速眼动睡眠中的睡眠时间会减少。记忆巩固很可能既需要非快速眼动睡眠也需要快速眼动睡眠。

做梦发生在快速眼动睡眠阶段,你每晚大约花 2 小时做梦,但可能不记得你的大部分梦。它的确切目的尚不清楚,但做梦可以帮助你处理你的情绪。白天发生的事情经常会在睡眠中侵入我们的想法,而遭受压力或焦虑的人更容易做可怕的梦。在睡眠的各个阶段都可以体验到梦境,但通常在快速眼动睡眠中最为生动。有些人的梦是彩色的,而另一些人只记得黑白的梦。

第三节 与睡眠相关的大脑结构

一、与睡眠相关的结构

(一)下丘脑(Hypothalamus)

大脑深处一个花生大小的结构,含有神经细胞的群体充当控制中心影响睡眠和觉醒。下丘脑内部有一个叫视交叉上核(Suprachiasmatic nucleus,SCN)的结构,由数千个细胞组成的集群,它们直接从眼睛接收有关光照的信息并控制我们的行为节律。一些视交叉上核受损的人全天睡眠不规律,因为他们无法将昼夜节律与明暗周期相匹配。大多数盲人保持一定的感知光的能力,并能够改变他们的睡眠—觉醒周期。

(二)脑干(Brain stem)

位于大脑底部,与下丘脑交流以控制清醒和睡眠之间的转换(脑干包括脑桥、髓质和中脑等结构)。下丘脑和脑干内的睡眠促进细胞产生一种称为氨基丁酸的脑化学物质(我们前面提到过),其作用是降低下丘脑和脑干中的唤醒中心的活动。脑干(尤其是脑桥和髓质)在快速眼动睡眠中也扮演着特殊的角色:它发送信号来放松对保持身体姿势和四肢运动至关重要的肌肉,这样我们就可以不乱动从而安心做梦了。

(三)丘脑(Thalamus)

丘脑,注意不是下丘脑,充当了感官信息到大脑皮层的中继站。在睡眠的大部分阶段,丘脑会变得安静,让我们与外界隔绝。但是在快速眼动睡眠期间,丘脑是活跃的,它会发送皮层图像、声音和其他感官信息从而让我们的梦境变得真实。比如你的膀胱充满了尿液,那么你在梦里可能出现到处找厕所的需求。

(四)松果体(Pineal gland)

位于大脑的两个半球内,从视交叉上核接收信号并释放褪黑激素(Melatonin),它可以帮助你在光线暗淡的时候安然入睡。失明且无法利用自然光协调自然觉醒—睡眠周期的人可以通过每天在同一时间服用少量褪黑激素来稳定他们的睡眠模式。科学家认为,随着时间的推移,褪黑激素的高峰和低谷对于将身体的昼夜节律与外部明暗循环相匹配非常重要。

（五）基底前脑（Basal forebrain）

靠近大脑前部和底部,也促进睡眠和觉醒,而中脑（Midbrain）的一部分则充当唤醒系统。从基底前脑和可能的其他区域的细胞通过释放腺苷（细胞能量消耗的化学副产品）来驱动我们的睡眠,而咖啡因则是通过阻断腺苷的作用来抵消困倦,从而让我们保持清醒。

（六）杏仁核

我们刚刚提到过,杏仁核涉及加工情绪杏仁形的结构,在快速眼动睡眠期间变得越来越活跃。

二、睡眠的化学信号

当我们准备睡觉时,大脑许多部分的促进睡眠的神经元集群变得更加活跃。称为神经递质的神经信号化学物质可以"关闭"或抑制发出唤醒或放松信号的细胞的活动。前面我们提到 GABA 与睡眠、肌肉放松和镇静有关。当我们清醒时,去甲肾上腺素和食欲素［Oorexin,也称为下丘脑分泌素（Hypocretin）］使大脑的某些部分保持活跃。其他影响睡眠和觉醒的神经递质包括乙酰胆碱、组胺、肾上腺素、皮质醇和血清素。

三、睡眠与基因

基因可能在我们需要多少睡眠方面发挥重要作用。科学家已经确定了几个与睡眠和睡眠障碍有关的基因,包括控制神经元兴奋性的基因,以及"时钟"基因,如 Per、Tim 和 Cry,这会影响我们的昼夜节律和睡眠时间。全基因组关联研究已经确定了各种染色体上的位点,这些位点会增加我们对睡眠障碍的易感性。此外,已经确定了不同的基因与诸如家族性晚期睡眠阶段障碍（Familial advanced sleep-phase disorder）、发作性睡病（Narcolepsy,一种突发的进入睡眠状态）和不宁腿综合征（Restless legs syndrome,RLS,夜间睡眠时,双下肢出现极度的不适感,偶尔波及上肢）等睡眠障碍有关。大脑皮层和其他大脑区域中表达的一些基因会在睡眠和清醒之间改变它们的表达水平。蠕虫、果蝇和斑马鱼在内的几种遗传模型正在帮助科学家确定与正常睡眠和睡眠障碍有关的分子机制和遗传变异。

第四节　睡眠障碍

睡眼障碍是一系列与睡眠相关疾病的统称,严重时可以影响人的生理功能、心理、社会功能以及情绪。

一、一些睡眠障碍的典型症状

(1)呼吸暂停症或其他睡眠呼吸障碍:患者会在睡眠时出现多次的呼吸暂停、又恢复呼吸的情况,本人可能并不知情

(2)周期性肢体抽动障碍:患者会不自觉地重复弯曲、伸直腿部

(3)嗜睡症:患者经历白天不可抑制的困意,并且会有突然睡着的情况

(4)眼动睡眠行为障碍:患者四肢会跟梦里同步运动

(5)异态睡眠障碍:出现异常的睡眠行为,比如梦游

(6)失眠症:一直不能入睡的情况

二、睡眠障碍大类及细分

(一)失眠症 Insomnia(依据不同标准分类会有不同)

• 慢性失眠 Chronic insomnia disorder

• 短期失眠 Short-term insomnia disorder

• 其他类型失眠 Other insomnia disorder

• 孤立症状失眠 Isolated symptoms and normal variant

(二)睡眠呼吸障碍 Sleep-related breathing disorder

1.阻塞性睡眠呼吸暂停 Obstructive sleep apnea disorder

• 成人阻塞性睡眠呼吸暂停 Obstructive sleep apnea,adult

• 少儿阻塞性睡眠呼吸暂停 Obstructive sleep apnea,pediatric

2.中枢性睡眠呼吸暂停 Central sleep apnea syndrome

• 中枢性睡眠呼吸暂停伴随潮式呼吸 Central sleep apnea with Cheyne-Stokes breathing

• 其他疾病引起的中枢性睡眠呼吸暂停 可能伴随潮式呼吸 Central sleep

apnea due to a medical disorder w/o Cheyne-Stokes breathing

　　● 因为高海拔周期性呼吸引起的中枢性睡眠呼吸暂停 Central sleep apnea due to high altitude periodic breathing

　　● 因为药物引起的中枢性睡眠呼吸暂停 Central sleep apnea due to medicaiton or substance

　　● 原发性中枢睡眠呼吸暂停 Primary central sleep apnea

　　● 幼儿原发性中枢睡眠呼吸暂停 Primary central sleep apnea of infancy

　　● 早产儿原发性中枢睡眠呼吸暂停 Primary central sleep apnea of prematurity

　　● 急需治疗的中枢睡眠呼吸暂停 Treatment-emergent central sleep apnea

　　3.睡眠低通气障碍 Sleep-related hypoventilation disorder

　　● 肥胖低通气综合征 Obesity hypoventilation syndrome

　　● 先天性中央肺泡低通气综合征 Congenital central alveoloar hypoventilation syndrome

　　● 迟发性中枢低通气伴下丘脑功能障碍 Late-onset central hypoventilation with hypothalamic dysfunction

　　● 自发性中枢肺泡低通气 Idiopathic central alveolar hypoventilation

　　● 药物引起的睡眠低通气 Sleep-related hypoventilation due to medication or substance

　　● 疾病引起的睡眠低通气 Sleep-related hypoventilation due to medical disorder

　　4.睡眠低氧症 Sleep-related hypoxemia disorder

　　● 孤立症状 Isolated symptoms and normal variants

　　● 打鼾 Snoring

　　● 夜间呻吟症 Catathrenia

　　（三）中枢性嗜睡症 Central disorders of hypersomnolence

　　● 1 类嗜睡症 Narcolepsy type I

　　● 2 类嗜睡症 Narcolepsy type II

　　● 自发性睡眠过度 Idiopathic hypersomnia

　　● 克莱恩综合征 Kleine-Levin syndrome

　　● 疾病引起的嗜睡 Hypersomnia due to a medical disorder

　　● 药物引起的嗜睡 Hypersomnia due to a medication or substance

　　● 与精神障碍伴随的嗜睡 Hypersomnia associated with a psychiatric disorder

● 睡眠不足综合征 Insufficient sleep syndrome

（四）节律性睡眠清醒障碍 Circadian rhythm sleep-wake disorder

● 睡眠阶段延迟障碍 Delayed sleep-wake phase disorder

● 睡眠阶段提前障碍 Advanced sleep-wake phase disorder

● 不规则睡眠节律 Irregular sleep-wake rhythm

● 非 24 小时睡眠节律障碍 Non-24-hour sleep-wake rhythm disorder

● 轮班工作睡眠障碍 Shift work disorder

● 倒时差睡眠障碍 Jet lag disorder

● 未指明的节律性睡眠清醒障碍 Circadian rhythm sleep-wake disorder not otherwise specified(NOS)

（五）异态睡眠障碍 Parasomnias

1.非眼动期异态睡眠 NREM-related parasomnias

● 非眼动期觉醒障碍 Disorders of arousal from NREM sleep

● 觉醒混淆 Confusional arousals

● 梦游 Sleepwalking

● 睡眠惊醒 Sleep terrors

● 睡眠相关的饮食障碍 Sleep-related eating disorder

2.眼动期异态睡眠 REM-related parasomnias

● 眼动期睡眠行为障碍 REM sleep behavior disorder

● 复发性孤立性睡眠麻痹 Recurrent isolated sleep paralysis

● 噩梦障碍 Nightmare disorder

3.其他异态睡眠 Other parasomnias

● 头部爆炸综合征 Exploding head syndrome

● 睡眠相关的幻觉 Sleep-related hallucinations

● 睡眠遗尿 Sleep enuresis

● 疾病引起的异态睡眠 Parasomnia due to medical disorder

● 药物引起的异态睡眠 Parasomnia due to medication or substance

4.孤立症状 Isolated symptoms and normal variants

● 梦语症 Sleep talking

（六）睡眠运动障碍 Sleep-related movement disorder

- 腿动综合征 Restless leg syndrome
- 周期性肢体抽动障碍 Periodic limb movement disorder
- 睡眠腿部抽筋 Sleep related leg cramps
- 睡眠磨牙 Sleep-related bruxism
- 睡眠节律性运动障碍 Sleep-related rhythmic movement disorder
- 婴儿良性睡眠肌阵挛 Benign sleep myoclonus of infancy
- 入睡时脊髓肌痉挛 Propriospinal myoclonus at sleep onset
- 疾病引起的睡眠运动障碍 Sleep-related movement disorder due to medical disorder
- 药物引起的睡眠运动障碍 Sleep-related movement disorder due to medication or substance
- 非指明的睡眠运动障碍 Sleep-related movement disorder, unspecified

第五节　失眠

介于本书篇幅和写作重点,我并不会将所有的睡眠障碍一一介绍,只介绍和焦虑息息相关的睡眠关系。在介绍焦虑和睡眠的关系之前,一定要了解这两个关键的睡眠名词。失眠(Insomnia)和睡眠剥夺(Sleep deprivation)。

一、失眠的定义和标准

"Insomnia"一词是拉丁语,意思是"不睡觉",指的是即使在睡觉的机会和条件很充分的情况下,无法入睡或保持睡眠状态。它也被用来描述醒来后没有感觉恢复或精神焕发的情况。入睡障碍、维持睡眠障碍、多梦、早醒、睡眠质量差都是失眠的症状。

失眠的主要原因是慢性压力。为应对压力事件,心脏开始快速跳动、呼吸加快和肌肉紧张。这种反应,也称为我们前面提到的"战斗或逃跑"反应,可以由许多压力情况引起,例如工作截止日期、公开演讲,甚至听到或收到对自己粗鲁的评论。失眠可能是急性的(短期)持续数天或数周;也可以是慢性(长期)持续数月甚至数年,并且可能与其他疾病或睡眠相关疾病有关。失眠通常伴随着白天嗜睡、精力不足、易怒和情绪低落。这可能会导致注意力和学习问题甚至出现车祸。

判断自己是否失眠,可以参考最新的 DSM-5 的标准:

主诉对睡眠数量或质量不满意,并伴有以下一种(或多种)症状:

●难以开始睡眠(在儿童中,这可能表现为在没有照顾者干预的情况下难以入睡)

●难以维持睡眠,特点是频繁醒来或醒来后无法再入睡(在儿童中,这可能表现为在没有照顾者干预的情况下难以恢复睡眠)

●清晨醒来,无法再次入睡

●睡眠障碍已经在社交、工作、学业、行为或其他重要的方面引起临床上显著的痛苦或损害

●睡眠障碍每周至少发生 3 个晚上

●睡眠障碍至少存在 3 个月

●尽管有足够的睡眠机会,但仍会出现睡眠障碍

二、失眠类型

(一)分类

和前面分类标准不同,这里为了便于理解,选用通用的分类标准,将失眠分为短暂失眠、急性失眠、慢性失眠。

(1)短暂失眠(Transient insomnia):是指持续不到一周的失眠。它可能是由另一种疾病、睡眠环境的变化、睡眠时间、严重抑郁或压力引起的。其后果是精神困倦和反应能力受损,这与待会要讲的睡眠剥夺的后果相似(Roth & Roehrs,2003)。

(2)急性失眠(Acute insomnia):是指无法持续良好的睡眠接近一个月。当难以开始睡觉或维持睡眠,或者获得的睡眠质量差时,就会出现失眠。尽管有足够的睡眠机会和环境,这些问题还是会发生,并且同样它们也会导致在白天身体的功能出现问题。

(3)慢性失眠(Chronic insomnia):是指持续时间超过一个月的失眠。它可能是由一种疾病引起的,也可能是一种原发性疾病,造成的原因多种多样。压力相关的激素水平高或者细胞因子水平变化的人比其他人更有可能患有慢性失眠(Simon,2011)。可能出现的症状有肌肉和精神疲劳、幻觉等(Roth & Roehrs,2003)。

（二）导致失眠症状的可能原因

- 睡眠呼吸障碍。例如睡眠呼吸暂停或上呼吸道阻力综合征

- 使用精神药物（如兴奋剂）。包括某些药物、草药、咖啡因、尼古丁、可卡因、安非他明、哌甲酯、阿立哌唑、摇头丸、莫达非尼或过量饮酒

- 使用或戒断酒精和其他镇静剂。例如抗焦虑药和安眠药，如苯二氮卓类

- 使用或停用止痛药。如阿片类药物

- 心脏病

- 不宁腿综合征。由于感到不适和需要移动腿部或其他身体部位以缓解这些感觉，可导致入睡失眠

- 周期性肢体运动障碍（Periodic limb movement disorder，PLMD），发生在睡眠期间，可引起睡眠者不知道的觉醒

- 疼痛：慢性疼痛、损伤、不舒适的睡姿，也可能导致醒来

- 激素变化。例如月经前和更年期的变化

- 生活事件。如恐惧、压力、焦虑、情绪或精神紧张、工作问题、经济压力、孩子出生、丧亲之痛

- 胃肠道问题。如胃灼热或便秘

- 精神障碍。如躁郁症、临床抑郁症、广泛性焦虑症、创伤后应激障碍、精神分裂症、强迫症、痴呆症、多动症

- 紊乱的昼夜节律。如倒班工作和时差，在一天中的其他时间的日期和过度嗜睡导致不能入睡

- 某些神经系统疾病。如脑损伤、旧的创伤性脑损伤

- 激素疾病。如甲状腺功能亢进

- 服用过度的非处方或处方安眠药（滥用镇静剂或抗抑郁药）

- 睡眠卫生差。例如噪声或咖啡因摄入过多

- 罕见的遗传病：致命性家族失眠症。基于朊病毒的、永久性的、最终致命的失眠症

- 体育锻炼：运动引起的失眠在运动员中很常见，表现为长时间的睡眠潜伏期

- 蓝光的暴露。比如夜晚使用手机、电脑

- 哮喘

失眠也会遗传。全基因组关联研究发现了影响失眠风险的 3 个基因组位点

和 7 个基因,并表明失眠是高度多基因遗传。失眠遗传率在男性中约为 38%,女性约为 59%(Lind et al.,2015)。另外,表观遗传学也可能通过控制睡眠调节和大脑压力反应的过程来影响失眠,这对大脑的可塑性也有影响。

(三)失眠的机制

关于失眠的机制存在两种主要模型:认知模型和生理模型。

认知模型表明,沉思和过度觉醒有助于防止一个人入睡,并可能导致失眠发作。比如读一本有意思的书,或者玩游戏会导致失眠。

生理模型基于失眠患者的三个主要发现:

- 已发现尿皮质醇和儿茶酚胺增加表明 HPA 轴和唤醒的活动增加
- 失眠患者清醒和非快速眼动睡眠期间全脑的葡萄糖利用增加
- 失眠患者的全身新陈代谢和心率增加

所有这些发现加在一起表明唤醒系统、认知系统和 HPA 轴的失调都会导致失眠(Bonnet,2009;Roth & Roehrs,2003)。但是究竟过度唤醒是失眠的结果还是原因到目前还不清楚。其中抑制性神经递质 GABA 的水平改变也与失眠主要相关,但是相关的研究结果呈现出不一致。目前关于失眠究竟是由对睡眠的昼夜节律控制驱动的,还是唤醒依赖过程驱动的,目前的研究结果并不统一。此外,还有研究提出失眠是身体核心温度的昼夜节律失衡导致的(Mai & Buysse,2008)。随着年龄的增长,男性和女性体内性激素的变化可能是老年人睡眠障碍患病率增加的部分原因。而大约一半的绝经后女性会出现睡眠障碍,通常女性的睡眠障碍是男性的两倍,这似乎说明失眠和女性的某些激素水平也有关系,但这其中影响因素也是多样的。

第六节 睡眠剥夺

准确地说,失眠与睡眠剥夺中的慢性睡眠不足是容易混淆的,它们两者都能够降低睡眠质量并且损伤一些身体器官的功能,区分它们也是取决于是否容易入睡。不同于失眠,慢性睡眠不足的人会坐着公交车突然就睡着。现在大城市快节奏的上班族,周末只想在家补觉,他们就属于睡眠剥夺的那一群体。就像前面介绍的,睡眠剥夺可以用来治疗失眠。通过剥夺睡眠,让患者出现疲劳状态,快速进入睡眠状态,从而改变他们的睡眠觉醒的节律性,达到一个正常的节律状态,因此可用来治疗抑郁症、躁狂症等。但是不管是失眠还是睡眠剥夺,都会让人产生焦虑的情绪,而焦虑情绪也会是造成失眠和睡眠剥夺的根源,所以研究它们之间的关系就变得非常有意思。

相对于失眠来说,研究睡眠剥夺和焦虑的关系更加有意义。焦虑会导致失眠,从而自主地进行睡眠剥夺。这一系列的相关反应如何发生相信是我们所好奇的。

睡眠剥夺是一种经典的与神经行为后果相关的疾病,能够以无处不在的方式改变行为模式,甚至调节精神疾病(El-Ad & Lavie,2005;Karim et al.,2013)。研究睡眠剥夺危害的先驱之一是 William Dement,他在关于快速眼动睡眠剥夺的经典报告中注意到出现了三种神经行为共病:注意力缺陷、易怒和增加焦虑水平(Dement,1960)。自 Dement 的报告以来,关于睡眠剥夺影响的研究不断发展,焦虑成为最常报告的神经行为问题之一(Pires et al.,2010)。由于睡眠不足和焦虑(无论是精神疾病还是急性状态)都是非常常见的情况,因此这些因素之间关联的重要性是显而易见的。

睡眠剥夺和焦虑至少以两种不同的方式相关。第一个可能的关系涉及焦虑症对睡眠的影响。失眠和睡眠不足被报告为预先确定的焦虑症的常见症状、后果或合并症,包括广泛性焦虑症、创伤后应激障碍(Posttraumatic stress disorder,PTSD)、恐慌症和强迫症(Mellman,2006;Papadimitriou & Linkowski,2005)。PTSD显示出相反的关系,其中睡眠不足会影响焦虑。在这种情况下,急性或短期睡眠剥夺被认为是一种焦虑症,导致状态焦虑增加(Minkel et al.,2012;Talbot et al.,2010)。尽管普遍假设睡眠剥夺和焦虑之间存在双向性,但关于这两种可能关系的证据数量却大不相同。在针对睡眠剥夺和焦虑的研究中,绝大多数研究涉及导致睡眠不足和失眠的焦虑症。由于这种关系,睡眠问题通常被认为是焦虑症的诊断标准。相反,解决睡眠剥夺的潜在焦虑影响的研究并不多。大多数这些研究考虑睡眠剥夺的一般抗焦虑作用,但很少考虑不同类型睡眠剥夺(例如完全或部分睡眠剥夺)的影响、睡眠剥夺持续时间的变化或用于解决睡眠剥夺引起的焦虑的方法的敏感性。

一、睡眠剥夺的定义

睡眠剥夺是指自己或他人剥夺睡眠机会,从而使人或动物处在持续的觉醒状态的一种方法。时间从几小时到几天不等。如果睡眠被剥夺超过 72 小时,则会出现惊恐、幻觉、妄想、敏感、轻度意识障碍等。

二、睡眠剥夺的分类

睡眠剥夺可以分为三类：

（1）急性睡眠剥夺（Acute sleep deprivation），是指一个人的睡眠时间显著减少的短时期，通常是几天或更短的时间。

（2）慢性睡眠剥夺（Chronic sleep deprivation），也称为睡眠不足综合征，由美国睡眠医学会定义为持续三个月或更长时间的睡眠不足。

（3）慢性睡眠不足（Chronic sleep deficiency）或睡眠不足（Insufficient sleep），可以描述持续的睡眠不足以及由于睡眠碎片或其他中断而导致的睡眠不佳。

三、造成睡眠剥夺的原因

多种因素可能导致或促成睡眠不足，包括睡眠卫生差、生活方式选择、工作义务、睡眠障碍和其他医疗条件。

睡眠剥夺通常是由减少可用睡眠时间的自愿选择驱动的。例如，决定熬夜狂看电视剧的人可能会经历严重的睡眠剥夺。不一致的睡眠时间表可能会促进这些决定，并使他们暂时感觉不那么刻意。

工作义务是导致睡眠不足的另一个常见原因。从事多项工作或延长工作时间的人可能没有足够的时间来获得充足的睡眠。必须通宵工作的轮班工人也可能发现很难获得他们真正需要的睡眠时间。

睡眠不足可能是由其他睡眠障碍或医疗条件引起的。例如，睡眠呼吸暂停是一种导致数十次夜间觉醒的呼吸障碍，可能会影响睡眠持续时间和质量。其他医疗或心理健康问题，如疼痛或一般焦虑症，会干扰睡眠的质量和数量。

四、睡眠剥夺的影响

睡眠剥夺和睡眠不足的影响可能是严重而深远的。严重的睡眠剥夺会增加意外和事故的风险。比如疲劳驾驶、反应时间变慢、微睡眠等风险，可能会在关键时刻危及生命。最显而易见的就是疲劳驾驶带来的车祸。我想每一个开车经历过疲劳驾驶的人都深有体会。无论如何，发现自己疲劳驾驶的时候一定要就近找一个地方好好睡上哪怕 10 分钟，都会有显著的改善。睡眠不足的人更有可能在学校和工作环境中精神上经历挣扎，或者经历可能影响个人关系的情绪变化。因为睡眠在身体几乎所有系统的有效运作中都发挥着重要作用，因此长期持续地缺乏睡眠会对身心健康造成重大威胁。

（一）大脑

睡眠剥夺对警觉性和认知能力的负面影响表明大脑活动和功能下降。一项基于神经影像学的研究表明，如果睡眠剥夺超过 35 小时，会对大脑在情绪事件的正确处置和控制、反应上产生负面影响（Yoo et al.，2007）。这些变化主要发生在两个区域：丘脑和前额叶皮层，一个与警觉和注意力有关，另一个与警觉性、注意力和高级认知过程有关。

2002 年加州大学一项著名的动物研究表明，非快速眼动睡眠（NREM）可以关闭神经递质让它们的受体"休息"并恢复敏感性，从而使得单胺（去甲肾上腺素、血清素和组胺）在自然状态下保持效果，这对改善情绪调节和提高学习能力有益。该研究还发现，快速眼动睡眠剥夺可以缓解临床抑郁症，因为它模仿选择性血清素再摄取抑制剂（SSRI）。这是因为快速眼动睡眠期间单胺的自然减少是不允许发生的，这会导致大脑中神经递质的浓度增加，而这些神经递质在临床抑郁症患者中会耗尽。在快速眼动睡眠阶段之外的睡眠可能允许酶修复由自由基引起的脑细胞损伤。清醒时的高代谢活动会损害酶本身，从而阻止有效修复。该研究也是首次观察到睡眠剥夺直接导致大鼠脑损伤的证据。动物研究表明，睡眠不足会增加压力荷尔蒙的水平，这可能会减少成人大脑中新细胞的产生。

睡眠不足会导致注意力和工作记忆的功能降低，而这些对于我们日常生活非常重要，因睡眠不足引起的注意力不集中可能会导致车祸和工业灾难。研究人员通常采用精神运动警戒任务（Psychomotor vigilance task，PVT），该任务要求受试者按随机时间间隔响应光的按钮。未能响应刺激（光）按下按钮被记录为错误，归因于作为睡眠剥夺的产物发生的微睡眠。

虽然完全睡眠不足的人通常会意识到他们的损害程度，但慢性（较轻）睡眠剥夺的失误会随着时间的推移而累积，因此他们在数量和严重程度上与完全（急性）睡眠剥夺造成的失误相同。然而，与完全睡眠不足的参与者相比，长期睡眠不足的人继续认为自己的受损程度要低得多（Van Dongen et al.，2003）。这类人的评估可能会导致他们得出错误的结论，因此这样造成了很多比如疲劳驾驶导致车祸的事情发生。

（二）疲劳驾驶

美国睡眠医学会（AASM）报告称，五分之一的严重机动车伤害与驾驶员疲劳有关,每天有80,000名驾驶员在驾驶时睡着,每年有250,000起事故与睡眠有关,尽管国家公路交通安全管理局建议交通事故的数字可能接近100,000(Carpenter,2001)。美国睡眠医学会建议离开公路并小睡15或20分钟以缓解困倦。

根据2000年发表在英国医学杂志上的一项研究,澳大利亚和新西兰的研究人员报告说,睡眠不足会产生一些与醉酒相同的危险影响(Williamson & Feyer,2000)。清醒17~19小时后开车的人比血液酒精浓度为0.05%的人表现更差,这是大多数西欧国家和澳大利亚对酒驾的法定限制。另一项研究表明,清醒16小时后性能开始下降,而清醒21小时相当于血液酒精含量为0.08%,这是加拿大、美国和英国酒后驾车的血液酒精含量限制(Dawson & Reid,1997)。

货车和乘用车司机的疲劳已经引起了许多国家当局的关注,这些国家已经出台了专门的法律,目的是降低因司机疲劳而发生交通事故的风险。不同国家和地区使用的驾驶法规中都有关于最短休息时间、最长班次长度和最短班次间隔时间的规定,例如欧盟的司机工作时间规定和美国的服务时间规定。

埃克森·瓦尔迪兹石油泄漏事件(Exxon Valdez Oil Spill)是美国第二大漏油事件。当时埃克森美孚的一艘油轮在阿拉斯加威廉王子湾撞上礁石,大约有1080万加仑的石油泄漏到海中,数十万只鸟类和海洋生物死亡,而疲劳驾驶是事故的主要原因。船长在他连续18小时开船后极度疲劳,喝了一夜酒后睡着了,而同样疲劳没睡觉的三舵和其他船员没能注意到这个众所周知的暗礁,从而造成这起事故。

(三)情绪影响

熬夜或突然上夜班会使人感到烦躁,一旦睡上一觉,情绪往往会恢复到基线或正常。即使是部分睡眠剥夺也会对情绪产生重大影响。嗜睡、疲劳、精神错乱、紧张和总体情绪障碍都是睡眠剥夺的后果,这些都在一到两个完整的晚上睡眠后恢复到正常水平。

抑郁症和睡眠是双向关系。睡眠不足会导致抑郁症的发展,而抑郁症又会导致失眠、嗜睡或阻塞性睡眠呼吸暂停。大约75%的成年抑郁症患者会出现失眠(Nutt et al.,2008)。无论是不是完全睡眠剥夺,都会引起严重的焦虑,而长时间的睡眠剥夺往往会导致焦虑程度增加(Pires et al.,2016)。关于这方面我会在后面仔细地介绍。

对于睡眠类型不同的人,睡眠剥夺在睡眠不足情况下会对情绪产生不同的影响。那些有早睡偏好的人在睡眠剥夺后会变得更加沮丧,而那些有晚睡偏好的人则表现出情绪的改善（Selvi et al.,2007）。

（四）肥胖

睡眠不足会导致几种对体重增加至关重要的激素失衡。睡眠不足会增加生长素释放肽（Ghrelin,饥饿激素）的水平并降低瘦素（Leptin,饱腹感激素）的水平,导致饥饿感和对高热量食物的渴望增加（Taheri et al.,2004；Van Cauter & Spiegel,1999）。睡眠不足还与生长激素减少和皮质醇水平升高有关,这也与肥胖有关。睡眠不足的人也会在白天感到困倦和疲劳,并且运动量减少,而运动量减少又会导致摄入的能量转化为脂肪,反过来,肥胖又会导致睡眠质量不佳。超重或肥胖的人可能会出现阻塞性睡眠呼吸暂停、胃食管反流病、抑郁症、哮喘和骨关节炎,这些都会破坏我们本来良好的睡眠。如果我们拿大鼠做实验,会发现如果大鼠的睡眠被长时间、完全地剥夺,会导致大鼠同时增加食物摄入和能量消耗,并产生净体重减轻和最终死亡（Everson et al.,1989）。

（五）心血管疾病

睡眠时间减少与许多心血管不良后果有关。美国心脏协会表示,睡眠剥夺是不良心脏代谢特征和结果的危险因素。而美国疾病控制与预防中心指出,与睡眠充足的成年人相比,每天睡眠少于 7 小时的成年人更容易患慢性健康问题,包括心脏病发作、冠心病和中风。

在一项跟踪超过 160,000 名健康、非肥胖成年人的研究中,自我报告每天睡眠时间少于 6 小时的受试者发生多种心脏代谢危险因素的风险增加。他们表现为向心性肥胖增加、空腹血糖升高、高血压、低高密度脂蛋白、高甘油三酯血症和代谢综合征。在这项研究中,失眠症状的存在或缺乏并没有改变睡眠时间的影响（Deng et al.,2017）。

英国生物银行研究了近 500,000 名没有心血管疾病的成年人,在 7 年的随访期内,每天睡眠少于 6 小时的受试者患心肌梗死（Myocardial infarctio,MI）的风险增加 20%。有趣的是,每晚超过 9 小时的长时间睡眠也是一个危险因素（Daghlas et al.,2019）。

（六）免疫系统损伤

睡眠不足对免疫系统的破坏可能是最严重的。虽然目前还不清楚,但研究人员认为,睡眠为免疫系统提供足够的能量来工作,从而允许在睡眠期间发生炎症,对抗疾病。此外,就像睡眠可以增强我们大脑的记忆力一样,它可以帮助巩固免疫系统或适应性免疫的记忆(Irwin,2019)。每晚睡眠时间少于 6 小时的人更容易受到感染,也更容易患感冒或流感。睡眠不足也会延长重症监护病房(ICU)患者的恢复时间(Pisani et al.,2015;Prather et al.,2015)。

充足的睡眠可以提高利用适应性免疫的疫苗的效果。所以打完疫苗的当天保证充足的睡眠才能提高免疫效果。研究发现,接种疫苗后晚上不睡觉的人不太可能对疫苗产生适当的免疫反应,有时甚至需要第二剂。通常睡眠不足的人也没有为他们的身体提供足够的时间来形成足够的免疫记忆,因此可能无法从疫苗接种中受益。

睡眠不足导致的影响还有很多,比如睡眠不足似乎会影响身体调节血糖的能力,增加患糖尿病等代谢疾病的风险。睡眠不足的人出现疼痛或感觉疼痛加重的风险更高。疼痛可能会导致进一步的睡眠中断,从而造成疼痛和睡眠恶化的负面循环。详细的影响我以后会在其他著作里进行说明。

鉴于睡眠剥夺的这些不同且重要的影响,研究发现睡眠不足与更高的整体死亡风险以及较低的生活质量相关也就不足为奇了。在全社会范围内,睡眠剥夺的影响是巨大的。美国疾病预防与控制中心估计,每年有多达 6,000 人死于疲劳驾驶。据计算,仅在美国,睡眠不足就会增加数千亿美元的医疗保健费用以及每年超过 4000 亿美元的生产力损失。

第七节　睡眠与焦虑

前面介绍了失眠和睡眠剥夺,我们可以正式了解焦虑和睡眠的关系。

根据美国精神疾病诊断关键手册 DSM-5 的定义,只有两种焦虑症将睡眠相关问题作为诊断标准的一部分:广泛性焦虑症和分离焦虑症,而广泛性焦虑症和恐慌症是与睡眠问题相关的两种研究最多的焦虑症。但不管怎样,我们可以回想,当我们还是婴儿和儿童时,我们每天需要很多睡眠而不会觉得有任何烦恼;而当我们长大成人后,对生活和工作、前途的担心让我们开始焦虑,从而失眠和自我睡眠剥夺(熬夜加班)。然而,很多成人焦虑的根源来自儿童青少年时期的生活环境等。因此系统地研究儿童青少年的睡眠和焦虑显得尤为重要。

一、睡眠与焦虑、抑郁的总体关系

和前面讨论的一样,焦虑和抑郁因为共享一些症状和机制总是放在一起研究,因此讨论睡眠时需要把焦虑和抑郁放在一起共同来整理其中的关系。依此的、平行的和相互作用的生物、心理和社会机制都可能有助于青春期失眠、焦虑和抑郁的发展。事实上,这些障碍可能常常具有共同的特点。失眠、焦虑和抑郁可能是独立的但相互影响的情况,或者可能代表共同潜在过程的不同症状表现。然而,总的来说,有证据表明,失眠症状先于青春期焦虑和抑郁的发展,而不是相反(Lovato & Gradisar,2014;McMakin & Alfano,2015)。鉴于青春期失眠、焦虑和抑郁具有共同的病因基础,失眠的早期治疗计划可以降低患焦虑和抑郁症的风险,甚至可以预防自杀。

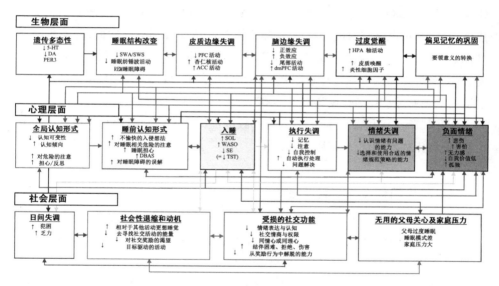

图 10　睡眠与焦虑、抑郁的总体关系

图 10 提供了不同病因过程及其相互之间的假设关系以及失眠、焦虑和抑郁症状的关系(Matthew J.Blake et al.,2018)。虽然这个模型很复杂,并且涉及在多个分析层次(生物学、心理、社会)上工作的各种机制,正如我们所展示的,现存的文献为这些假设的关联和多层次的相互作用提供了经验支持。未来风险过程研究的一个重要议程是更全面地了解这些现象之间动态相互作用的系统性质,以便我们能够更全面地了解哪些机制作为部分集成网络起作用,哪些机制可以独立运行。

图中描述了青春期失眠、焦虑和抑郁之间关联机制的生物心理社会模型。请注意，与失眠相关的症状结果显示在标题为"过度觉醒"的框中，与内化症状相关的结果显示在标题为"情绪失调"和"消极情绪"的框中。

一些英文缩写的意思列举如下：ACC：前扣带皮层、BT：就寝时间、DA：多巴胺、DBAS：对睡眠的功能失调信念和态度、dmPFC：背内侧前额叶皮层、HPA：轴下丘脑—垂体—肾上腺轴、PER3：生物钟基因 PERIOD3、PFC：前额叶皮层、REM：快速眼动、SE：睡眠效率、SOL：入睡潜伏期、SWS：慢波睡眠、SWA：慢波活动、TST：总睡眠时间、WASO：入睡后唤醒、5-HT：血清素。

二、非临床的焦虑与睡眠关系

许多研究都将焦虑作为一个普遍的概念和特定的亚型，与抑郁症不同。Gregory 等人（2006）调查了与儿童父母报告的睡眠障碍的八个组成部分中相关的焦虑。其中，抵抗就寝时间与儿童报告的较高焦虑评分相关。然而，儿童焦虑与其他七个方面无关，包括入睡延迟和睡眠持续时间等（Gregory et al., 2006）。另外，噩梦与焦虑加剧之间也存在联系。研究发现在 5~11 岁儿童中，焦虑的增加与噩梦的频率有关（Mindell & Barrett, 2002）。

在非临床儿童和青少年样本中，有一致的证据表明睡眠障碍与焦虑之间存在关联，但临床样本中的证据呢？

三、临床的焦虑与睡眠关系

Alfano 及其同事（2007）结合了来自儿童父母和临床医生评的量表组合，调查了"与睡眠相关的问题"（例如噩梦、不愿/拒绝单独睡觉）的发生率（Alfano et al., 2007）。发现最常见的问题是：难以开始或维持睡眠、做噩梦、不愿独自入睡。发现 88% 的儿童显示出至少一个与睡眠相关的问题，其中 55% 的儿童至少有三个相关问题，因此确定了焦虑与睡眠的正相关，即报告的睡眠相关问题的数量随着焦虑的严重程度而增加。

一些研究考虑了特定睡眠问题与特定焦虑亚型的关联。比如与社交焦虑症患者相比，睡眠异常在最初诊断为广泛性焦虑症和分离焦虑症的儿童中更为常见（Alfano et al., 2006）。因此有人建议，对于广泛性焦虑症和分离焦虑症的儿童来说，与那些更受特定社交情况困扰的儿童相比，上床睡觉和单独睡觉可能更令人担忧。在强迫症儿童中也发现了与睡眠相关的问题，问题总数与强迫症症状的严重程度和自我报告的普遍焦虑也呈正相关（Storch et al., 2008）。

　　少数研究利用临床样本对睡眠进行客观的测量以监测孩子们的睡眠质量。Forbes 等人（2008）使用脑电图来评估焦虑症儿童的睡眠，发现与抑郁症和对照组相比，焦虑的孩子在实验室的第二晚表现出更长的睡眠潜伏期。此外，与抑郁儿童相比，焦虑组在夜间醒来的次数更多（Forbes et al.，2008）。最近 Alfano 及其同事（2013）发现广泛性焦虑症儿童的睡眠潜伏期显著延长，睡眠效率略有下降（睡眠时间/床上花费的总时间）。然而，这些儿童在睡前焦虑或皮质醇水平方面没有差异（Alfano et al.，2013）。

四、焦虑对成长中的睡眠影响

　　目前大多数探索睡眠障碍和焦虑的研究都采用了横向设计，因此无法提供有关两种焦虑与睡眠之间是否对成长有影响的信息。而追踪儿童成长的纵向研究就能够提供关于睡眠障碍与焦虑的关系。研究发现如果 4 岁儿童存在睡眠问题，那么当他们 13~15 岁时很有可能发生焦虑或者抑郁（Gregory & O'Connor，2002）；而在 5~9 岁时报告有持续睡眠问题的儿童中，46% 的儿童在成年后发展为焦虑症（Gregory et al.，2005），从而让睡眠成了焦虑的预测因素。不过，并非所有研究都支持这种关系：Johnson 等人（2000）虽然也同样发现睡眠障碍和焦虑/抑郁之间的关联，但他们发现 6 岁儿童的睡眠障碍并不能预测 11 岁时的焦虑/抑郁（Johnson et al.，2000）。

　　越来越多的研究已经开始检验焦虑与睡眠障碍关系的双向性，即睡眠障碍是否独立地预测了以后的焦虑，反之亦然。一般来说，有更强有力的证据证明睡眠障碍更多地会预测以后的焦虑，而不是反过来（Shanahan et al.，2014）。比如在上述研究中，Gregory & O'Connor 就没有发现早期焦虑和抑郁预示着以后的睡眠问题。Jansen 等人（2011）曾试图在非常年幼的孩子身上探索这些关系，他们对 4782 名新生儿分别在 2、24 和 36 个月时进行了评估，发现在婴儿期或幼儿期发现的失眠（夜间醒来的次数）、异态睡眠（噩梦）和短睡眠时间与 3 岁时出现焦虑或抑郁症状的风险增加有关。但该研究几乎没有发现焦虑或抑郁症状与后期睡眠问题之间存在反向关系的证据（Jansen et al.，2011）。

　　一项对新西兰 1037 名新生儿的长期监测到 38 岁的数据研究发现，童年（5~11 岁）和青春期（11~15 岁）焦虑症状强烈预示着成年时的失眠。值得注意的是，研究观察到了如果多个时间点出现过焦虑症，那么以后失眠的风险会增加很多。特别是在青春期观察到焦虑症时，那么这种效果会更明显。每增加一个焦虑诊断，失眠风险就会增加 28%，这对抑郁症也有类似的结果（Goldman-Mellor et al.，

2014)。

然而,有些已经证明了之间存在双向影响关系。在对1000多名9~16岁的北美儿童进行评估的样本中,睡眠问题预测广泛性焦虑症的增加,而广泛性焦虑症还预测随着时间的推移睡眠问题也会增加(Shanahan et al.,2014)。相互关系的进一步证据表明,8岁时的睡眠障碍预示着五年后心理适应能力较差(包括焦虑、抑郁等症状)。

五、焦虑关联睡眠障碍的终生患病

大约30%的成年人在过去6~12个月内报告了一种或多种失眠症状(Dodge et al.,1995)。据估计,10%~17%的成年人当前正经历更严重的失眠,症状已经持续了两周或更长时间。两项研究报告了失眠的终生患病率。Breslau等人(1996)发现来自社区样本的20~30岁人群中有25%报告了一生的失眠病史。而另外一项研究发现来自同一社区的13~16岁青少年队列,Johnson等人(2006)发现失眠的终生患病率为11%。

从最早的流行病学研究来看,失眠与成人的重度抑郁症和焦虑症密切相关(Ford & Kamerow,1989;Mellinger et al.,1985)。Ford和Kamerow(1989)发现与没有失眠症的人相比,患有慢性失眠症的人患重度抑郁症的可能性要高出近40倍,患焦虑症的可能性要高出6倍以上。最近对成年人的研究还表明,失眠预示着发展成为严重抑郁症、焦虑症和自杀的结果。Eaton(1995)等人检查了精神障碍的前期症状和诱因,计算出在一年内的随访中出现抑郁症的病人中47%有睡眠问题。在几项针对成年人的纵向研究中发现,既往失眠与随后出现情绪和焦虑障碍以及自杀的风险增加有关。与没有失眠的人相比,其概率增加了2~5倍(Breslau et al.,1996;Weissman et al.,1997)。

无论是纵向研究还是回顾性研究都没有评估精神障碍发展后失眠的发生率,只是研究了从失眠到精神障碍的发展。一项针对欧洲15~100岁一般人群的大型跨国样本数据检查共病病例中失眠、焦虑和抑郁症状发作的顺序时发现,失眠症状在首次焦虑症发作之前发生的概率仅为18%,而39%的病例同时出现失眠症状,另外44%的病例在焦虑症后出现失眠症状(Ohayon & Roth,2003)。相比之下,41%的失眠症状发生在情绪障碍的第一次发作之前,然后它们同时发生在29%的病例中,另外29%的失眠症状发生在情绪障碍发生后。虽然检查发生顺序而不考虑疾病的基本比率并不能建立疾病之间的关联(Chilcoat & Breslau,1998),也不能确定该关联的方向性,但它告诉我们一些关于合并症病例的自然过程。这个例子表明失眠与焦虑症的关系可能与抑郁症的关系不同。

下面我们来看下焦虑和睡眠之间是怎么互相影响的。因为焦虑和抑郁有时共享一些特征，所以下面的介绍会把抑郁也纳入介绍的范围。

第八节　焦虑对睡眠影响的神经学机制

一、遗传脆弱性和神经递质多态性

在一项对 1412 对双胞胎（8~16 岁）的研究中发现，遗传对失眠、抑郁和焦虑症症状的影响之间存在很强的重叠（Gehrman et al., 2011）。具体来说，虽然除了与抑郁症和过度焦虑症的重叠效应之外，还有人支持失眠症特有的特殊环境因素影响，但没有证据表明失眠症特有的遗传效应。这些发现表明，与失眠相关的遗传因素与抑郁和焦虑相关存在遗传因素重叠，但也存在明显的造成失眠的特定环境影响。

鉴于血清素（5-Hydroxytryptamine，5-HT，又名血清素）、睡眠、焦虑和抑郁之间的关联（Jouvet，1969；Lesch et al.，1996；Mann et al.，2000），参与 5-HT 通路的基因很可能在青春期"失眠-焦虑-抑郁"关系中起作用。5-HT 是一种单胺类神经递质，对注意力、认知、信息处理和情绪很重要（Richtand & McNamara，2008）。一系列证据表明，睡眠和昼夜节律系统与 5-HT 功能密切相关，反之亦然（Harvey et al.，2011）。例如，有证据表明 5-HT 增强了成人昼夜节律的整体稳定性（Hannibal & Fahrenkrug，2006），而昼夜节律功能也调节了动物的 5-HT 系统（Mistlberger et al.，2000）。此外，有人假设 5-HT 介导了行为刺激对昼夜节律的相移效应（Phase-shifting effects），认为是中缝内侧核到视交叉上核的 5-HT 投射来对昼夜节律功能和内化障碍之间进行了干预（Reghunandanan & Reghunandanan，2006）。

人类 5-羟色胺转运蛋白（5-Hydroxytryptamine transporter，5-HTT）基因转录受其上游区域的常见多态性调控。多态性的短变体已被证明会降低 5-HTT 基因启动子的转录效率，导致 5-HTT 在淋巴母细胞中的表达和 5-羟色胺的摄取（Lesch et al.，1996）。与环境相结合，短等位基因已被证明会增加焦虑（Lesch et al.，1996；Petersen et al.，2012）、抑郁（Sharpley et al.，2014）和失眠的脆弱性（Deuschle et al.，2010）。该结果适用于青少年和成人。

　　紊乱的多巴胺功能也与"失眠-焦虑-抑郁"有关。多巴胺是一种单胺神经递质,对动机、奖励处理和体验快乐的能力很重要(Bressan & Crippa,2005)。它还对睡眠的神经生物学至关重要,尤其是 VTA 和黑质部(Substantia nigra pars)的神经元(Monti & Monti,2007)。受干扰的多巴胺水平与成人的焦虑(Kienast et al.,2008)、抑郁(Malhi & Berk,2007)和睡眠问题(Volkow et al.,2012)有关。具体来说,睡眠剥夺会降低纹状体中多巴胺 D2/D3 受体的可用性,这可能会增加内化障碍的易感性,这与杏仁核多巴胺储存能力的个体差异导致的结果一致(Kienast et al.,2008)。虽然尚未在青少年中评估这些关系,但有研究人员认为,中脑边缘多巴胺系统的失调可能与患有快感缺乏症的抑郁青少年的错误奖励处理系统有关(Auerbach et al.,2014;Harvey et al.,2011)。这一点特别重要,因为研究表明,青春期与多巴胺的预期体验增加有关,多巴胺的基因决定了年轻人为成年前的体验做好准备,并确保青少年想要寻找自主、个性化的机会和生物学上显著的奖励(Luciana,2013;Spear,2000)。这种时间模式对于我们理解这些过程中的中断如何导致以后的失调很重要。青春期睡眠不足可能会降低边缘和纹状体区域多巴胺的可用性,并导致寻求奖励的行为不活跃,从而增加内化症状的脆弱性。

　　值得注意的是,5-HT 和多巴胺之间的相互作用可以追溯到昼夜节律功能,特别是内源性昼夜节律起搏器(Harvey et al.,2011)。有许多关于时钟基因多态性与青少年和成人精神障碍(包括抑郁症和焦虑症)之间的遗传关联的报告(Dueck et al.,2017)。时钟基因被认为在调节不同大脑区域和环路之间的交流,以及在学习和发展等复杂过程中发挥着重要作用。一个重要的生物钟基因(rs11932595)被发现它的多态性与年轻人(18～23 岁)样本中自我报告的睡眠困难有关(Vanderlind et al.,2014),因此这一过程可能会影响认知控制和灵活性,并随后导致抑郁症状的增加。最近的一项研究发现生物钟基因 PERIOD3(PER3)中的两个突变,一个可变数量的串联重复等位基因和一个单核苷酸多态性,与年轻人(18～38 岁)的昼夜偏好和更高的特质焦虑评分相关,这支持了 PER3 在昼夜节律和情感调节中的作用(Liberman et al.,2017)。同样,在患有家族性晚期睡眠阶段和抑郁症的成年人中也发现了 PER3(P415A/H417R)的两种罕见变异(Zhang et al.,2016)。研究发现这些变异在小鼠模型中重现了昼夜节律和情绪表型,并在携带人类变异基因的果蝇中发现了与人类相似的睡眠特征。分子研究还表明,这些变体导致 PER3 蛋白的稳定性降低,并降低了 PER3 对 PER1/PER2 的稳定作用。总的来说,这些发现表明生物钟基因可能是睡眠和情绪调节的纽带。对这些影响模式的研究,特别是在睡眠系统发生变化时(Colrain & Baker,2011)和抑郁症与焦虑症的发病率急剧增加时(Kim-Cohen et al.,2003)的青春期早期和中期至关重要。

总之,5-HT、多巴胺和生物钟基因的多态性和失调可能有助于青春期失眠和内化障碍的发展和维持,并与压力等诱发因素相结合。社会经验、行为和思想也可能会反过来影响5-HT、多巴胺和生物钟基因的活动。这意味着需要研究评估青少年样本中5-HT、多巴胺、生物钟基因和环境变量之间的相互作用。

二、"奖赏-趋向"相关的大脑功能失调

前面提到奖励系统,而越来越多的证据表明,失眠会破坏与"奖赏-趋向"相关的大脑功能,此外,这一过程在青少年内化障碍的发展和维持中也可能很重要。在健康青少年(10~16岁)样本中,睡眠剥夺减少的"积极-趋向"相关影响比消极影响要多(Talbot et al.,2010)。此外,研究发现健康青少年(10~16岁)的睡眠剥夺导致较少的积极影响和较低的积极对消极影响的比率,以及增加的焦虑(Dagys et al.,2012)。实验性睡眠剥夺会增加健康青少年(11~15岁;通过自我报告和瞳孔反应证明)的负面情绪,以及在引发同伴冲突的社会环境中的负面情绪行为(McMakin et al.,2016)。此外,与睡眠不足的成年人(30~60岁)相比,睡眠不足的青少年(11~15岁)表现出的积极情绪明显更少,这表明青少年在睡眠剥夺后可能特别容易出现情绪失调(McGlinchey et al.,2011)。

还有新的证据表明,睡眠障碍青少年对趋向相关线索的神经反应受到干扰。针对58名健康青少年(11~13岁)的金钱奖励的猜测任务的功能性磁共振成像表明,在奖励预期期间,尾状核(腹侧纹状体的一部分)的较少激活与较少的总睡眠时间(Total? sleep? time,TST)、较晚的睡眠开始时间和较低的睡眠质量相关。在奖励结果期间,较少的尾状核激活与较晚的睡眠开始时间、较早的睡眠偏移时间和较低的睡眠质量相关(Holm et al.,2009)。

这些发现可能与内化障碍的发展特别相关。几项研究都表明,低水平的积极情绪与抑郁状态特别相关。事实上,快感缺乏(无法在正常愉快的活动中感受到快感)和睡眠障碍都是重度抑郁(Major depressive disorder,MDD)的核心指标。为了支持这一点,一些研究表明在健康青少年样本中睡眠剥夺之后,抑郁症(Baum et al.,2014;Forbes et al.,2006;Fredriksen et al.,2004)和焦虑症(Sagaspe et al.,2006)症状都有所增加。比如:在短短五个晚上的睡眠时间缩短后(每晚6.5小时),健康的青少年(14~17岁)会表现出情绪恶劣和调节情绪能力的下降(Baum et al.,2014)。

与此一致的是,最近的一项研究验证了以下假设:奖励的神经反应紊乱是导

致青春期早期的失眠症状诱发青春期后期的抑郁症状的机制(Casement et al.,
2016)。青春期早期(9~13岁)的非恢复性睡眠与期待奖励期间的背内侧前额叶
(Dorsomedial prefrontal cortex,dmPFC)反应增加以及青春期后期(16岁)更多的抑
郁症状有关。这一发现与元分析结果一致,表明抑郁通常与纹状体对奖励的反应
降低和背内侧前额叶的反应增加有关(Zhang et al.,2013)。这些发现表明,青春
期和睡眠剥夺可能对奖励处理产生协同作用,增加内化障碍发展的脆弱性。

三、过度觉醒

睡眠障碍可能还有其他生物学反应,例如皮质醇的增加和下HPA轴的失调
(van Dalfsen & Markus,2018),这有助于青春期焦虑和抑郁的发展。青春期成熟
期间激素皮质醇分泌的变化在失眠与青春期内化障碍之间的关系中起着特别重
要的作用。与焦虑和抑郁的儿童相比,焦虑和抑郁的青少年在睡前的激素水平是
不同的(Forbes et al.,2006)。正常深度睡眠期间皮质醇分泌减少,但患有失眠和
内化障碍的成人和青少年的皮质醇水平反而升高(Elnazer & Baldwin,2014;
Herbert,2013;Vgontzas & Chrousos,2002)。与没有失眠的青少年相比,失眠的青春
期后而非青春期前的青少年有更大的皮质醇觉醒反应,这支持了青春期压力与失
眠之间的联系(Zhang et al.,2014)。事实上,最近的证据表明,睡眠问题预示着青
少年皮质醇对压力的反应。84名青少年(11~16岁)参与了压力相关HPA轴反
应性的作用的研究。父母提供了有关青少年睡眠问题的信息,而青少年完成了睡
眠障碍的自我报告测量和实验室标准化的社会压力测试(特里尔社会压力测试,
Trier social stress test),研究发现更多的睡眠问题预示着对测试中会有更高的皮质
醇反应。与父母报告相比,睡眠的自我报告与压力相关的皮质醇反应更可靠。这
些结果表明,睡眠问题可能会使青少年面临HPA轴对压力过度反应的风险,反之
亦然,这可能会导致学业、行为以及身心健康问题(Mrug et al.,2016)。而关于压
力与内化障碍之间的关联一直在科学文献中得到认可(Burke、Davis、Otte和Mohr,
2005年)。

总的来说,这项研究表明,唤醒系统的改变可能部分解释了青春期失眠、焦虑
和抑郁之间的密切关联。失眠的过度觉醒模型得到了广泛的支持,并假设①睡眠
和觉醒代表了更多的觉醒调节系统中的相反过程;②在生理、神经解剖学、临床和
发育领域对睡眠、唤醒和情感重叠的调节;③失眠的经历可能对焦虑和抑郁的发
展产生重要影响,反之亦然。例如,有失眠症状的青少年和年轻人(10~22岁)在
睡眠前和睡眠期间的皮质会过度觉醒(脑电图β波增加),活动水平升高(Fernan-

dez-Mendoza et al.,2016)。在被诊断患有焦虑症的儿童和青少年(7~14 岁)中,睡前觉醒与更多的自我报告睡眠问题有关(Alfano et al.,2010)。

四、炎性细胞因子

许多研究报告也证实了睡眠质量与免疫过程之间的相关性。最近对 72 项研究(被调查者超过 50,000 人)的系统评价和元分析发现,睡眠障碍与免疫功能和炎症增加有关(Irwin et al.,2016)。特别是睡眠障碍与较高水平的促炎标志物白细胞介素 IL-6 和急性期蛋白"C 反应蛋白"(C-reactive protein,CRP)有关。然而,实验性睡眠剥夺和睡眠限制都与 IL-6 或 CRP 无关。很少有研究评估失眠青少年的这些过程。与有失眠症状和正常睡眠时间(即超过 7 小时)的青少年相比,有失眠症状和睡眠持续时间短(即少于 7 小时)的青少年和年轻成人(10~22 岁)的血浆中 CRP 水平更高。这需要进一步的纵向和实验研究来探索这些关系(Fernandez-Mendoza et al.,2016)。

失调的炎症过程也与内化症状有关。最近对 24 项研究的元分析发现,与健康对照相比,抑郁成人的促炎细胞因子 TNF-α 和 IL-6 浓度显著更高(Dowlati et al.,2010),并且已发现 CRP 水平升高有焦虑症状的成年人(Copeland et al.,2012)。然而,同样缺乏针对年轻人群的研究。与健康对照青少年相比,患有重度抑郁的中晚期的青少年(14~18 岁)表现出显著更高的 IL-2 和 IL-10 水平(Henje Blom et al.,2012)。相反,另一组研究发现,与健康对照相比,患有重度抑郁(8~14 岁)的年幼儿童和青少年的 Il-1β 或 TNF-α 却没有显著升高(Brambilla et al.,2004)。这些发现表明失调的炎症过程可能要到青春期中期才会出现。为了支持这一点,研究者随访了三年的早期期青少年(10~14 岁)样本中,发现努力控制消极情绪的稳定脾气维度比抑郁症状更能预测 CRP 水平(Nelson et al.,2018)。这些研究结果表明,控制力低、消极情绪高的青少年可能更容易出现抑郁症状和后来的炎症。

总之,睡眠质量差后炎症因子活性的变化可能会损害中枢神经系统的功能,这可能会影响大脑功能,并对不同精神疾病的发展和进程产生关键影响,尤其是内化障碍。换句话说,青春期睡眠不足可能是慢性炎症增加的重要因素,进而导致细胞因子诱导的心理健康症状。然而,该领域的研究主要是横向的,需要对儿童青少年人群中失眠、炎症和内化障碍之间的相互作用进行纵向研究,以确定影响的方向。

五、有偏差的记忆整合

另一个不断扩大的研究领域是强调记忆和学习在睡眠与内化障碍之间的关系中的中介作用(McMakin & Alfano,2015)。突触修剪和重组发生在睡眠期间,而它们对记忆巩固过程非常重要(Rasch & Born,2013)。作为这一巩固过程的一部分,随着睡眠促进对"要点"或"底线"含义的识别,记忆会进化和变化(Landmann et al.,2014)。大脑识别最相关的信息,并优先保留情绪记忆(Payne et al.,2012),这一过程似乎至少部分由皮质边缘活动介导(例如:杏仁核、海马和前额叶)和皮质醇等激素相互作用(Bennion et al.,2015)。这些过程可能在青春期特别强大,因为青春期是一个高度突触可塑性发展和学习的时期(Colrain & Baker,2011;Spear,2000,2009)。当然,它们也可能与青春期内化障碍的发展有关,因为焦虑和抑郁的青少年往往对感知到的威胁表现出高度的情绪反应,这可能会对巩固记忆的选择产生负面影响,并在前期阶段重新激活这些记忆。而入睡前期(即担心和沉思)可能会加剧这些过程(Dahl,1996)。这可能会推动偏激的想法出现,从而导致过于笼统的解释和片面的判定(比如:班里的人都对我不好)。

六、睡眠结构的变化

在过去的几十年里,研究人员一直关注睡眠结构的变化,将其作为了解失眠和焦虑与抑郁的神经生理学基础。

(一)慢波睡眠减少

慢波睡眠(Slow-wave sleep,SWS)的减少可能有助于青春期失眠和内化障碍的发展和维持。简单说,慢波多就意味着越想睡觉。慢波是低频(0.4-4.6Hz)、高振幅、同步神经元振荡,在睡眠开始时较多,随着睡眠过程进行而减少,在皮层中产生并由丘脑调节。它们是非快速眼动睡眠的主要特征。慢波与更深、更好的睡眠质量有关,并且在睡眠剥夺后更频繁,意味着渴望睡眠,表明它们是睡眠稳态(Homeostasis)的标志(Tononi & Cirelli,2006)。与成人相比,它们在青少年中也更频繁,并且在随着青春期发展而急剧下降,这表明它们在精力恢复中发挥作用,包括突触重新缩放(Tarokh & Carskadon,2010)。

如前所述,青春期是广泛的大脑重塑时期,包括突触修剪和髓鞘形成(Luciana,2013)。这反映了从童年时期的高可塑性和互联性,到成年期的高效率和更快处理的转变(Colrain & Baker,2011;Spear,2009)。而儿童的皮层灰质体积在儿童时期快速增加,在青春期开始时达到峰值,之后逐渐下降(Paus et al.,2008)。进入青春期,皮层普遍变薄,特别是在额叶和顶叶,以及皮层下结构(如腹侧纹状体)的"突触修剪"。由前额叶执行的功能也在青春期和青年期以缓慢和线性的速度改善(Luciana,2013)。

总之,这些大脑变化促进了额叶、纹状体、丘脑和脑干网络的高效运作以及主要信息处理中心之间的功能连接(Hwang et al.,2013)。这种时间模式对儿童期(当前额叶成熟不完整且执行控制低时)、青春期(当存在执行控制能力但应用不一致时)和成年期(当执行控制能力完好无损且激励动机减弱时)执行控制的预期水平都有影响(Luciana,2013)。有新的证据表明慢波活动(SWA)反映了从儿童早期到青春期后期皮质区域的突触重组(Campbell & Feinberg,2009),并且更高的SWA与更有效的认知功能相关(Tononi & Cirelli,2014)并巩固与情绪、思想和行动相关的记忆(Rasch & Born,2013)。

强有力的证据表明,患有失眠、焦虑和抑郁的成年人的SWS显著减少,这会导致白天功能障碍(Armitage,2007;Bajoghli et al.,2013)。例如,对23项研究的元分析发现,与睡眠良好的对照组(N=485)相比,成年失眠患者(N=582)的SWS显著降低(Bajoghli et al.,2013)。此外,将具有临床抑郁症水平的年轻成人样本与健康对照样本(平均年龄29岁)进行了比较,发现抑郁症组的特征是SWA,尤其是在夜间开始时的水平,与第二天早上的焦虑和抑郁症状升高有关(Cheng et al.,2015)。还有新的证据表明患有内化障碍的儿童和青少年的SWS显著减少。例如,研究发现患有焦虑症的儿童和青少年(7~17岁)的SWS显著减少(Forbes et al.,2008)。此外,与对照组相比,抑郁的青春期男性(8~15岁)的SWA较低(Lopez et al.,2012)。后来发展为边缘型人格障碍(18~27岁)的抑郁青少年(12~18岁)的SWS也减少(Rao et al.,2002)。最后,在SWS中度过更多时间的高危儿童(6~11岁)在成年(18~29岁)时患抑郁症的可能性较小(Silk et al.,2007)。然而,比较失眠和不失眠青少年的SWS的研究暂时还较少。

总之,这些研究结果表明,易患内化障碍的儿童和青少年在清醒时可能会出现睡眠压力累积不足,这可能导致SWS降低、睡眠恢复价值不足、白天突触超负荷(例如神经元兴奋性降低、突触衰竭增加和可塑性降低)和相关的日间功能障碍(例如疲劳、快感缺乏、易怒)。

(二)低睡眠纺锤波活动

最近的证据还表明,睡眠纺锤波活动的个体差异可能会导致失眠和内化障碍以及压力的易感性差异。睡眠纺锤波是短暂的(1~3秒)、有节奏的、高频(11~16Hz)神经元振荡,被认为是非快速眼动睡眠的标志(Loomis et al.,1935)。睡眠纺锤波是通过丘脑皮质环路产生的(Steriade et al.,1985),并且似乎在记忆巩固、认知发展和睡眠连续性的维持中发挥着功能作用(Fogel & Smith,2011)。例如,有人假设睡眠纺锤波同步从边缘结构到皮层的信息流,携带有关支持认知功能的皮层功能和回路完整性的信息(Lopez et al.,2010;Trauer et al.,2015)。此外,儿童期和青春期的睡眠纺锤波比成年期更丰富,并且在整个青春期呈线性增加(Scholle et al.,2007),表明它们与皮质髓鞘形成有关(Tarokh et al.,2016),并且是大脑成熟过程中神经可塑性的组成部分(Lopez et al.,2010)。

较低的睡眠纺锤波活动已被证明可以前瞻性地预测健康青少年和年轻人因压力而导致失眠症状的加重(17~25岁),这表明较低的纺锤波活动可能使易受伤害的青少年在神经生物学上过度觉醒和生理学驱动的睡眠中断(Dang-Vu et al.,2015)。此外,较低的纺锤体活动已被证明是患有MDD的儿童和青少年(8~15岁)以及患有MDD高危人群的特征(Lopez et al.,2010),这表明较低的纺锤体活动可能是早期抑郁症发作的生物学风险标志物,并且抑郁症状的发作与神经可塑性降低有关。

(三)快速眼动睡眠的变化

快速眼动睡眠的变化也可能有助于青春期内化障碍的发展和维持。快速眼动是快速、不同步、小幅度的神经元振荡,类似于清醒状态。快速眼动睡眠的时间与昼夜节律有关,密切反映核心温度。快速眼动睡眠更有可能发生在核心温度的最低点之后,通常是在睡眠结束时(Borbély et al.,2016)。在整个青春期,快速眼动睡眠的绝对值下降,但不是TST的百分比(Ohayon et al.,2004)。快速眼动睡眠似乎也在记忆巩固和情绪调节中发挥作用,特别是降低第二天大脑对最近醒来的情绪体验的反应。在青少年和年轻人的快速眼动睡眠期间,发现皮质边缘和旁边缘区域被特别激活(18~30岁),这一发现支持了这一观点(Van Der Helm et al.,2011)。

患有内化障碍的青少年和成人表现出快速眼动睡眠潜伏期缩短(睡眠开始和第一次快速眼动睡眠期之间的时间)和快速眼动睡眠长度和密度增加,尤其是有内化障碍家族史的青少年。这进一步表明遗传因素在焦虑和抑郁中的睡眠异常(Benca et al.,1992;Riemann et al.,2001)。向快速眼动睡眠的过渡伴随着单胺能张力(5-HT、去甲肾上腺素和多巴胺)的降低、胆碱能张力的增加(Pace-Schott &

Hobson,2002)和杏仁核-海马网络的激活(Van Der Helm et al.,2011)。如前所述,单胺类神经递质和情绪神经网络的失调与失眠和内化障碍有关,并且可能是内化障碍青少年快速眼动睡眠不规律的原因。此外,快速眼动不稳定(具有大量唤醒的 REM 睡眠)已被证明是失眠、抑郁和焦虑的标志(Duncan Jr et al.,1979;Mellman et al.,2002;Riemann et al.,2012),并阻碍了成年人夜间情绪困扰的解决(Wassing et al.,2016)。快速眼动不稳定可能会促进慢性过度觉醒、有偏见的记忆巩固(例如:睡前担忧延伸到梦境)和情绪神经网络功能障碍,增加内化障碍的风险。此外,增加和不受干扰的快速眼动睡眠与动物恐惧消退记忆的巩固有关(Datta & O'Malley,2013)。需要进一步的研究来探索青少年发展对这些过程的影响。总而言之,患有失眠和内化症状的青少年可能会在体内平衡和昼夜节律的睡眠驱动力方面受到干扰。SWS 与稳态睡眠系统相关,快速眼动睡眠与昼夜节律系统相关。

总的来说,研究文献表明失眠、焦虑和抑郁可能代表单一动态神经生物学素质的不同方面,其中共享神经区域的失调导致失眠和内化症状(Uhde et al.,2009)。跨多个生物系统共享过程的数量表明,可能需要一种系统的方法来充分理解这些现象。此外,这些过程都是已知会影响心理和社会/环境因素并受其影响的适应系统的一部分。

第九节 焦虑对睡眠影响的心理学机制

一、入睡困难

由于缺乏其他可参与的视觉和听觉刺激,有失眠症状的青少年会在有利于重复和侵入性想法的环境中花费更多时间(Lovato & Gradisar,2014)。这种在床上觉醒的增加可能会强化消极认知,从而使焦虑和情绪低落长期存在。随着时间的推移,这些过程可能会发展成焦虑和抑郁症。最近的证据表明,在床上清醒的状况先于儿童和青春期的焦虑和抑郁的发生,而不是反过来(Lovato & Gradisar,2014;McMakin & Alfano,2015)。此外,有睡眠问题的儿童和青少年报告了几种与焦虑和抑郁有关的适应不良的认知模式,包括解释偏差(即灾难性、过度概括、个性化和选择性抽象)、判断偏差(即缺乏对外部威胁的控制、消极内部情绪和身体反应)和负面归因方式(负面事件发生的内部、稳定和全局归因)(Alfano et al.,2009;Gregory & Eley,2005;Gregory et al.,2010)。

同样,夜里醒来会增加个人的绝望感、孤立感和痛苦感,从而导致自杀意念和行为(Perlis et al.,2016)。具体而言,他们认为,当一个人在生物学上不倾向于清醒时(即睡眠不足和处于与警觉性和更高认知功能相关的昼夜节律阶段),在夜间醒来可能会导致额叶功能降低(即:由于睡眠不足/睡眠剥夺和昼夜节律效应导致的额叶激活不足)。反过来,低正面可能会导致执行功能不佳、解决问题的能力下降和冲动行为增加,这可能会增加自杀的风险,也可能会使个人处于他/她缺乏资源来做出有用选择的境地。这些因素可能会与其他睡眠问题(例如:睡眠不足)和社会因素(例如:夜间缺乏社会支持)相互作用,并使个人更容易产生自杀意念/行为,尤其是那些已经因内化症状而处于危险之中的人和具有挑战性的生活环境。

Perlis 等人(2016)提出的模型最初是为成年人开发的,但可以推广到青少年。该模型还具有跨诊断的潜力,因为在夜间醒来可能会给任何无益的认知(比如:担心和沉思)、情绪(比如:悲伤、恐惧和愤怒)和行为(比如:滥用药物)带来风险,这要求个人有动力不参与和需要高水平的冲动控制和调节。因此,在夜间,适应不良的认知、情绪和行为的发生率会最高。

有几条证据支持这一观点。

首先,失眠和差的睡眠质量显著且独立地预测着青少年(Wong & Brower,2012)、年轻人(Becker et al.,2018)和成人(Pigeon et al.,2012)增高的自杀意念、自杀未遂和自杀死亡风险。

其次,夜间自杀人数相对增加,这一发现在各个年龄组中都是一致的(例如:青少年和成人)(Perlis et al.,2014)。与父母将就寝时间设置为晚上10:00 或更早的青少年相比,父母将就寝时间设定在午夜或更晚的青少年患抑郁症的可能性要高24%,出现自杀意念的可能性要高20%(Gangwisch et al.,2010)。

再次,前额活动不足与睡眠剥夺同时发生(即:更多的额叶皮层 θ 和 δ 活动,以及较少的 β 和 γ 活动)(Cajochen et al.,1995;Verweij et al.,2014),以及这种活动模式在整个成年期是一致的(20~74 岁)(Munch et al.,2007),但在患有内化障碍的年轻人中被夸大了(20~31 岁)(Frey et al.,2012)。

最后,青少年(de Bruin et al.,2017)和成人(Drummond et al.,2006;McKenna et al.,2007;Valdez et al.,2010)的睡眠剥夺会损害认知/执行功能。最后,年轻人(18-30 岁)的积极情绪在昼夜节律最低,而睡眠剥夺会加剧这种情况(Murray et al.,2009)。

二、忧虑和沉思

忧虑和沉思是认知过程,其特征是以非生产性、重复性的方式思考个人问题,并在终止这些想法链时遇到困难(Verstraeten et al.,2011)。忧虑被认为是面向未来的,而沉思被认为是面向过去的(Nolen-Hoeksema et al.,2008)。忧虑和沉思会产生各种后果;忧虑会干扰情绪处理、恐惧的消失和适应性应对(Borkovec,1994),而沉思会干扰解决问题并消耗能量和动力(Lyubomirsky et al.,1999)。担心和沉思与青少年(9~13岁)的焦虑和抑郁症状显著相关(Verstraeten et al.,2011)。

失眠的认知模型阐释了与睡眠障碍有关的特定功能障碍是如何发展并加剧的。该模型假设白天忧虑和沉思的倾向可能会延续到睡前阶段,导致对威胁的特别关注、令人不快的侵入性想法以及过度和无法控制的担心万一没有获得足够的睡眠可能导致的后果(Harvey,2002)。这可能会触发自主神经唤醒和情绪困扰,促使注意力集中并将注意力资源优先分配到与睡眠相关的威胁线索,包括内部(例如:身体感觉)和外部(例如:环境噪音)。这种选择性的注意可能会进一步加剧担忧、焦虑和情绪低落,因为个体会更加适应原本不会被发现的细微线索。不断升级的焦虑和烦躁最终可能导致真正的睡眠不足以及适得其反的行为,例如不想睡觉或不想起床。

这个失眠认知模型在成人研究中得到了广泛支持(Hiller et al.,2015)。电生理学、自主神经、神经内分泌、神经免疫学、神经影像学、白天表现和实验研究都一致表明,失眠的成年人表现出更高的认知(例如:担心和沉思)、情绪(例如:恐惧)和躯体(肌肉紧张、自主活动)唤醒,特别是在睡前阶段(Riemann et al.,2010)。横向研究还表明,失眠的成年人对睡眠有不正常的信念和态度(Morin et al.,2007)。此外,新出现的文献研究了年轻人群中的这些关系。多项研究表明,有睡眠问题的儿童和青少年在自我报告中称他们对睡眠的功能失调信念和态度水平较高(Gradisar et al.,2008;Gregory et al.,2009)。此外,87%的患有睡眠障碍的青少年(11~19岁)在睡前阶段报告了灾难性的想法,集中担心在学校的表现和人际关系方面(Hiller et al.,2014)。同样,研究发现以僵化和防御性思维模式为特征的认知固执(Perseverative cognition)可以预测健康的年轻人样本(平均年龄26.68岁)差的睡眠质量和低落的情绪(Ottaviani et al.,2015)。此外,青少年(15~16岁)的睡眠障碍增加了各式各样的担心问题,包括财务安全、事故、疾病、被欺负和恐怖袭击(Danielsson et al.,2016)。然而,这些研究受到横向研究设计的限制,无法确定因果关系、确定影响方向或确定两个变量之间的关联是否由第三个(未知)变量引起。在扩展研究上,他们发现睡眠障碍预测了一年后一群高中生(16~18岁)的抑郁症状,而灾难性的担忧在一定程度上调节了这种关系(Danielsson et al.,2013)。这些结果表明睡眠障碍和担忧可能是抑郁症的早期指标。因此需要进一步的纵向研究来确认这些关系的方向。

三、其他认知过程

其他负面认知方式也可能导致和维持青少年失眠和内化症状,包括对睡眠不足的误解、认知僵化以及选择性注意和监控(Hiller et al.,2015)。例如,许多研究已经确定失眠、焦虑和抑郁的个体存在注意力偏差(例如:警惕和避免负面提示)(Hallion & Ruscio,2011;Harris et al.,2015;Milkins et al.,2016)。这些发现表明,患有失眠和内化障碍的青少年可能会选择性地关注更多负面信息。为了支持这一点,在一组焦虑的青少年(9~14岁)中,暗示回避威胁的眼动追踪模式预测了两年随访时增加的抑郁评分,这表明回避威胁可能会限制青少年的适应性情绪调节技能的发展,导致抑郁症的广泛行为失活特征的出现(Price et al.,2016)。在最近的另一项研究中,Milkins等人(2016)证明了在自我认定有睡眠困难青少年和年轻人中睡前阶段的注意力偏差修正程序(旨在鼓励注意避免睡眠负面刺激)会导致主观评估的入睡潜伏期(Sleep onset latency,SOL)和睡前认知唤醒的显著降低。然而,需要对青少年注意力偏差、失眠和内化障碍之间的相互作用进行进一步研究。

总之,越来越多的证据表明,适应不良的认知可能导致青少年失眠与内化问题之间的关系。一般来说,认知僵化、解释偏差、判断偏差、负面归因方式、担心、沉思和对威胁的特别关注可能会延续到睡前阶段,导致额叶功能低下、令人不快的侵入性想法、功能失调的信念和对睡眠的态度、选择性注意和监测与睡眠相关的威胁,以及对睡眠不足的误解。这些心理过程可能最终导致失眠(例如:长期的SOL和较差的SE)和内化(例如:情绪低落和焦虑)症状/障碍。

第十节 潜在的社会机制

一、社交退缩和积极性

睡眠不足可能会以降低体验积极社交环境的可能性的方式改变行为。例如,失眠的青少年可能会优先考虑睡眠而不是其他重要的清醒活动。他们寻找愉快的社交活动的能量和动力减少，并且对社交奖励的总体预期较低。事实上，最近的评论表明，儿童和青少年的睡眠时间在过去一个世纪里减少了 75 分钟（Matricciani et al.，2012）。并且与之前的队列相比，青少年正在经历更多的内化症状（Bor et al.，2014）。有一项研究支持了该观点。其发现与睡眠良好的人相比，睡眠不佳的年轻人（18~39 岁）参与的社交活动较少（Carney et al.，2006）。此外，睡眠问题已被证明会增加白天的嗜睡并减少青少年的目标导向行为，这可能会减少复杂社交和认知任务所需的唤醒（Dewald et al.，2010；Peterman et al.，2014）。例如，发现儿童和青少年（9~13 岁）的长期睡眠减少与成就动机较低、作为学生的自我看法较差及对教师行为的负面看法有关（Meijer，2008）。总之，睡眠障碍和由此产生的白天嗜睡可能会导致青少年的社交退缩和积极性降低，这可能会导致和维持内化症状。大约 50% 的青少年报告在白天感到太疲倦，超过 20% 的青少年报告说每周至少一次在学校或做作业时睡着。社交退缩也可能导致青少年睡眠障碍。例如，社交退缩可能会导致反刍，进而导致失眠和内化障碍。这都需要纵向和实验研究来探索这些关系。

二、社交互动障碍

睡眠不足还可能通过妥协的决策、不良的冲动控制、行为抑制以及情绪表达和识别能力减弱而损害青少年的社交互动质量。新出现的证据表明，睡眠不足和质量差可能会损害将情绪识别为有问题的能力、选择合适的情绪调节方法以及以有效方式使用该策略的能力（Palmer & Alfano，2017）。这与社交互动特别相关，包括社交智商、社交能力、从属行为、同理心等（Beattie et al.，2015）。例如，睡眠困难引起的情绪失调可能会增加青少年经历同伴排斥的可能性，这可能导致感受贬值、自我价值低、悲伤、绝望和孤独，这些反过来又可能促成和维持内化症状。

为了支持这一点，一些横向研究表明，青春期的睡眠障碍与社会交往受损有关。有睡眠障碍的青少年（15-18 岁）更有可能抑制社交互动中的自我表达（Condén et al.，2013）。睡眠不足（质量和数量较低）加剧了青少年晚期（平均 19 岁）人际排斥的情绪后果，强调了睡眠对于应对日常人际交往的重要性事件（Gilbert et al.，2015）。同样，发现在学校晚上减少睡眠时间与青少年（14-17 岁）自我报告中更多汇报同伴问题有关（Sarchiapone et al.，2014）。此外，发现有睡眠障碍的青少年比没有睡眠问题的青少年报告更多的孤独感（Mahon，1994），发现睡眠调节了同伴侵害（Peer victimization）和青少年适应之间的作用（Tu et al.，2015）。在后一项研究中，睡眠问题程度较高的人报告了更多的同伴侵害，而睡眠问题和同伴侵害程度较高的人的内化症状水平最高。同样，发现睡眠不好的儿童（7-10

岁)更容易感到悲伤并成为欺凌的受害者(Williams et al.,1996)。许多其他研究发现,孤独会增加儿童和青少年出现焦虑和抑郁症状的风险(Fontaine et al.,2009；Lasgaard et al.,2011)。

尽管这些结果与青春期睡眠障碍导致社交互动受损的建议一致,但它们绝不是决定性的——这些关联可能只是巧合。纵向调查可以得到更明确的结论,因为纵向调查可以直接检查现象的时间顺序。事实上,纵向研究表明,青春期睡眠障碍与社会交往受损之间的关系很可能是双向的。即使在控制了最初的同伴功能水平之后,有失眠症状的青少年在 12 个月后在同伴关系中也会遇到更多困难(Roberts et al.,2002)。此外,发现睡眠质量差(夜间觉醒增加和睡眠效率(Seep efficiency,SE)降低)的青少年(10-11 岁)随着时间的推移在面部情绪信息处理任务中表现出较低的表现(Soffer-Dudek et al.,2011)。然而,也有新的证据表明相反的关系——困难的社交互动可以前瞻性地预测青少年的睡眠障碍和内化问题。发现持续孤独的青春期前儿童(平均年龄 8 岁)在三年后报告了更长的 SOL、更多的睡眠障碍和高度抑郁症状(Harris et al.,2013)。另外,报告高度种族/种族歧视和睡眠障碍的青少年(13-16 岁)随着时间的推移经历了相应的抑郁症状的增加(Yip,2015)。而 12 岁时积极的同伴关系预示着 15 岁时更长的上学时夜间睡眠时间(Maume,2013)。最后,发现在被跟踪三年以上的一组年轻人(17-25 岁)中,睡眠问题和社会关系之间存在双向关系(Tavernier & Willoughby,2015)。重要的是,对间接影响的分析表明,情绪调节了这些联系,因此更好的睡眠质量导致更有效的情绪调节,从而导致更积极的社会联系。而更积极的社会联系导致更有效的情绪调节,从而,反过来,导致较少的睡眠问题。这些发现特别强调了情绪调节在青春期睡眠问题和社会关系之间的关键作用。

三、无益的养育方式和家庭压力

养育方式和家庭压力也可能导致青春期失眠、焦虑和抑郁之间的关系。具体而言,父母的过度适应(例如:保护行为、允许回避行为、改变家庭常规、促进焦虑和抑郁的想法)可能有助于失眠和内化障碍的发展和维持。过度包容的父母可能会允许晚睡和多变、不良的睡眠卫生行为(例如:卧室里的电子设备)、完美主义(例如:深夜完成家庭作业)和过度的再保证(Re-assurance)寻求。此外,失眠的父母也可能会模仿不良的睡眠习惯和为他们的孩子设置较少的睡眠规则/界限。换句话说,父母和青少年睡眠之间的关系可能代表失眠的遗传和环境风险(Barclay et al.,2012)。

为了支持这一点,一些研究发现父母和他们青春期孩子的睡眠模式表现出相似之处。研究发现,青少年(平均 17 岁)的自我报告睡眠质量与其父母显著相关(Brand,Gerber,et al.,2009);此外,母亲的睡眠不佳直接影响了教养方式,进而影响了青少年的焦虑和抑郁症状。同样,研究发现伊朗青少年(12-20 岁)及其父母自我报告的睡眠质量、抑郁症状和感知压力是相互关联的(Bajoghli et al.,2013);具体而言,与父亲相比,母亲的睡眠和心理功能与青少年的睡眠和心理功能的相关性更大。Kalak 等人(2012)是第一批表明青少年的客观睡眠模式与父母的客观睡眠模式高度相关的人。特别是,青少年及其母亲的睡眠连续性和结构、主观睡眠质量和抑郁评分是相关的。另外研究发现不良的养育方式(例如:低积极性和高消极性)与青少年(平均年龄 17 岁)的低睡眠质量、消极情绪、白天嗜睡和焦虑/抑郁症状有关(Brand,Hatzinger,et al.,2009)。此外,研究发现,如果青少年(13-18 岁)在没有父母设定的就寝时间的情况下睡觉,那么他们会表现出晚睡、夜间睡眠减少、更疲劳和白天功能较差(Short et al.,2011)。相反,如果父母设定了严格的就寝时间,那么青少年(12-19 岁)的工作日睡眠时间会更长(Adam et al.,2007)。同样,研究发现积极的养育行为能促进良好的睡眠行为,进而降低青少年(15-18 岁)出现问题睡眠行为的风险(Vazsonyi et al.,2015)。然而,该领域的实验和纵向研究也相对缺乏。父母在青少年 12 岁时离婚预示着较短的上学时夜间持续睡眠时间和 15 岁时更多的睡眠中断;而更高水平的父母控制和监控(即:设定就寝时间)预示着上学时较长的夜间睡眠时间和更少的睡眠中断(Maume,2013)。这也需要进一步研究来探索这些关系的方向。

最后,家庭压力与青少年的失眠和内化症状有关。家庭经济压力预示了青少年(12-19 岁)的晚睡时间(Adam et al.,2007)。此外,发现家庭压力事件与青少年晚期(15-20 岁)的抑郁症状有关,并且这种关系在睡眠效率较低的人中最强(Chiang et al.,2017)。这些结果表明,较低睡眠效率的长期经历可能使青少年容易受到家庭压力对情绪调整的负面影响。

四、社会机制总结

这些发现都强调了需要在社会和家庭环境中考虑对年轻人睡眠的影响(Dahl & El-Sheikh,2007)。一般来说,失眠可能会降低体验积极社会环境的可能性,破坏情绪和行为调节,并在身体或认知上压倒年轻人在社会和家庭环境中的应对资源,为人际关系的破坏创造条件,这可能会导致转而增加患焦虑和抑郁的风险。

许多机制可以解释这些过程。

　　首先,睡眠障碍可能会干扰睡眠期间发生的恢复过程,包括有助于解决与挑战性社交情况相关的强烈情绪的神经生物学改变。

　　其次,不安的睡眠,尤其是在床上的清醒,可能反映了社交压力后警惕性降低的困难。容易出现失眠和内化障碍的青少年可能会发现在人际冲突和社会排斥(例如:在社交媒体上)后难以解除警觉。

　　再次,由于睡眠不足会损害执行功能,包括冲动控制和注意力。睡眠不足的青少年可能更多地依赖于自动处理而不是努力去认知。因此,他们可能难以解决人际冲突、应对同伴/家庭压力以及注意微妙的社交线索。

　　最后,由于睡眠不足会损害情绪调节,因此睡眠不足的青少年可能会发现很难从睡前有益的活动中解脱出来(例如:看电视、智能手机、聚会)。这些都需要更多研究来评估这些假设机制。

第十一节　对青少年的睡眠干预

　　鉴于失眠可能会诱发和维持青少年的焦虑和抑郁症状,睡眠干预的应用对于促进和预防心理健康具有潜在意义。可以使用多种方法治疗青少年失眠症(de Zambotti et al.,2018)。很少有对照研究评估药物干预对青少年失眠症的有效性和长期影响(Owens & Moturi,2009)。美国睡眠医学会发表了一份共识声明,建议需要进一步研究来确定青少年失眠药物干预的适当使用、剂量、安全性、耐受性和有效性,例如苯二氮卓类药物、镇静抗抑郁药、镇静抗组胺药和褪黑激素(Owens et al.,2005)。

　　以学校为基础的睡眠教育计划有可能惠及大量青少年。然而,最近的评论表明,虽然这些计划在增加学生对睡眠的了解方面有效,但在改善睡眠行为或心理健康方面效果较差(Blunden et al.,2012)。这些发现与研究结果一致,表明睡眠卫生教育并不能保证成年人的积极结果(Irish et al.,2015),并且在预防儿童和青少年心理健康方面,有针对性的干预措施比普遍干预措施更有效解决问题(Rohde,2015)。

一、失眠的认知行为疗法(Cognitive-behavior therapy for insomnia, CBT-I)

　　认知行为疗法被推荐作为成人失眠的一线治疗方式(Qaseem et al.,2016)。

基于几项系统评价和元分析的证据表明干预能改善睡眠和心理健康,包括客观和自我报告的睡眠、焦虑和抑郁指数(Ballesio et al.,2018;Taylor & Pruiksma,2014;Trauer et al.,2015;van Dalfsen & Markus,2018),其效应大小类似于苯二氮卓类等催眠药的效应大小(Huedo-Medina et al.,2012)。然而,与催眠药不同的是,CBT-I的作用可能会在停止治疗后继续(Sivertsen et al.,2006),并且副作用较少,例如,没有停药后的不良反应和失眠反弹(Buscemi et al.,2007)。CBT-I 涉及行为技术,例如睡眠教育、睡眠卫生指导、刺激控制、睡眠限制和放松训练,同时也解决了对睡眠无益的信念和态度(Edinger & Means,2005)。也有新的证据表明,使用包含正念成分的方案可以成功解决睡眠问题(Gong et al.,2016)。正念冥想特别适用于与睡眠相关的问题,因为它旨在减少经历睡眠问题的人经常报告的过度觉醒和消极情绪状态(例如:焦虑和担心)。

最近的一项系统回顾和元分析发现,九项试验(N=357)检查了认知行为疗法在有自我识别睡眠问题或被诊断为睡眠障碍的青少年的睡眠干预效果(平均年龄=14.97 岁,范围 11—20 岁)(M.Blake et al.,2017)。其中两项研究评估了"手动"CBT-I,而其他干预措施包括增加治疗成分(例如:正念、焦虑/抑郁特定模块)。结果表明,在干预后的时间点,睡眠干预在客观和自我报告的睡眠、白天嗜睡、焦虑和抑郁指数方面都有显著改善。此外,效果通常会随着时间的推移而保持。与成年人一样,与睡眠持续时间变量相比,临床变量中觉醒的改善往往更强。然而,这些干预措施的有效性背后的机制仍有很多未知。基于以上回顾的文献,我们建议青少年 CBT-I 和基于正念的睡眠干预可能是有效的,因为它们针对的是失眠、焦虑和抑郁的依次、平行和相互作用机制。了解这些机制尤为重要,因为合并失眠与儿童、青少年和成人内化障碍治疗反应较差有关(Emslie et al.,2001)。残留的失眠症状也是年轻人和成人部分缓解的内化障碍的主要特征(Becker & Sattar,2009;Kennard et al.,2006),并增加成人抑郁症复发的风险(Dombrovski et al.,2008)。因此,睡眠干预可能会提高后续焦虑和抑郁治疗的疗效,甚至可能使这些治疗变得不那么必要。

二、认知疗法对青少年睡眠的治疗效果

(一)改善边缘系统与前额叶功能

青少年 CBT-I 和基于正念的技术可能会减少边缘系统的激活并改善前额叶调节。CBT-I 专注于通过重新评估、标记和分散注意力来改善情绪调节。同样,

基于正念的睡眠干预鼓励对情绪和思想采取超然和去中心化,被描述为一种对负面情绪脱敏的方法和一种自动避免负面情绪的暴露策略(Britton et al.,2010)。有研究支持了这一观点。研究发现认知疗法与杏仁核海马皮层下区域的激活减少有关,这些区域与负面情绪的产生有关,以及参与负面情绪认知控制的高阶额叶区域的激活增加(Clark & Beck,2010)。同样,正念冥想与控制影响调节和压力反应的大脑部分的变化有关,包括前额叶和边缘区域(Hölzel et al.,2011;Lazar et al.,2005)。然而,没有研究测量青少年 CBT-I 和基于正念的睡眠干预后大脑结构或功能的变化。

(二)奖励性刺激和强迫检查行为

青少年 CBT-I 和基于正念的睡眠干预可以通过鼓励在睡前阶段脱离奖励性刺激(例如:看电视)和减少床上的强迫检查行为(例如:刷微博、刷抖音等检查社交媒体行为)从而来减少中脑边缘失调。例如,使用敦促冲浪(Urge surfing)的方法。这种方法是一种基于正念的预防复发技术,适用于滥用物质的情况(Marlatt et al.,2008),但已证明对一系列坏习惯有效,包括尼古丁成瘾和不健康的饮食习惯(Bowen & Marlatt,2009;Jenkins & Tapper,2014)。顺从冲浪鼓励对无益的冲动采取开放和好奇的态度,鼓励个人以第三者的角度,以非判断性的方式观察自己的冲动,直到它们最终消退。具体办法是当你注意到有冲动时,不要与之抗争,而是想象一下正与它一起骑在冲浪板上。感受冲动的强度上升,达到峰值,并最终消退。

(三)改善压力管理

青少年 CBT-I 和基于正念的睡眠干预可能会减少过度觉醒并改善压力管理,从而减少皮质醇对压力的过度反应和炎性细胞因子失调。CBT-I 包括几个可能减少过度觉醒的成分,包括放松(例如:呼吸练习)、睡眠卫生指导(例如:减少咖啡因和糖的摄入量、限制在睡前使用电子设备),刺激控制疗法(例如:规范睡眠-觉醒时间表,避免使用卧室进行活动)和认知重建(例如:管理夜间的担忧,解决对睡眠的不安信念)。正念冥想也可能减少过度觉醒(例如:正念呼吸、扫描身体、感受漂流在溪流水面的树叶)。一些研究表明,失眠的成年人在 CBT-I 后睡前觉醒显著降低(Schwartz & Carney,2012)。此外,最近的一项研究表明,睡前觉醒的改善有助于提高青少年认知行为和基于正念的睡眠干预的有效性(M.J.Blake et al.,2017)。然而,没有研究测量过青少年 CBT-I 和基于正念的睡眠干预后皮质醇或炎性细胞因子的变化。

（四）改善睡眠结构

青少年 CBT-I 和基于正念的睡眠干预可能会改善睡眠结构。睡眠剥夺疗法的目标是最初限制睡眠机会以增加睡眠驱动力和改善稳态睡眠调节，这可能会增加 SWS。此外，CBT-I 和基于正念的技术可以通过减少睡眠前的过度觉醒来增加睡眠纺锤波活动并减少快速眼动不稳定性。然而，没有研究测量青少年 CBT-I 和基于正念的睡眠干预后睡眠微结构的变化。特别是，包含多导睡眠图的随机对照试验（Randomized controlled trial，RCT）需要神经影像学和神经心理学技术：SWS、睡眠纺锤波活动和快速眼动睡眠的改善可能与突触完整性、突触发生、神经可塑性、髓鞘形成、记忆巩固、认知功能、情绪调节和相关白天功能的改善有关。（例如：白天嗜睡、疲劳、焦虑、抑郁、上学、学习成绩、生活质量和身体健康）。

（五）减少不良认知

青少年 CBT-I 和基于正念的睡眠干预可能会减少适应不良的认知。CBT-I 的核心重点是减少床上的觉醒，克服担心、沉思以及对睡眠的功能失调的信念和态度。同样，正念包括一个核心焦点，即从非判断性、客观和非详尽的立场重新感知消极思想。几项研究表明，患有失眠症的成年人在接受 CBT-I 后在床上清醒和适应不良认知显著减少（例如：担心、沉思、思维竞赛、对睡眠、自我效能的不正常信念和态度）（Schwartz & Carney，2012；Trauer et al.，2015）。此外，最近的一项系统回顾和元分析发现，正念是有效的，因为它可以减少认知反应、担忧和沉思（Gu et al.，2015）。只有两项研究测量了青少年 CBT-I 和基于正念的睡眠干预后认知方式的变化。发现青少年 CBT-I 和基于正念的睡眠干预后担忧显著减少，但这项研究受到样本量小、缺乏对照组和高流失率的限制（Bootzin & Stevens，2005）。最近的一项随机对照实验（RCT）发现，自我效能水平低的青少年对基于认知行为和正念的睡眠干预表现出迟钝的反应（M.J.Blake et al.，2018）。

（六）提倡团体治疗

基于团体的青少年 CBT-I 和基于正念的睡眠干预可以通过使失眠、焦虑和抑郁的经历正常化，强调同伴支持和团体成员之间的积极互动，提高社交场合的适应力和自我调节技能，以及提供练习人际沟通技巧的机会。为了支持这一点，团体 CBT-I 和基于正念的睡眠干预与有意义的改善青少年的睡眠问题和心理健康有关(Blake et al.,2016;Bootzin & Stevens,2005)。

（七）额外治疗

用额外的治疗补充青少年 CBT-I 和基于正念的睡眠干预可能很重要。例如，关于健康睡眠习惯和养育行为的父母心理教育可能会减少有害的养育行为(例如:父母过度顺从适应)。此外，锻炼、饮食和愉快的活动安排可能会改善 5-HT 和多巴胺的功能——有新的证据表明单胺可以通过非药物方式进行修饰(Young,2007)。此外，社交节奏训练和强光疗法可能稳定昼夜节律，因为昼夜节律系统主要受光和社会环境的影响(例如:睡眠、饮食和运动的时间安排)(Harvey et al.,2011)。为了支持这一点，包括晨跑(Nadeem Kalak et al.,2012)、强光疗法(Gradisar et al.,2011)和愉快的事件安排(Clarke et al.,2015)在内的干预措施已经证明能改善青少年的睡眠和内化症状。例如，与健康对照组相比，连续 3 周在工作日早上跑步 30 分钟可改善健康青少年(17.5-19.5 岁)客观测量的睡眠(SWS、SOL)、自我报告的睡眠、情绪、注意力和白天嗜睡情况(N.Kalak et al.,2012)。此外，基于创伤的暴露疗法可能会减少有偏见的记忆巩固，因为它们专注于减少恐惧反应和对负面记忆的过度反应(Gillies et al.,2013)。类似地，回味(Savoring)可以减少睡前过度觉醒和消极认知。回味涉及与过去积极经历或对未来积极经历的预期相关的积极情绪的回忆和增强，并且可以被视为一面反射担心和操心的积极镜子(Bryant & Veroff,2017)，可能会鼓励在睡前阶段产生积极的情感刺激(McMakin et al.,2011)。此外，结构化的问题解决可以减少白天的负面认知(例如:担心和沉思)。如前所述，注意力修正程序可能会降低对威胁的过度警惕(Milkins et al.,2016)。

最后，值得注意的是，急性睡眠剥夺(完全、部分、选择性快速眼动)也可以改善抑郁症患者的情绪(Kahn et al.,2013)。具体来说，已经假设快速眼动睡眠剥夺降低了巩固功能失调的认知和情绪的概率。在对早期文献的系统回顾中，发现 59% 的抑郁症患者对完全睡眠剥夺有抗抑郁反应(Wu & Bunney,1990)。然而，在恢复睡眠后，情绪的改善消失了;50%-80% 的患者在下一次睡眠后复发。令人惊讶的是，很少有研究评估青少年的这些过程。研究发现严重抑郁的青少年在睡眠剥夺 36 小时后抑郁严重程度和主观觉醒显著降低，而正处于缓解状态的抑郁青少年和正常的青少年在睡眠剥夺后却发生恶化(Naylor et al.,1993)。此外，与抑郁成人的研究结果相反，在一晚恢复睡眠后，对睡眠剥夺的有益影响仍然存在。这种临床改善的潜在机制仍不清楚，但结果确实挑战了睡眠越多越好的观点。显然,需要进一步的研究来确定睡眠不足或中断在青少年情绪调节不良的发展中的具体作用。

（八）小结

到这里,我们已经讨论了青少年失眠、焦虑和抑郁之间依次、平行和相互作用的生物学、心理和社会机制。这些风险机制有望成为可行的治疗目标,并表明行为睡眠干预可能对有着睡眠问题的内化障碍青少年特别有效。

然而,关于青春期失眠－焦虑－抑郁的关系仍有很多未知。需要进一步的横向、纵向、双胞胎、实验和干预研究来探索这些关系。例如,哪些生物心理社会机制最重要? 它们什么时候出现? 它们如何互动? 有性别差异吗? 此外,还需要研究干预治疗改善的机制。例如,青少年行为睡眠干预是否改善睡眠微结构、神经功能、大脑结构和功能、激素调节、炎症细胞因子调节、情绪调节、执行功能、认知风格和人际关系。这些改善是否与客观和主观睡眠(例如:SOL、SE、TST) 和功能结果(例如:白天嗜睡、疲劳、焦虑、抑郁、学习成绩、生活质量、身体健康) 相关? 还需要研究不同治疗成分对具有不同症状特征的青少年的治疗效果和特异性。青少年行为睡眠干预的个性化方法(即根据生物心理社会症状定制干预措施) 可能会提高其治疗效果和降低成本。

第十二节　如何预防和治疗睡眠不足

如果你有睡眠不足或白天嗜睡的持续或恶化问题,与你的医生合作是获得缓解的良好第一步。你的医生可以评估你的情况并推荐最适合你需求的治疗方法。

在大多数情况下,关注睡眠卫生——你的睡眠环境和日常习惯——是预防和治疗睡眠不足的核心组成部分。以下部分概述了针对睡眠不足的人的一些关键睡眠卫生改善措施。

一、解决睡眠不足,不要应付它

许多人睡眠不足是因为他们接受睡眠不足是正常的。他们没有采取必要的措施来增加睡眠,而是喝咖啡因或能量饮料、打盹,或者只是尝试"熬夜"。这些方法都不是睡眠剥夺的可持续解决方案。它们可能有助于度过一天,但睡眠不足的累积影响仍然会在短期和长期内造成损失。出于这个原因,重要的是拒绝将睡眠不足视为正常现象,而是专注于睡得更多并获得更高质量的休息。

二、把睡眠放在首位

当人们选择牺牲睡眠来支持工作、休闲或其他义务时,经常会发生慢性睡眠不足。为了解决这个问题,采取措施让睡眠成为优先事项至关重要。

有一个一致的睡眠时间表:你应该努力每天在同一时间上床睡觉和起床。在计划这些时间时,一定要安排好充足的睡眠时间。一旦你确定了你的日程安排,即使在周末,也要密切关注它。睡眠规律的稳定性有助于避免夜间睡眠的波动。

在你的工作和社交生活中设定界限:你的个人或职业生活的需求很容易减少你的专用睡眠时间,因此设定界限有助于你保留每晚休息所需的全部时间。

有规律的就寝时间:每天晚上通过相同的步骤让自己做好准备,例如安静地阅读或伸展运动、穿上睡衣和刷牙。一个稳定的就寝时间可以让你在正确的心态下睡个好觉。

三、自定义你的卧室环境

设计你的卧室环境,让你放松身心。如果你的睡眠环境诱人且符合你的舒适偏好,你就不太可能避免上床睡觉。

你的床垫和枕头应该提供足够的支撑,你的床上用品应该让你感觉舒适,同时保持适度的温度。为了尽量减少潜在的睡眠中断,确保你的卧室尽可能安静和黑暗。

四、避免干扰睡眠的事物

解决睡眠不足问题的一个有用步骤是避免可能对你的睡眠产生负面影响的事情,而你通常不知道。

电子设备:电视、手机、平板电脑和电脑可以让你的大脑受到刺激,让你在想睡觉的时候仍然连线。这些设备发出的光也会干扰你的昼夜节律。因此,最好在睡前一小时或更长时间避免使用电子设备。

酒精:饮酒,尤其是在晚上,会扰乱你的正常睡眠周期,降低整体睡眠质量和一致性。

咖啡因:作为一种兴奋剂,咖啡因会让你保持警觉,并且因为它可以在你的系统中停留几个小时,所以最好在下午和晚上避免它。

小睡：为了防止小睡影响晚上的睡眠，请保持小睡时间短（30 分钟或更短），切勿在下午晚些时候或更晚进行。如果你正在与失眠作斗争，最好完全避免小睡。

五、充分利用这一天

白天经常暴露在阳光下有助于健康的昼夜节律，帮助你在白天保持警觉，晚上感到困倦。规律的体育锻炼也有助于维持正常的睡眠时间表，所以每天至少要进行适度的锻炼。

六、睡眠建议

设定时间表——每天在同一时间上床睡觉和起床。

每天锻炼 20 到 30 分钟，但不得迟于睡前几个小时。

避免在一天晚些时候喝咖啡或吸烟，并在睡前喝酒精饮料。

睡前放松，尝试洗个热水澡、阅读或其他放松的日常活动。

为睡眠创造一个房间，避免明亮的灯光和嘈杂的声音，让房间保持舒适的温度，不要在卧室里看电视或有电脑。

不要躺在床上醒着。如果我们无法入睡，请做其他事情，例如阅读或听音乐，直到我们感到疲倦为止。

如果我们有睡眠问题或白天感到异常疲倦，请去看医生。大多数睡眠障碍都可以得到有效治疗。

参考文献

［1］ ADAM E K, SNELL E K, PENDRY P. Sleep timing and quantity in ecological and family context：a nationally representative time-diary study［J］.Journal of Family Psychology, 2007, 21(1)：4.

［2］ ALFANO C A, BEIDEL D C, TURNER S M, et al.Preliminary evidence for sleep complaints among children referred for anxiety［J］.Sleep medicine, 2006, 7 (6)：467-473.

［3］ ALFANO C A, GINSBURG G S, KINGERY J N.Sleep-related problems among children and adolescents with anxiety disorders [J].Journal of the American A-cademy of Child & Adolescent Psychiatry, 2007, 46(2): 224-232.

[4] ALFANO C A, PINA A A, ZERR A A, et al.Pre-sleep arousal and sleep problems of anxiety-disordered youth [J].Child Psychiatry and Human Development, 2010, 41(2): 156-167.

[5] ALFANO C A, REYNOLDS K, SCOTT N, et al.Polysomnographic sleep patterns of non-depressed, non-medicated children with generalized anxiety disorder [J]. Journal of affective disorders, 2013, 147(1-3): 379-384.

[6] ALFANO C A, ZAKEM A H, COSTA N M, et al.Sleep problems and their relation to cognitive factors, anxiety, and depressive symptoms in children and adolescents [J].Depression and Anxiety, 2009, 26(6): 503-512.

[7] ARMITAGE R.Sleep and circadian rhythms in mood disorders [J].Acta Psychiatrica Scandinavica, 2007, 115(SUPPL.433): 104-115.

[8] AUERBACH R P, ADMON R, PIZZAGALLI D A.Adolescent depression: Stress and reward dysfunction [J].Harvard Review of Psychiatry, 2014, 22(3): 139-148.

[9] BAJOGHLI H, ALIPOURI A, HOLSBOER-TRACHSLER E, et al.Sleep patterns and psychological functioning in families in northeastern Iran; evidence for similarities between adolescent children and their parents [J].Journal of Adolescence, 2013, 36(6): 1103-1113.

[10] BALLESIO A, AQUINO M R J V, FEIGE B, et al.The effectiveness of behavioural and cognitive behavioural therapies for insomnia on depressive and fatigue symptoms: A systematic review and network meta-analysis [J].Sleep Medicine Reviews, 2018, 37: 114-129.

[11] BARCLAY N L, ELEY T C, BUYSSE D J, et al.Nonshared environmental influences on sleep quality: A study of monozygotic twin differences [J].Behavior Genetics, 2012, 42(2): 234-244.

[12] BAUM K T, DESAI A, FIELD J, et al.Sleep restriction worsens mood and emotion regulation in adolescents [J].Journal of Child Psychology and Psychiatry and Allied Disciplines, 2014, 55(2): 180-190.

[13] BEATTIE L, KYLE S D, ESPIE C A, et al.Social interactions, emotion and sleep: A systematic review and research agenda [J].Sleep Medicine Reviews,

2015, 24: 83-100.

[14] BECKER P M, SATTAR M.Treatment of sleep dysfunction and psychiatric disorders [J].Curr Treat Options Neurol, 2009, 11(5): 349-357.

[15] BECKER S P, DVORSKY M R, HOLDAWAY A S, et al.Sleep problems and suicidal behaviors in college students [J].Journal of Psychiatric Research, 2018, 99: 122-128.

[16] BEN SIMON E, ROSSI A, HARVEY A G, et al.Overanxious and underslept [J].Nature Human Behaviour, 2020, 4(1): 100-110.

[17] BENCA R M, OBERMEYER W H, THISTED R A, et al.Sleep and Psychiatric Disorders: A Meta-analysis [J].Archives of General Psychiatry, 1992, 49(8): 651-668.

[18] BENNION K A, PAYNE J D, KENSINGER E A.Selective effects of sleep on emotional memory: What mechanisms are responsible? [J].Translational Issues in Psychological Science, 2015, 1(1): 79-88.

[19] BLAKE M, SCHWARTZ O, WALOSZEK J M, et al.The SENSE study: Treatment mechanisms of a cognitive behavioral and mindfulness-based group sleep improvement intervention for at-risk adolescents [J].Sleep, 2017, 40(6).

[20] BLAKE M, WALOSZEK J M, SCHWARTZ O, et al.The SENSE Study: Post Intervention Effects of a Randomized Controlled Trial of a Cognitive-Behavioral and Mindfulness-Based Group Sleep Improvement Intervention among At-Risk Adolescents [J].Journal of Consulting and Clinical Psychology, 2016, 84(12): 1039-1051.

[21] BLAKE M J, BLAKE L M, SCHWARTZ O, et al.Who benefits from adolescent sleep interventions? Moderators of treatment efficacy in a randomized controlled trial of a cognitive-behavioral and mindfulness-based group sleep intervention for at-risk adolescents [J].Journal of Child Psychology and Psychiatry, 2018, 59(6): 637-649.

[22] BLAKE M J, SHEEBER L B, YOUSSEF G J, et al.Systematic Review and Meta-analysis of Adolescent Cognitive-Behavioral Sleep Interventions [J].Clinical Child and Family Psychology Review, 2017, 20(3): 227-249.

[23] BLAKE M J, TRINDER J A, ALLEN N B.Mechanisms underlying the association between insomnia, anxiety, and depression in adolescence: Implications for behavioral sleep interventions [J].Clinical Psychology Review, 2018, 63: 25-40.

[24] BLUNDEN S L, CHAPMAN J, RIGNEY G A.Are sleep education programs successful? The case for improved and consistent research efforts [J].Sleep Medicine Reviews, 2012, 16(4): 355-370.

[25] BONNET M H.Evidence for the pathophysiology of insomnia [J].Sleep, 2009, 32(4): 441-442.

[26] BOOTZIN R R, STEVENS S J.Adolescents, substance abuse, and the treatment of insomnia and daytime sleepiness [J].Clinical Psychology Review, 2005, 25 (5): 629-644.

[27] BOR W, DEAN A J, NAJMAN J, et al.Are child and adolescent mental health problems increasing in the 21st century? A systematic review [J].Australian and New Zealand Journal of Psychiatry, 2014, 48(7): 606-616.

[28] BORBéLY A A, DAAN S, WIRZ-JUSTICE A, et al.The two-process model of sleep regulation: A reappraisal [J].Journal of Sleep Research, 2016, 25 (2): 131-143.

[29] BORKOVEC T D.The nature, functions, and origins of worry [J]. Worrying: Perspectives on Theory, Assessment and Treatment, 1994: 5-33.

[30] BOWEN S, MARLATT A.Surfing the Urge: Brief Mindfulness-Based Intervention for College Student Smokers [J].Psychology of Addictive Behaviors, 2009, 23 (4): 666-671.

[31] BRAMBILLA F, MONTELEONE P, MAJ M.Interleukin-1β and tumor necrosis factor-α in children with major depressive disorder or dysthymia [J].Journal of Affective Disorders, 2004, 78(3): 273-277.

[32] BRAND S, GERBER M, HATZINGER M, et al.Evidence for similarities between adolescents and parents in sleep patterns [J].Sleep Medicine, 2009, 10 (10): 1124-1131.

[33] BRAND S, HATZINGER M, BECK J, et al.Perceived parenting styles, personality traits and sleep patterns in adolescents [J].Journal of Adolescence, 2009, 32(5): 1189-1207.

[34] BRESLAU N, ROTH T, ROSENTHAL L, et al.Sleep disturbance and psychiatric disorders: a longitudinal epidemiological study of young adults [J].Biological psychiatry, 1996, 39(6): 411-418.

[35] BRESSAN R A, CRIPPA J A.The role of dopamine in reward and pleasure

behaviour – Review of data from preclinical research [J]. Acta Psychiatrica Scandinavica, Supplement, 2005, 111(427): 14–21.

[36] BRITTON W B, BOOTZIN R R, COUSINS J C, et al.The contribution of mindfulness practice to a multicomponent behavioral sleep intervention following substance abuse treatment in adolescents: A treatment–development study [J].Substance Abuse, 2010, 31(2): 86–97.

[37] BRYANT F B, VEROFF J.Savoring: A new model of positive experience [M].Psychology Press, 2017.

[38] BUSCEMI N, VANDERMEER B, FRIESEN C, et al. The efficacy and safety of drug treatments for chronic insomnia in adults: A meta–analysis of RCTs [J]. Journal of General Internal Medicine, 2007, 22(9): 1335–1350.

[39] CAJOCHEN C, BRUNNER D P, KRAUCHI K, et al.Power density in theta/alpha frequencies of the waking EEG progressively increases during sustained wakefulness [J].Sleep, 1995, 18(10): 890–894.

[40] CAMPBELL I G, FEINBERG I.Longitudinal trajectories of non–rapid eye movement delta and theta EEG as indicators of adolescent brain maturation [J].Proceedings of the National Academy of Sciences of the United States of America, 2009, 106(13): 5177–5180.

[41] CARNEY C E, EDINGER J D, MEYER B, et al.Daily activities and sleep quality in college students [J].Chronobiology International, 2006, 23(3): 623–637.

[42] CARPENTER S.Sleep deprivation may be undermining teen health [J].Monitor on Psychology, 2001, 32(9): 32.

[43] CASEMENT M D, KEENAN K E, HIPWELL A E, et al. Neural reward processing mediates the relationship between insomnia symptoms and depression in adolescence [J].Sleep, 2016, 39(2): 439–447.

[44] CHENG P, GOLDSCHMIED J, DELDIN P, et al.The role of fast and slow EEG activity during sleep in males and females with major depressive disorder [J].Psychophysiology, 2015, 52(10): 1375–1381.

[45] CHIANG J J, KIM J J, ALMEIDA D M, et al.Sleep Efficiency Modulates Associations Between Family Stress and Adolescent Depressive Symptoms and Negative Affect [J].Journal of Adolescent Health, 2017, 61(4): 501–507.

[46] CHILCOAT H D, BRESLAU N.Investigations of causal pathways between

PTSD and drug use disorders [J].Addictive behaviors, 1998, 23(6): 827-840.

[47] CLARK D A, BECK A T.Cognitive theory and therapy of anxiety and depression: Convergence with neurobiological findings [J].Trends in Cognitive Sciences, 2010, 14(9): 418-424.

[48] CLARKE G, MCGLINCHEY E L, HEIN K, et al.Cognitive-behavioral treatment of insomnia and depression inadolescents: A pilot randomized trial [J].Behaviour Research and Therapy, 2015, 69: 111-118.

[49] COLRAIN I M, BAKER F C.Changes in sleep as a function of adolescent development [J].Neuropsychology Review, 2011, 21(1): 5-21.

[50] CONDéN E, EKSELIUS L, ÅSLUND C.Type D personality is associated with sleep problems in adolescents.Results from a population-based cohort study of Swedish adolescents [J].Journal of Psychosomatic Research, 2013, 74(4): 290-295.

[51] COPELAND W E, SHANAHAN L, WORTHMAN C, et al.Generalized anxiety and C-reactive protein levels: A prospective, longitudinal analysis [J].Psychological Medicine, 2012, 42(12): 2641-2650.

[52] DAGHLAS I, DASHTI H S, LANE J, et al.Sleep duration and myocardial infarction [J].Journal of the American College of Cardiology, 2019, 74(10): 1304-1314.

[53] DAGYS N, MCGLINCHEY E L, TALBOT L S, et al.Double trouble? The effects of sleep deprivation and chronotype on adolescent affect [J].Journal of Child Psychology and Psychiatry and Allied Disciplines, 2012, 53(6): 660-667.

[54] DAHL R E.The regulation of sleep and arousal: Development and psychopathology [J].Development and Psychopathology, 1996, 8(1): 3-27.

[55] DAHL R E, EL-SHEIKH M.Considering sleep in a family context: Introduction to the special issue [J].Journal of Family Psychology, 2007, 21(1): 1-3.

[56] DANG-VU T T, SALIMI A, BOUCETTA S, et al.Sleep spindles predict stress-related increases in sleep disturbances [J].Frontiers in Human Neuroscience, 2015, 9(FEB).

[57] DANIELSSON N S, HARVEY A G, MACDONALD S, et al.Sleep Disturbance and Depressive Symptoms in Adolescence: The Role of Catastrophic Worry [J].Journal of Youth and Adolescence, 2013, 42(8): 1223-1233.

[58] DANIELSSON N S, NORELL-CLARKE A, HAGQUIST C.Associations be-

tween adolescent sleep disturbance and different worry themes: findings from a repeated cross-sectional study from 1988 to 2011 [J].Sleep Health, 2016, 2(3): 194-197.

[59] DATTA S, O'MALLEY M W.Fear extinction memory consolidation requires potentiation of pontine-wave activity during REM sleep [J].Journal of Neuroscience, 2013, 33(10): 4561-4569.

[60] DAWSON D, REID K.Fatigue, alcohol and performance impairment [J]. Nature, 1997, 388(6639): 235-235.

[61] DE BRUIN E J, VAN RUN C, STAAKS J, et al.Effects of sleep manipulation on cognitive functioning of adolescents: A systematic review [J].Sleep Medicine Reviews, 2017, 32: 45-57.

[62] DE ZAMBOTTI M, GOLDSTONE A, COLRAIN I M, et al. Insomnia disorder in adolescence: Diagnosis, impact, and treatment [J].Sleep Medicine Reviews, 2018, 39: 12-24.

[63] DEMENT W.The effect of dream deprivation [J].Science, 1960, 131: 1705-1707.

[64] DENG H-B, TAM T, ZEE B C-Y, et al.Short sleep duration increases metabolic impact in healthy adults: a population-based cohort study [J].Sleep, 2017, 40(10).

[65] DEUSCHLE M, SCHREDL M, SCHILLING C, et al.Association between a serotonin transporter length polymorphism and primary insomnia [J].Sleep, 2010, 33(3): 343-347.

[66] DEWALD J F, MEIJER A M, OORT F J, et al.The influence of sleep quality, sleep duration and sleepiness on school performance in children and adolescents: A meta-analytic review [J].Sleep Medicine Reviews, 2010, 14(3): 179-189.

[67] DODGE R, CLINE M G, QUAN S F.The natural history of insomnia and its relationship to respiratory symptoms [J].Archives of internal medicine, 1995, 155(16): 1797-1800.

[68] DOMBROVSKI A Y, CYRANOWSKI J M, MULSANT B H, et al.Which symptoms predict recurrence of depression in women treated with maintenance interpersonal psychotherapy? [J].Depression and anxiety, 2008, 25(12): 1060-1066.

[69] DOWLATI Y, HERRMANN N, SWARDFAGER W, et al.A Meta-Analysis of Cytokines in Major Depression [J].Biological Psychiatry, 2010, 67(5): 446-457.

[70] DRUMMOND S P A, PAULUS M P, TAPERT S F.Effects of two nights sleep deprivation and two nights recovery sleep on response inhibition [J].Journal of Sleep Research, 2006, 15(3): 261-265.

[71] DUECK A, BERGER C, WUNSCH K, et al.The role of sleep problems and circadian clock genes in attention-deficit hyperactivity disorder and mood disorders during childhood and adolescence: an update [J]. Journal of Neural Transmission, 2017, 124: 127-138.

[72] DUNCAN JR W C, PETTIGREW K D, GILLIN J C.REM architecture changes in bipolar and unipolar depression [J].American Journal of Psychiatry, 1979, 136(11): 1424-1427.

[73] EDINGER J D, MEANS M K.Cognitive-behavioral therapy for primary insomnia [J].Clinical Psychology Review, 2005, 25(5): 539-558.

[74] EL-AD B, LAVIE P.Effect of sleep apnea on cognition and mood [J].International Review of Psychiatry, 2005, 17(4): 277-282.

[75] ELNAZER H Y, BALDWIN D S.Investigation of cortisol levels in patients with anxiety disorders: A structured review [Z].Current Topics in Behavioral Neurosciences.2014: 191-216.10.1007/7854_2014_299

[76] EMSLIE G J, ARMITAGE R, WEINBERG W A, et al.Sleep polysomnography as a predictor of recurrence in children and adolescents with major depressive disorder [J].International Journal of Neuropsychopharmacology, 2001, 4(2): 159-168.

[77] EVERSON C A, BERGMANN B M, RECHTSCHAFFEN A. Sleep deprivation in the rat: III.Total sleep deprivation [J].Sleep, 1989, 12(1): 13-21.

[78] FERNANDEZ-MENDOZA J, LI Y, VGONTZAS A N, et al.Insomnia is associated with cortical hyperarousal as early as adolescence [J].Sleep, 2016, 39(5): 1029-1036.

[79] FOGEL S M, SMITH C T.The function of the sleep spindle: A physiological index of intelligence and a mechanism for sleep-dependent memory consolidation [J]. Neuroscience and Biobehavioral Reviews, 2011, 35(5): 1154-1165.

[80] FONTAINE R G, YANG C, BURKS V S, et al.Loneliness as a partial mediator of the relation between low social preference in childhood and anxious/depressed symptoms in adolescence [J]. Development and Psychopathology, 2009, 21 (2): 479-491.

[81] FORBES E E, BERTOCCI M A, GREGORY A M, et al.Objective sleep in pediatric anxiety disorders and major depressive disorder [J].Journal of the American Academy of Child & Adolescent Psychiatry, 2008, 47(2): 148-155.

[82] FORBES E E, WILLIAMSON D E, RYAN N D, et al.Peri-sleep-onset cortisol levels in children and adolescents with affective disorders [J].Biological Psychiatry, 2006, 59(1): 24-30.

[83] FORD D E, KAMEROW D B.Epidemiologic study of sleep disturbances and psychiatric disorders: an opportunity for prevention? [J].Jama, 1989, 262(11): 1479-1484.

[84] FREDRIKSEN K, RHODES J, REDDY R, et al.Sleepless in Chicago: Tracking the Effects of Adolescent Sleep Loss During the Middle School Years [J]. Child Development, 2004, 75(1): 84-95.

[85] FREY S, BIRCHLER-PEDROSS A, HOFSTETTER M, et al. Young women with major depression live on higher homeostatic sleep pressure than healthy controls [J].Chronobiology International, 2012, 29(3): 278-294.

[86] GANGWISCH J E, BABISS L A, MALASPINA D, et al.Earlier parental set bedtimes as a protective factor against depression and suicidal ideation [J].Sleep, 2010, 33(1): 97-106.

[87] GEHRMAN P R, MELTZER L J, MOORE M, et al.Heritability of insomnia symptoms in youth and their relationship to depression and anxiety [J].Sleep, 2011, 34(12): 1641-1646.

[88] GILBERT L R, POND R S, HAAK E A, et al.Sleep problems exacerbate the emotional consequences of interpersonal rejection [J].Journal of Social and Clinical Psychology, 2015, 34(1): 50-63.

[89] GILLIES D, TAYLOR F, GRAY C, et al.Psychological therapies for the treatment of post-traumatic stress disorder in children and adolescents (Review) [J]. Evidence-Based Child Health, 2013, 8(3): 1004-1116.

[90] GOLDMAN-MELLOR S, GREGORY A M, CASPI A, et al.Mental health antecedents of early midlife insomnia: evidence from a four-decade longitudinal study [J].Sleep, 2014, 37(11): 1767-1775.

[91] GONG H, NI C X, LIU Y Z, et al.Mindfulness meditation for insomnia: A meta-analysis of randomized controlled trials [J].Journal of Psychosomatic Research,

2016, 89: 1-6.

[92] GRADISAR M, DOHNT H, GARDNER G, et al.A randomized controlled trial of cognitive-behavior therapy plus bright light therapy for adolescent delayed sleep phase disorder [J].Sleep, 2011, 34(12): 1671-1680.

[93] GRADISAR M, WRIGHT H, ROBINSON J, et al.Adolescent napping behavior: Comparisons of school week versus weekend sleep patterns [J].Sleep and Biological Rhythms, 2008, 6(3): 183-186.

[94] GREGORY, CASPI A, ELEY T C, et al.Prospective longitudinal associations between persistent sleep problems in childhood and anxiety and depression disorders in adulthood [J].Journal of abnormal child psychology, 2005, 33(2): 157-163.

[95] GREGORY A M, COX J, CRAWFORD M R, et al.Dysfunctional beliefs and attitudes about sleep in children [J].Journal of Sleep Research, 2009, 18(4): 422-426.

[96] GREGORY A M, ELEY T C.Sleep problems, anxiety and cognitive style in school-aged children [J].Infant and Child Development, 2005, 14(5): 435-444.

[97] GREGORY A M, NOONE D M, ELEY T C, et al.Catastrophizing and symptoms of sleep disturbances in children [J].Journal of Sleep Research, 2010, 19(1 PART.2): 175-182.

[98] GREGORY A M, O'CONNOR T G.Sleep problems in childhood: a longitudinal study of developmental change and association with behavioral problems [J].Journal of the American Academy of Child & Adolescent Psychiatry, 2002, 41 (8): 964-971.

[99] GREGORY A M, RIJSDIJK F V, DAHL R E, et al.Associations between sleep problems, anxiety, and depression in twins at 8 years of age [J].Pediatrics, 2006, 118(3): 1124-1132.

[100] GU J, STRAUSS C, BOND R, et al.How do mindfulness-based cognitive therapy and mindfulness-based stress reduction improve mental health and wellbeing? A systematic review and meta-analysis of mediation studies [J].Clinical Psychology Review, 2015, 37: 1-12.

[101] HALLION L S, RUSCIO A M.A Meta-Analysis of the Effect of Cognitive Bias Modification on Anxiety and Depression [J].Psychological Bulletin, 2011, 137 (6): 940-958.

［102］HANNIBAL J, FAHRENKRUG J.Introduction［Z］.Advances in Anatomy Embryology and Cell Biology.2006: 1-2.10.1007/3-540-27789-7_1

［103］HARRIS K, SPIEGELHALDER K, ESPIE C A, et al.Sleep-related attentional bias in insomnia: A state-of-the-science review［J］.Clinical Psychology Review, 2015, 42: 16-27.

［104］HARRIS R A, QUALTER P, ROBINSON S J.Loneliness trajectories from middle childhood to pre - adolescence: Impact on perceived health and sleep disturbance［J］.Journal of Adolescence, 2013, 36(6): 1295-1304.

［105］HARVEY A G.A cognitive model of insomnia［J］.Behaviour Research and Therapy, 2002, 40(8): 869-893.

［106］HARVEY A G, MURRAY G, CHANDLER R A, et al.Sleep disturbance as transdiagnostic: Consideration of neurobiological mechanisms［J］. Clinical Psychology Review, 2011, 31(2): 225-235.

［107］HENJE BLOM E, LEKANDER M, INGVAR M, et al.Pro-inflammatory cytokines are elevated in adolescent females with emotional disorders not treated with SSRIs［J］.J Affect Disord, 2012, 136(3): 716-723.

［108］HERBERT J.Cortisol and depression: Three questions for psychiatry［J］. Psychological Medicine, 2013, 43(3): 449-469.

［109］HILLER R M, JOHNSTON A, DOHNT H, et al. Assessing cognitive processes related to insomnia: A review and measurement guide for Harvey's cognitive model for the maintenance of insomnia［J］. Sleep Medicine Reviews, 2015, 23: 46-53.

［110］HILLER R M, LOVATO N, GRADISAR M, et al.Trying to fall asleep while catastrophising: What sleep - disordered adolescents think and feel［J］.Sleep Medicine, 2014, 15(1): 96-103.

［111］HOLM S M, FORBES E E, RYAN N D, et al. Reward-Related Brain Function and Sleep in Pre/Early Pubertal and Mid/Late Pubertal Adolescents［J］. Journal of Adolescent Health, 2009, 45(4): 326-334.

［112］HöLZEL B K, CARMODY J, VANGEL M, et al. Mindfulness practice leads to increases in regional brain gray matter density［J］.Psychiatry Research-Neuroimaging, 2011, 191(1): 36-43.

［113］HUEDO-MEDINA T B, KIRSCH I, MIDDLEMASS J, et al.Effectiveness of non-benzodiazepine hypnotics in treatment of adult insomnia: meta-analysis of data submitted to the Food and Drug Administration [J]. BMJ (Clinical research ed), 2012, 345.

[114] HWANG K, HALLQUIST M N, LUNA B. The development of hub architecture in the human functional brain network [J]. Cerebral Cortex, 2013, 23(10): 2380-2393.

[115] IRISH L A, KLINE C E, GUNN H E, et al. The role of sleep hygiene in promoting public health: A review of empirical evidence [J]. Sleep Medicine Reviews, 2015, 22: 23-36.

[116] IRWIN M R. Sleep and inflammation: partners in sickness and in health [J]. Nature Reviews Immunology, 2019, 19(11): 702-715.

[117] IRWIN M R, OLMSTEAD R, CARROLL J E. Sleep disturbance, sleep duration, and inflammation: A systematic review and meta-analysis of cohort studies and experimental sleep deprivation [J]. Biological Psychiatry, 2016, 80(1): 40-52.

[118] JANSEN P W, SARIDJAN N S, HOFMAN A, et al. Does disturbed sleeping precede symptoms of anxiety or depression in toddlers? The generation R study [J]. Psychosomatic Medicine, 2011, 73(3): 242-249.

[119] JENKINS K T, TAPPER K. Resisting chocolate temptation using a brief mindfulness strategy [J]. British Journal of Health Psychology, 2014, 19(3): 509-522.

[120] JOHNSON E O, CHILCOAT H D, BRESLAU N. Trouble sleeping and anxiety/depression in childhood [J]. Psychiatry research, 2000, 94(2): 93-102.

[121] JOUVET M. Biogenic amines and the states of sleep [J]. Science, 1969, 163(3862): 32-41.

[122] KAHN M, SHEPPES G, SADEH A. Sleep and emotions: Bidirectional links and underlying mechanisms [J]. International Journal of Psychophysiology, 2013, 89(2): 218-228.

[123] KALAK N, GERBER M, KIROV R, et al. The relation of objective sleep patterns, depressive symptoms, and sleep disturbances in adolescent children and their parents: A sleep-EEG study with 47 families [J]. Journal of Psychiatric Research, 2012, 46(10): 1374-1382.

[124] KALAK N, GERBER M, KIROV R, et al. Daily morning running for 3

weeks improved sleep and psychological functioning in healthy adolescents compared with controls [J].Journal of Adolescent Health, 2012, 51(6): 615-622.

[125] KARIM A, MUNDER Z, IBRAHIM A, et al. Neurobiological Consequences of Sleep Deprivation [J].Current Neuropharmacology, 2013, 11(3): 231-249.

[126] KENNARD B, SILVA S, VITIELLO B, et al. Remission and residual symptoms after short-term treatment in the Treatment of Adolescents with Depression Study (TADS) [J].Journal of the American Academy of Child and Adolescent Psychiatry, 2006, 45(12): 1404-1411.

[127] KIENAST T, HARIRI A R, SCHLAGENHAUF F, et al.Dopamine in amygdala gates limbic processing of aversive stimuli in humans [J]. Nature Neuroscience, 2008, 11(12): 1381-1382.

[128] KIM-COHEN J, CASPI A, MOFFITT T E, et al.Prior juvenile diagnoses in adults with mental disorder: Developmental follow-back of a prospective-longitudinal cohort [J].Archives of General Psychiatry, 2003, 60(7): 709-717.

[129] LANDMANN N, KUHN M, PIOSCZYK H, et al. The reorganisation of memory during sleep [J].Sleep Medicine Reviews, 2014, 18(6): 531-541.

[130] LASGAARD M, GOOSSENS L, ELKLIT A.Loneliness, depressive symptomatology, and suicide ideation in adolescence: Cross-sectional and longitudinal analyses [J].Journal of Abnormal Child Psychology, 2011, 39(1): 137-150.

[131] LAZAR S W, KERR C E, WASSERMAN R H, et al. Meditation experience is associated with increased cortical thickness [J].NeuroReport, 2005, 16(17): 1893-1897.

[132] LESCH K P, BENGEL D, HEILS A, et al.Association of anxiety-related traits with a polymorphism in the serotonin transporter gene regulatory region [J].Science, 1996, 274(5292): 1527-1531.

[133] LIBERMAN A R, KWON S B, VU H T, et al.Circadian Clock Model Supports Molecular Link between PER3 and Human Anxiety [J].Scientific Reports, 2017, 7(1).

[134] LIND M J, AGGEN S H, KIRKPATRICK R M, et al.A Longitudinal Twin Study of Insomnia Symptoms in Adults [J].Sleep, 2015, 38(9): 1423-1430.

[135] LOOMIS A L, HARVEY E N, HOBART G.Potential rhythms of the cere-

bral cortex during sleep [J].Science, 1935, 81(2111): 597-598.

[136] LOPEZ J, HOFFMANN R, ARMITAGE R.Reduced sleep spindle activity in early-onset and elevated risk for depression [J].Journal of the American Academy of Child and Adolescent Psychiatry, 2010, 49(9): 934-943.

[137] LOPEZ J, HOFFMANN R, EMSLIE G, et al.Sex differences in slow-wave electroencephalographic activity (SWA) in adolescent depression [J]. Ment Illn, 2012, 4(1).

[138] LOVATO N, GRADISAR M.A meta-analysis and model of the relationship between sleep and depression in adolescents: Recommendations for future research and clinical practice [J].Sleep Medicine Reviews, 2014, 18(6): 521-529.

[139] LUCIANA M.Adolescent brain development in normality and psychopathology [J].Development and Psychopathology, 2013, 25(4 PART 2): 1325-1345.

[140] LYUBOMIRSKY S, TUCKER K L, CALDWELL N D, et al.Why ruminators are poor problem solvers: Clues from the phenomenology of dysphoric rumination [J].Journal of Personality and Social Psychology, 1999, 77(5): 1041-1060.

[141] MAHON N E.Loneliness and sleep during adolescence [J].Perceptual and motor skills, 1994, 78(1): 227-231.

[142] MAI E, BUYSSE D J.Insomnia: Prevalence, Impact, Pathogenesis, Differential Diagnosis, and Evaluation [J].Sleep Med Clin, 2008, 3(2): 167-174.

[143] MALHI G S, BERK M.Does dopamine dysfunction drive depression? [J]. Acta Psychiatrica Scandinavica, 2007, 115(SUPPL.433): 116-124.

[144] MANN J J, HUANG Y Y, UNDERWOOD M D, et al.A serotonin transporter gene promoter polymorphism (5-HTTLPR) and prefrontal cortical binding in major depression and suicide [J]. Archives of General Psychiatry, 2000, 57(8): 729-738.

[145] MARLATT G A, BOWEN S, CHAWLA N, et al.Mindfulness-based relapse prevention for substance abusers: Therapist training and therapeutic relationships [J].Mindfulness and the therapeutic relationship, 2008: 107-121.

[146] MATRICCIANI L, OLDS T, PETKOV J.In search of lost sleep: Secular trends in the sleep time of school-aged children and adolescents [J].Sleep Medicine Reviews, 2012, 16(3): 203-211.

[147] MAUME D J.Social Ties and Adolescent Sleep Disruption [J].Journal of

Health and Social Behavior, 2013, 54(4): 498-515.

[148] MCGLINCHEY E L, TALBO L S, CHANG K H, et al.The effect of sleep deprivation on vocal expression of emotion in adolescents and adults [J].Sleep, 2011, 34(9): 1233-1241.

[149] MCKENNA B S, DICKINSON D L, ORFF H J, et al.The effects of one night of sleep deprivation on known-risk and ambiguous-risk decisions [J].Journal of Sleep Research, 2007, 16(3): 245-252.

[150] MCMAKIN D L, ALFANO C A.Sleep and anxiety in late childhood and early adolescence [J].Current Opinion in Psychiatry, 2015, 28(6): 483-489.

[151] MCMAKIN D L, DAHL R E, BUYSSE D J, et al.The impact of experimental sleep restriction on affective functioning in social and nonsocial contexts among adolescents [J].Journal of Child Psychology and Psychiatry and Allied Disciplines, 2016, 57(9): 1027-1037.

[152] MCMAKIN D L, SIEGLE G J, SHIRK S R.Positive Affect Stimulation and Sustainment (PASS) module for depressed mood: A preliminary investigation of treatment-related effects [J].Cognitive Therapy and Research, 2011, 35(3): 217-226.

[153] MEIJER A M.Chronic sleep reduction, functioning at school and school achievement in preadolescents [J].Journal of Sleep Research, 2008, 17(4): 395-405.

[154] MELLINGER G D, BALTER M B, UHLENHUTH E H.Insomnia and its treatment: prevalence and correlates [J].Archives of general psychiatry, 1985, 42(3): 225-232.

[155] MELLMAN T A.Sleep and anxiety disorders [J].Psychiatric Clinics, 2006, 29(4): 1047-1058.

[156] MELLMAN T A, BUSTAMANTE V, FINS A I, et al.REM sleep and the early development of posttraumatic stress disorder [J].American Journal of Psychiatry, 2002, 159(10): 1696-1701.

[157] MILKINS B, NOTEBAERT L, MACLEOD C, et al.The Potential Benefits of Targeted Attentional Bias Modification on Cognitive Arousal and Sleep Quality in Worry-Related Sleep Disturbance [J].Clinical Psychological Science, 2016, 4(6): 1015-1027.

[158] MINDELL J, BARRETT K.Nightmares and anxiety in elementary - aged children: is there a relationship? [J].Child: care, health and development, 2002, 28

(4): 317-322.

[159] MINKEL J D, BANKS S, HTAIK O, et al.Sleep deprivation and stressors: evidence for elevated negative affect in response to mild stressors when sleep deprived [J].Emotion, 2012, 12(5): 1015.

[160] MISTLBERGER R E, ANTLE M C, GLASS J D, et al.Behavioral and serotonergic regulation of circadian rhythms [J].Biological Rhythm Research, 2000, 31 (3): 240-283.

[161] MONTI J M, MONTI D.The involvement of dopamine in the modulation of sleep and waking [J].Sleep Medicine Reviews, 2007, 11(2): 113-133.

[162] MORIN C M, VALLIèRES A, IVERS H. Dysfunctional beliefs and attitudes about sleep (DBAS): Validation of a brief version (DBAS-16) [J].Sleep, 2007, 30(11): 1547-1554.

[163] MRUG S, TYSON A, TURAN B, et al.Sleep problems predict cortisol reactivity to stress in urban adolescents [J]. Physiology and Behavior, 2016, 155: 95-101.

[164] MUNCH M, KNOBLAUCH V, BLATTER K, et al.Is homeostatic sleep regulation under low sleep pressure modified by age? [J]. Sleep, 2007, 30 (6): 781-792.

[165] MURRAY G, NICHOLAS C L, KLEIMAN J, et al.Nature's Clocks and Human Mood: The Circadian System Modulates Reward Motivation [J]. Emotion, 2009, 9(5): 705-716.

[166] NAYLOR M W, KING C A, KATHLEEN A, et al.Sleep Deprivation in Depressed Adolescents and Psychiatric Controls [J].Journal of the American Academy of Child and Adolescent Psychiatry, 1993, 32(4): 753-759.

[167] NELSON B W, BYRNE M L, SIMMONS J G, et al.Adolescent temperament dimensions as stable prospective risk and protective factors for salivary C-reactive protein [J].British Journal of Health Psychology, 2018, 23(1): 186-207.

[168] NIMH.Brain Basics: Understanding Sleep [Z].17-3440c.NIH.2021

[169] NOLEN-HOEKSEMA S, WISCO B E, LYUBOMIRSKY S.Rethinking Rumination [J].Perspectives on Psychological Science, 2008, 3(5): 400-424.

[170] NUTT D, WILSON S, PATERSON L.Sleep disorders as core symptoms of depression [J].Dialogues in clinical neuroscience, 2008, 10(3): 329.

[171] OHAYON M M, CARSKADON M A, GUILLEMINAULT C, et al.Meta-analysis of quantitative sleep parameters from childhood to old age in healthy individuals: Developing normative sleep values across the human lifespan [J].Sleep, 2004, 27(7): 1255-1273.

[172] OHAYON M M, ROTH T.Place of chronic insomnia in the course of depressive and anxiety disorders [J].Journal of psychiatric research, 2003, 37(1): 9-15.

[173] OTTAVIANI C, MEDEA B, LONIGRO A, et al.Cognitive rigidity is mirrored by autonomic inflexibility in daily life perseverative cognition [J].Biological Psychology, 2015, 107: 24-30.

[174] OWENS J A, BABCOCK D, BLUMER J, et al. The use of pharmacotherapy in the treatment of pediatric insomnia in primary care: rational approaches.A consensus meeting summary [J].Journal of clinical sleep medicine: JCSM: official publication of the American Academy of Sleep Medicine, 2005, 1(1): 49-59.

[175] OWENS J A, MOTURI S.Pharmacologic Treatment of Pediatric Insomnia [J]. Child and Adolescent Psychiatric Clinics of North America, 2009, 18(4): 1001-1016.

[176] PACE-SCHOTT E F, HOBSON J A.The neurobiology of sleep: Genetics, cellular physiology and subcortical networks [J].Nature Reviews Neuroscience, 2002, 3(8): 591-605.

[177] PALMER C A, ALFANO C A.Sleep and emotion regulation: An organizing, integrative review [J].Sleep Medicine Reviews, 2017, 31: 6-16.

[178] PAPADIMITRIOU G N, LINKOWSKI P.Sleep disturbance in anxiety disorders [J].International review of psychiatry, 2005, 17(4): 229-236.

[179] PAUS T, KESHAVAN M, GIEDD J N.Why do many psychiatric disorders emerge during adolescence? [J]. Nature Reviews Neuroscience, 2008, 9(12): 947-957.

[180] PAYNE J D, CHAMBERS A M, KENSINGER E A.Sleep promotes lasting changes in selective memory for emotional scenes [J].Frontiers in Integrative Neuroscience, 2012, (OCTOBER 2012): 1-51.

[181] PERLIS M L, GRANDNER M A, BASNER M, et al.When accounting for wakefulness, completed suicides exhibit an increased likelihood during circadian night

［J］.Sleep, 2014, 37: A268-A269.

［182］PERLIS M L, GRANDNER M A, CHAKRAVORTY S, et al.Suicide and sleep: Is it a bad thing to be awake when reason sleeps? ［J］.Sleep Medicine Reviews, 2016, 29: 101-107.

［183］PETERMAN J S, CARPER M M, KENDALL P C.Anxiety Disorders and Comorbid Sleep Problems in School-Aged Youth: Review and Future Research Directions ［J］.Child Psychiatry and Human Development, 2014, 46(3): 376-392.

［184］PETERSEN I T, BATES J E, GOODNIGHT J A, et al.Interaction between serotonin transporter polymorphism (5 - HTTLPR) and stressful life events in adolescents' trajectories of anxious/depressed symptoms ［ J ］. Developmental Psychology, 2012, 48(5): 1463-1475.

［185］PIGEON W R, PINQUART M, CONNER K.Meta-analysis of sleep disturbance and suicidal thoughts and behaviors ［J］.Journal of Clinical Psychiatry, 2012, 73(9): e1160-e1167.

［186］PIRES G N, ANDERSEN M L, TUFIK S.Sleep and behavioral research: Overview on global trends and Brazilian contributions to this field ［J］.Sleep Science, 2010, 3(4): 143-148.

［187］PIRES G N, BEZERRA A G, TUFIK S, et al.Effects of acute sleep deprivation on state anxiety levels: a systematic review and meta-analysis ［J］.Sleep medicine, 2016, 24: 109-118.

［188］PISANI M A, FRIESE R S, GEHLBACH B K, et al.Sleep in the intensive care unit ［J］.American journal of respiratory and critical care medicine, 2015, 191 (7): 731-738.

［189］PRATHER A A, JANICKI-DEVERTS D, HALL M H, et al.Behaviorally assessed sleep and susceptibility to the common cold ［J］.Sleep, 2015, 38(9): 1353-1359.

［190］PRICE R B, ROSEN D, SIEGLE G J, et al.From anxious youth to depressed adolescents: Prospective prediction of 2-year depression symptoms via attentional bias measures ［J］.Journal of Abnormal Psychology, 2016, 125(2): 267-278.

［191］QASEEM A, KANSAGARA D, FORCIEA M A, et al.Management of chronic insomnia disorder in adults: A clinical practice guideline from the American college of physicians ［J］.Annals of Internal Medicine, 2016, 165(2): 125-133.

[192] RAO U, DAHL R E, RYAN N D, et al.Heterogeneity in EEG sleep findings in adolescent depression: Unipolar versus bipolar clinical course [J].Journal of Affective Disorders, 2002, 70(3): 273-280.

[193] RASCH B, BORN J.About sleep's role in memory [J].Physiological Reviews, 2013, 93(2): 681-766.

[194] REGHUNANDANAN V, REGHUNANDANAN R.Neurotransmitters of the suprachiasmatic nuclei [J].Journal of Circadian Rhythms, 2006, 4.

[195] RICHTAND N M, MCNAMARA R K.Serotonin and dopamine interactions in psychosis prevention [Z].Progress in Brain Research.2008: 141-153.10.1016/S0079-6123(08)00907-2

[196] RIEMANN D, BERGER M, VODERHOLZER U.Sleep and depression—results from psychobiological studies: an overview [J].Biological psychology, 2001, 57 (1-3): 67-103.

[197] RIEMANN D, SPIEGELHALDER K, FEIGE B, et al.The hyperarousal model of insomnia: A review of the concept and its evidence [J].Sleep Medicine Reviews, 2010, 14(1): 19-31.

[198] RIEMANN D, SPIEGELHALDER K, NISSEN C, et al.REM sleep instability - A new pathway for insomnia? [J].Pharmacopsychiatry, 2012, 45 (5): 167-176.

[199] ROBERTS R E, RAMSAY ROBERTS C, GER CHEN I.Impact of insomnia on future functioning of adolescents [J].Journal of Psychosomatic Research, 2002, 53(1): 561-569.

[200] ROHDE P.Cognitive-behavioral prevention of depression in adolescents [J].Current Opinion in Psychology, 2015, 4: 136-141.

[201] ROTH T, ROEHRS T.Insomnia: Epidemiology, characteristics, and consequences [J].Clinical Cornerstone, 2003, 5(3): 5-15.

[202] SAGASPE P, SANCHEZ-ORTUNO M, CHARLES A, et al.Effects of sleep deprivation on Color-Word, Emotional, and Specific Stroop interference and on self-reported anxiety [J].Brain and Cognition, 2006, 60(1): 76-87.

[203] SARCHIAPONE M, MANDELLI L, CARLI V, et al.Hours of sleep in adolescents and its association with anxiety, emotional concerns, and suicidal ideation [J].Sleep Medicine, 2014, 15(2): 248-254.

［204］SCHOLLE S, ZWACKA G, SCHOLLE H C.Sleep spindle evolution from infancy to adolescence ［J］.Clinical Neurophysiology, 2007, 118(7): 1525-1531.

［205］SCHWARTZ D R, CARNEY C E. Mediators of cognitive - behavioral therapy for insomnia: A review of randomized controlled trials and secondary analysis studies ［J］.Clinical Psychology Review, 2012, 32(7): 664-675.

［206］SELVI Y, GULEC M, AGARGUN M Y, et al.Mood changes after sleep deprivation in morningness-eveningness chronotypes in healthy individuals ［J］.Journal of sleep research, 2007, 16(3): 241-244.

［207］SHANAHAN L, COPELAND W E, ANGOLD A, et al.Sleep problems predict and are predicted by generalized anxiety/depression and oppositional defiant disorder ［J］.Journal of the American Academy of Child & Adolescent Psychiatry, 2014, 53(5): 550-558.

［208］SHARPLEY C F, PALANISAMY S K A, GLYDE N S, et al.An update on the interaction between the serotonin transporter promoter variant (5-HTTLPR), stress and depression, plus an exploration of non-confirming findings ［J］.Behavioural Brain Research, 2014, 273: 89-105.

［209］SHORT M A, GRADISAR M, WRIGHT H, et al.Time for bed: Parent-set bedtimes associated with improved sleep and daytime functioning in adolescents ［J］.Sleep, 2011, 34(6): 797-800.

［210］SILK J S, VANDERBILT-ADRIANCE E, SHAW D S, et al.Resilience among children and adolescents at risk for depression: Mediation and moderation across social and neurobiological contexts ［J］.Development and Psychopathology, 2007, 19 (3): 841-865.

［211］SIMON H.In-Depth Report: Causes of Chronic Insomnia ［J］.New York Times Retrieved, 2011, 4.

［212］SIVERTSEN B, OMVIK S, PALLESEN S, et al.Cognitive behavioral therapy vs zopiclone for treatment of chronic primary insomnia in older adults: A randomized controlled trial ［J］.Journal of the American Medical Association, 2006, 295 (24): 2851-2858.

［213］SOFFER-DUDEK N, SADEH A, DAHL R E, et al.Poor sleep quality predicts deficient emotion information processing over time in early adolescence ［J］. Sleep, 2011, 34(11): 1499-1508.

[214] SPEAR L P. The adolescent brain and age – related behavioral manifestations [J].Neuroscience and Biobehavioral Reviews, 2000, 24(4): 417-463.

[215] SPEAR L P.Heightened stress responsivity and emotional reactivity during pubertal maturation: Implications for psychopathology [J].Development and Psychopathology, 2009, 21(1): 87-97.

[216] STERIADE M, DESCHENES M, DOMICH L, et al.Abolition of spindle oscillations in thalamic neurons disconnected from nucleus reticularis thalami [J].Journal of Neurophysiology, 1985, 54(6): 1473-1497.

[217] STORCH E A, MURPHY T K, LACK C W, et al.Sleep-related problems in pediatric obsessive-compulsive disorder [J].Journal of anxiety disorders, 2008, 22(5): 877-885.

[218] TAHERI S, LIN L, AUSTIN D, et al.Short sleep duration is associated with reduced leptin, elevated ghrelin, and increased body mass index [J].PLoS Med, 2004, 1(3): e62.

[219] TALBOT L S, MCGLINCHEY E L, KAPLAN K A, et al. Sleep Deprivation in Adolescents and Adults: Changes in Affect [J].Emotion, 2010, 10(6): 831-841.

[220] TAROKH L, CARSKADON M A.Developmental changes in the human sleep EEG during early adolescence [J].Sleep, 2010, 33(6): 801-809.

[221] TAROKH L, SALETIN J M, CARSKADON M A.Sleep in adolescence: Physiology, cognition and mental health [J].Neuroscience and Biobehavioral Reviews, 2016, 70: 182-188.

[222] TAVERNIER R, WILLOUGHBY T.A Longitudinal Examination of the Bidirectional Association Between Sleep Problems and Social Ties at University: The Mediating Role of Emotion Regulation [J].Journal of Youth and Adolescence, 2015, 44(2): 317-330.

[223] TAYLOR D J, PRUIKSMA K E.Cognitive and behavioural therapy for insomnia (CBT-I) in psychiatric populations: A systematic review [J].International Review of Psychiatry, 2014, 26(2): 205-213.

[224] TONONI G, CIRELLI C.Sleep function and synaptic homeostasis [J].Sleep Medicine Reviews, 2006, 10(1): 49-62.

[225] TONONI G, CIRELLI C.Sleep and the Price of Plasticity: From Synaptic

and Cellular Homeostasis to Memory Consolidation and Integration [J].Neuron, 2014, 81(1): 12-34.

[226] TRAUER J M, QIAN M Y, DOYLE J S, et al.Cognitive behavioral therapy for chronic insomnia: A systematic review and meta-analysis [J].Annals of Internal Medicine, 2015, 163(3): 191-204.

[227] TU K M, ERATH S A, EL-SHEIKH M.Peer Victimization and Adolescent Adjustment: The Moderating Role of Sleep [J].Journal of Abnormal Child Psychology, 2015, 43(8): 1447-1457.

[228] UHDE T W, CORTESE B M, VEDENIAPIN A.Anxiety and sleep problems: Emerging concepts and theoretical treatment implications [J].Current Psychiatry Reports, 2009, 11(4): 269-276.

[229] UNIVERSITY J H.The Effects of Sleep Deprivation [Z].Johns Hopkins University.2021

[230] VALDEZ P, RAMíREZ C, GARCíA A, et al.Circadian and homeostatic variation in sustained attention [J].Chronobiology International, 2010, 27 (2): 393-416.

[231] VAN CAUTER E, SPIEGEL K.Sleep as a mediator of the relationship between socioeconomic status and health: a hypothesis [J].Annals of the New York Academy of Sciences, 1999, 896(1): 254-261.

[232] VAN DALFSEN J H, MARKUS C R.The influence of sleep on human hypothalamic-pituitary-adrenal (HPA) axis reactivity: A systematic review [J].Sleep Medicine Reviews, 2018, 39: 187-194.

[233] VAN DER HELM E, YAO J, DUTT S, et al.REM sleep depotentiates amygdala activity to previous emotional experiences [J].Current Biology, 2011, 21 (23): 2029-2032.

[234] VAN DONGEN H, MAISLIN G, MULLINGTON J M, et al. The cumulative cost of additional wakefulness: dose-response effects on neurobehavioral functions and sleep physiology from chronic sleep restriction and total sleep deprivation [J].Sleep, 2003, 26(2): 117-126.

[235] VANDERLIND W M, BEEVERS C G, SHERMAN S M, et al.Sleep and sadness: exploring the relation among sleep, cognitive control, and depressive symptoms in young adults [J].Sleep medicine, 2014, 15(1): 144-149.

［236］VAZSONYI A T, HARRIS C, TERVEER A M, et al.Parallel Mediation Effects by Sleep on the Parental Warmth-Problem Behavior Links: Evidence from National Probability Samples of Georgian and Swiss Adolescents ［J］.Journal of Youth and Adolescence, 2015, 44(2): 331-345.

［237］VERSTRAETEN K, BIJTTEBIER P, VASEY M W, et al.Specificity of worry and rumination in the development of anxiety and depressive symptoms in children ［J］.British Journal of Clinical Psychology, 2011, 50(4): 364-378.

［238］VERWEIJ I M, ROMEIJN N, SMIT D J A, et al.Sleep deprivation leads to a loss of functional connectivity in frontal brain regions ［J］. BMC Neuroscience, 2014, 15.

［239］VGONTZAS A N, CHROUSOS G P.Sleep, the hypothalamic-pituitary-adrenal axis, and cytokines: Multiple interactions and disturbances in sleep disorders ［J］.Endocrinology and Metabolism Clinics of North America, 2002, 31(1): 15-36.

［240］VOLKOW N D, TOMASI D, WANG G J, et al.Evidence that sleep deprivation down regulates dopamine D2R in ventral striatum in the human brain ［J］. Journal of Neuroscience, 2012, 32(19): 6711-6717.

［241］WASSING R, BENJAMINS J S, DEKKER K, et al.Slow dissolving of emotional distress contributes to hyperarousal ［J］.Proceedings of the National Academy of Sciences of the United States of America, 2016, 113(9): 2538-2543.

［242］WEISSMAN M M, GREENWALD S, NIñO-MURCIA G, et al.The morbidity of insomnia uncomplicated by psychiatric disorders ［J］.General hospital psychiatry, 1997, 19(4): 245-250.

［243］WILLIAMS K, CHAMBERS M, LOGAN S, et al.Association of common health symptoms with bullying in primary school children ［J］.British Medical Journal, 1996, 313(7048): 17-19.

［244］WILLIAMSON A M, FEYER A-M.Moderate sleep deprivation produces impairments in cognitive and motor performance equivalent to legally prescribed levels of alcohol intoxication ［J］.Occupational and environmental medicine, 2000, 57(10): 649-655.

［245］WONG M M, BROWER K J.The prospective relationship between sleep problems and suicidal behavior in the National Longitudinal Study of Adolescent Health ［J］.Journal of Psychiatric Research, 2012, 46(7): 953-959.

[246] WU J C, BUNNEY W E.The biological basis of an antidepressant response to sleep deprivation and relapse: Review and hypothesis [J].American Journal of Psychiatry, 1990, 147(1): 14-21.

[247] YIP T.The Effects of Ethnic/Racial Discrimination and Sleep Quality on Depressive Symptoms and Self-Esteem Trajectories Among Diverse Adolescents [J]. Journal of Youth and Adolescence, 2015, 44(2): 419-430.

[248] YOO S-S, GUJAR N, HU P, et al.The human emotional brain without sleep—a prefrontal amygdala disconnect [J]. Current biology, 2007, 17 (20): R877-R878.

[249] YOUNG S N.How to increase serotonin in the human brain without drugs [J].Journal of Psychiatry and Neuroscience, 2007, 32(6): 394-399.

[250] ZHANG J, LAM S P, LI S X, et al.A community-based study on the association between insomnia and hypothalamic-pituitary-adrenal axis: Sex and pubertal influences [J]. Journal of Clinical Endocrinology and Metabolism, 2014, 99 (6): 2277-2287.

[251] ZHANG L, HIRANO A, HSU P K, et al.A PERIOD3 variant causes a circadian phenotype and is associated with a seasonal mood trait [J].Proceedings of the National Academy of Sciences of the United States of America, 2016, 113 (11): E1536-E1544.

[252] ZHANG W N, CHANG S H, GUO L Y, et al.The neural correlates of reward-related processing in major depressive disorder: A meta-analysis of functional magnetic resonance imaging studies [J]. Journal of Affective Disorders, 2013, 151 (2): 531-539.

第四章　焦虑与认知

　　焦虑是一个复杂的过程,涉及行为、认知、情感的过程。认知是个体对环境做出意义的过程,它反映了一个人的想法、信念和思考与解决问题的模式(Wilt et al.,2011)。

　　关于焦虑对认知的影响主要由两种理论来解释:加工效能理论(Processing efficiency theory)(Eysenck & Calvo,1992)和注意控制理论(Attentional control theory,ACT)(Eysenck et al.,2007)。这两个理论都只关注正常人群中焦虑的个体差异。因为认知过程在正常人群和临床人群中是不同的,所以这里就不太涉及临床人群的焦虑对认知情况的介绍,毕竟现在看这本书的基本都是属于正常人群,或者有一些焦虑症状的正常人群,或者集中在研究非临床焦虑的学生和科研工作者。具体关于临床焦虑的研究会在以后的著作中进行详细讲解。

　　前面已经跟大家介绍了焦虑的定义和分类,这里再简要复习一下,以便更容易理解接下来的内容。焦虑是一种与痛苦、无助、躯体唤起的中枢神经系统相关的恐惧、担忧、紧张的情绪反应。它往往代表了一种对真实的、想象的或夸张的感知到的危险或威胁的反应,能够避免引起危险的刺激。这种负面影响涉及警觉、注意、知觉、推理和记忆之间的相互作用,而这些是认知加工的中心内容(Rachman,S.2004)。

　　前面也说到,焦虑可以分为状态焦虑和特质焦虑(Spielberger,1983)。状态焦虑是对某种感知到的威胁的一种情境相关的情绪反应。因此,当威胁事件消失后,它只会维持一段有限的时间。特质焦虑与人格有关,它取决于个体对世界的感知和反应。高特质焦虑的人会比低特质焦虑的人经历更多的焦虑情境和更强烈的焦虑水平(Racham,2004)。特质焦虑是一种有焦虑反应的倾向,它并不随着引起焦虑的因素消失而消失。

　　特质焦虑和状态焦虑高度相关,因为个体对焦虑的易感性(特质焦虑)影响了在特定情境下(状态焦虑)所感受到的焦虑的发生和强度。状态焦虑和特质焦虑都对复杂的认知任务有不利影响(Eysenck & Calvo,1992)。本书的这个章节主要关注的是特质焦虑而不是状态焦虑,因为注意控制理论关注更多的是特质焦虑。另外,由于我们更关注焦虑对需要大量认知资源的认知任务的影响,因此待会描述的焦虑和运动表现的研究不多,毕竟焦虑对运动的影响也可以在接下来的描述中找到答案。

焦虑对认知表现的影响一直是研究的热门。研究结果普遍表明,高度的焦虑会损害认知表现(Ansari & Derakshan,2010;Berggren & Derakshan,2013;Derakshan et al.,2009;Eysenck et al.,2007)。以焦虑为代表的关于情绪如何影响认知表现是20世纪60年代认知心理学发展以来的研究热门。这一领域随后的研究以情感的个体差异为基础(Eysenck,2013)。人们提出了几个理论来解释焦虑是如何给表现带来负面影响的(Eysenck & Calvo,1992;Eysenck et al.,2007;Humphreys & Revelle,1984)。这些理论在认知心理学的历史背景下,随着对认知过程研究的深入而变得更加精确。比如,Humphreys和Revelle(1984)提出担忧会干扰注意力,并与任务回避动机有关,因此分配给任务的资源较少,从而降低了性能。Sarason(1984)则从担忧表现成绩的想法来解释焦虑对表现的负面影响,认为这种负面影响会降低注意力,从而影响认知表现。

他们的理论是都是基于当时有限的关于工作记忆认知过程的研究情况下发展起来的。尽管他们的理论很好地解释了焦虑对认知表现的影响,但它们并不精确。即使在20世纪90年代早期,Eysenck和Calvo(1992)提出了加工效能理论,但关于中央执行功能(Central executive functions)的研究很少,所以他们的理论也未能得到有力证据来证明受焦虑影响最大的是中央执行功能。随着这一领域研究的发展,新的发现带来了新的理解,一个更精确的理论被提出,那就是注意控制理论(Eysenck et al.,2007)。注意控制理论是Eysenck等人对他们最早提出的加工效能理论(Processing efficiency theory)的发展和升级。这两个理论在关于焦虑对认识的研究领域中举足轻重,让我们更清晰地理解焦虑是如何影响认知表现的。

加工效能理论区分了表现成绩(Performance effectiveness,表现的质量)和表现效能(Performance efficiency,表现成绩与投入的加工资源之间的关系)。当中央执行机构(工作记忆的重要组成部分)使用更多的加工资源来达到一个满意的性能时,效能就会降低。而焦虑个体为了将焦虑对表现(成绩)的负面影响最小化,会使用额外的加工资源,因此焦虑对表现的影响较小(Eysenck & Calvo,1992;Eysenck et al., 2007）。因此效能和成绩是有区别的,一个偏向效能,一个偏向结果。

注意控制理论确定了与注意力控制有关的特定中央执行功能,这些功能在认知表现中因焦虑而受损。根据该理论,焦虑会影响转移功能(Shifting function,积极的注意控制、在任务要求下重新引导注意力在任务内部或任务之间进行转换的能力)、抑制功能(Inhibition function,负性注意控制的能力,抑制与任务无关的刺激引起的注意和优势反应)和更新功能(Updating,信息的更新和监测)。虽然研究明确焦虑会损害注意控制的效能(转移和抑制功能),但它对表现成绩的影响较小(也见 Derakshan 和 Eysenck,2009)。目前注意控制理论已经有很多的实证支持,但是关于焦虑对更新功能的研究结果呈现出不一致。

在初步了解目前科学家为了了解焦虑是如何影响认知而总结出的理论后,下面我将依次介绍以下几方面内容:

首先,从认知的角度讨论焦虑的人格维度。

其次,概述有关焦虑对表现影响的理论。

第三,介绍加工效能理论和注意控制理论。

第四,讨论动机与焦虑的关系。

第五,回顾焦虑对加工效能的影响大于表现成绩这一假设的证据。

第一节　特质焦虑的认知研究

为了研究焦虑是如何影响认知过程的,研究人员选择了两种方法,一种是通过比较高焦虑个体和低焦虑个体来研究焦虑作为一种人格特征(焦虑易感性个体)在正常个体中的个体差异;或者通过比较临床焦虑患者和正常个体来调查焦虑。这种区别是由于研究重点的不同。临床研究通常关注焦虑障碍的原因、持续以及适当的治疗方法。而在正常人群中调查个体焦虑差异的研究更多关注焦虑对认知表现的影响(Eysenck & Calvo,1992)。然而,在这两种方法中都强调了认知偏差,如注意偏差和解释偏差。

焦虑分为特质焦虑和状态焦虑(Spielberger,1970)。特质焦虑与个体的脆弱性或焦虑倾向有关。特质焦虑是一种人格维度,因此随着时间的推移相对稳定。相反,状态焦虑是对威胁情况、事件或刺激的一种反应,它产生紧张、恐惧和增加的生理反应(例如增加心率)是暂时的,只持续一定的时间。

要衡量焦虑的程度,可以使用第一章介绍的状态-特质焦虑量表(STAI)。它是一种分别评估特质焦虑和状态焦虑的自我报告。1970年,当Spielberger首次提出STAI时,他的目的是用一种简短的自我报告测量方法来区分和评估状态和特质焦虑。这种自我报告式焦虑测量方法自问世以来已广泛应用于研究和临床实践中,也是目前关于心理学实验中焦虑评价的主要方法之一。它已经被翻译成多种语言,并且在大量不同的样本中对其结构进行了检验,很好地区分和测量了状态焦虑和特质焦虑。此外,研究表明,STAI与其他测量方法相比具有较高的区分效度和收敛效度(Spielberger et al.,1983)。然而,也有人指出,STAI是基于非临床样本建立的,因此STAI并不能区分焦虑和抑郁,这表明它不是焦虑的纯测量量表(Beck et al.,1988)。为了解决这一点,Beck等人(1988)开发了基于临床样本的贝克焦虑量表,旨在测量临床焦虑并区分焦虑和抑郁。尽管目前STAI在临床实践中的应用较其开发时少,但仍是研究中使用最多的自报告测量方法之一。

焦虑作为一种人格维度和特质焦虑最早是由Spielberger等人(1970)提出的。但它与Eysenck提出的三个中心人格维度之一的神经质(Neuroticism)相似(Eysenck,1967)。Spielberger(1970)从遗传的角度对此进行了解释,但后来发现,遗传因素对焦虑的个体差异的贡献并不大(Eysenck,2014)。Williams et al.(1988)认为,特质焦虑代表着一种稳定的倾向,即通过将注意力指向或远离潜在的威胁来应对危险,并且这种注意偏向随着状态焦虑的增加而增加,这表明特质和状态焦虑之间存在交互作用。同样,Eysenck等人(1992)也提出焦虑与认知偏差(注意偏差、解释偏差、负面偏差)有关,并且这种偏差会随着状态焦虑的增加而增加。

随后,Eysenck(2000)在上述认知理论的基础上提出了特质焦虑的四因素理论(Four-factor theory of trait anxiety)。它指出焦虑作为一种情感体验与四种信息来源有关:①个人如何处理和解释这种情况;②生理信息(如心率);③存储在长期记忆中的未来事件/情况的可能结果(如担忧);④个人自身行为。

根据四因素理论,焦虑的体验取决于来自这四个信息源的信息如何被关注和解释。根据先前的理论,其中一个主要的假设是焦虑会导致与潜在威胁相关的认知偏差,这种潜在威胁可以由被解释为威胁的外部刺激引起,也可以由被解释为担忧的内部刺激引起。注意和解释偏差都与焦虑有关。这些偏见是由特质焦虑(个体对焦虑的脆弱性)和状态焦虑(情境压力)之间的相互作用决定的。四因素理论假设得到了一些实证的支持(Eysenck,2000)。

出于研究目的,焦虑特质和焦虑状态经常分别进行研究。本文主要研究特质焦虑(焦虑作为一种人格维度)对认知的影响。选择特质焦虑而非状态焦虑的原因是:焦虑和认知表现领域的研究大多集中在特质焦虑上,而不是状态焦虑。很多重要的发现都是基于特质方法得出的。Eysenck 等人(2007)的理论就是基于这些主要发现得出的。此外,高特质焦虑作为一种人格维度,而不是简单的对某种情况的反应,似乎在处理非情绪/情感信息时对执行系统有更大的影响。研究发现,状态焦虑与情境相关,并影响与警觉性或情境敏感性更相关的注意网络(Pacheco-Unguetti et al.,2010)。可以认为,特质焦虑与认知系统处理各种各样情况的习惯方式有关;而状态焦虑则更多地与威胁相关刺激的即时加工有关。

第二节　焦虑影响认知表现的理论

一、认知干扰理论(Cognitive interference theory)

Sarason 的认知干扰理论起源于 20 世纪 50 年代。认知干扰理论(Sarason, 1984)的一般假设是:焦虑会引起担忧(Worry)的想法,从而影响认知表现。而担忧是对可能的负面结果的想法,是焦虑的一个组成部分(Eysenck & Calvo,1992)。当个体经历焦虑时,会受到与任务无关的想法的影响,例如对表现结果的担忧,这些想法会影响表现,因为它们减少了执行任务时可用的注意力。Sarason(1984)认为,对评估的担忧和自我关注会损害认知表现,最典型的就是考试焦虑。当任务复杂或者困难时,高焦虑易感个体(考试焦虑高)会比低焦虑个体表现更差。

Eysenck(1992)指出了认知干扰理论的局限性。首先,该理论夸大了自我专注和担忧的作用。根据干扰理论,焦虑高的个体由于焦虑(与任务无关的想法)的干扰,应该比焦虑低的个体表现更差。一些研究却发现高焦虑和低焦虑个体之间的表现没有显著的差异(Blankstein et al.,1989;Calvo et al.,1990)。此外,焦虑与任务难度之间的交互作用被过度简化,在简易难度下焦虑的影响可能并不明显,过分强调了与任务要求的注意过程相关,而忽略了其他过程(如存储)(Eysenck & Calvo,1992)。第三,该理论没有明确指出焦虑直接影响认知系统的哪些组成部分(Derakshan et al.,2009)。

二、信息加工理论(Information processing theory)

信息加工理论(Humphreys & Revelle,1984)主要研究人格、动机和表现之间的关系。根据该理论,焦虑对表现的影响涉及担忧、觉醒等几个因素。焦虑产生担忧,增加逃避动机,但也产生觉醒。由焦虑引起的觉醒会降低短时记忆。需要短时记忆参与程度高的任务比不需要短时记忆的任务更容易受到焦虑的损害,这是由于焦虑(觉醒)对短时记忆的负面影响造成的。

因此,这两个理论都试图解释焦虑对认知表现的不利影响。尽管他们有一些局限性,但他们带来了关于焦虑和觉醒在认知表现中的作用的新观点。

接下来,我会介绍加工效能理论和注意控制理论。这些理论都受到了上述理论中发展的一些思想的启发。例如,担忧与表现的关系(Sarason,1984,1988)及任务难度与表现的关系(Humphreys & Revelle,1984)。

三、加工效能理论(Processing efficiency theory)

加工效能理论是由 Eysenck 和 Calvo(1992)提出的,用来解释焦虑对认知表现的影响。后来为了解决该理论的局限性,这一理论被进行了扩展和升级,发展成为注意控制理论(Eysenck et al.,2007)。

加工效能理论的中心观点之一是表现成绩(Effectiveness)和表现效能(Efficiency)的区别。表现成绩与表现的结果和质量有关,通常以反应的准确性来衡量。另一方面,表现效能是实现某一表现所消耗的资源和努力与表现成绩之间的关系。反应时间通常被用作效能的间接度量。当使用更多的努力或资源来实现良好的任务结果时,表现效能会降低。

根据加工效能理论,高焦虑个体的表现在效能方面受到的影响大于成绩方面的影响。由于焦虑引起的担忧会干扰手头的任务,他们会耗尽中央执行中有限的注意力资源,留下更少的可用资源,从而降低处理效能。

为了应对焦虑对中央执行的影响,高焦虑个体会采取补偿措施,增加努力和额外资源的使用,从而更有动力去达到一个满意的结果。这种对额外资源和工作的消耗可能会降低处理效能。然而,表现成绩不太可能受到影响。

加工效能理论的另一个重要假设是焦虑对认知表现的影响与焦虑有关。焦虑与担忧的想法有关,例如,与低焦虑的个体相比,高特质焦虑的个体报告有更多的担忧想法或自我专注。而担忧可以被定义为一系列的想法和画面。担忧(想法或画面)与对压力情况或事件的反应有关,它涉及对评估、失败和负面结果的关注,与可能的负面结果的预期有关(例如对失败和评估的担忧)。担忧是焦虑的一个组成部分,通常在紧张的情况下被激活。高特质焦虑的个体通常比低特质焦虑的个体有更多的焦虑,因为他们比低特质焦虑的个体更容易经历或夸大某种情境为更大的压力的情况。

再一个重要的假设是:焦虑主要影响了中央执行,但它也可以影响语音循环,因为两者都是工作记忆的组成部分。中央执行监督其他工作记忆成分,并以注意控制作为其中心角色。语音循环负责简单的语言处理,包括练习。加工效能理论基于工作记忆的 Baddeley 模型,该模型有三个组成部分:中央执行、视觉画板和语音循环(Banbury et al.,2001)。后来,作者增加了一个新成分,即情节缓冲。

焦虑对工作记忆容量的影响已经在一些研究中被证实,支持了加工效能理论假设。比如在对工作记忆有不同程度的需求的字母变换任务(Letter-transformation task)和数字变换任务(Number-transformation task)中发现,对工作记忆的要求越高,则焦虑带来的负面效果越大(Ashcraft & Kirk,2001)。

探索范式(Probe paradigm)也被用来评估高特质焦虑和低特质焦虑个体在评价条件和非评价条件下的表现差异(Eysenck et al.,2005)。探针(Probes)是偶尔出现的听觉刺激,允许研究人员通过反应时间来评估备用处理能力。调查任务(二级任务)显示,在评估条件下,高焦虑个体的反应时间比低焦虑个体的反应时间慢。而对于那些低焦虑的人,结果却恰恰相反。对主要任务(字母转换)的分析表明,高焦虑个体的加工效能有所下降,但高焦虑个体与低焦虑个体的加工效能没有显著差异。

这些发现表明,随着任务对中央执行的要求越来越高,加工效能会受到影响。焦虑引起的担忧或自我专注只会留下部分可用的资源来完成任务。为了应对这种情况,高焦虑个体会利用额外的资源,更有动力去达到一个好的结果,作为一种补偿策略来应对焦虑的不利影响。

通过阅读理解任务发现,高焦虑组和低焦虑组在表现理解上没有差异。尽管在阅读文本时,高焦虑的被试者比低焦虑的被试者产生了更多的阅读回看,但为了获得相同的表现成绩,他们必须使用补偿策略来达到与低焦虑被试者相同的理解水平。因此区别在于高焦虑个体有更大的动机去调用额外的资源来达到预期的表现成绩。

但加工效能理论存在两个主要的局限:①焦虑对中央执行的影响是模糊的,因为该理论认为,中央执行是受焦虑损害最大的工作记忆功能,但没有确定哪些中央执行功能受焦虑损害。②该理论并没有解释为什么高焦虑个体比低焦虑个体更容易被与任务无关的刺激分心。

综上所述,加工效能理论是基于表现有效性和表现效能的区别。根据该理论,焦虑产生的担忧会耗尽工作记忆处理资源(主要来自中央执行),影响处理效能,而不是表现成绩。然而,该理论并没有明确指出哪些执行功能受焦虑影响最大,因此该理论需要更新。

四、注意控制理论(**Attentional control theory**)

注意控制理论(Eysenck et al.,2007)是对他们15年前提出的加工效能理论的发展和升级,在保持其基本方法的同时,解决了之前加工效能理论的局限性(Eysenck & Calvo,1992)。

注意控制理论的主要假设是焦虑损害了注意力控制。注意力控制可以是目标驱动(Goal-Driven)的,也可以是刺激驱动(Stimulus-Driven)的,但是目标和刺激驱动的系统之间存在平衡的相互作用(Yantis,1998)。根据该理论,焦虑破坏了这两个注意系统之间的平衡,影响中央执行,因为它涉及注意控制。此外,该理论还指出,受焦虑影响最大的是中枢执行功能中的抑制功能(抑制分心物或优势反应的能力)和转移功能(在任务之间和任务内转移注意力的能力)。

这是注意控制理论相对于加工效能理论的优势之一。它更具体、更清晰。它确定了哪些中央执行功能会因焦虑而受损。加工效能理论认为,由焦虑引起的担忧思想影响了加工效能,但不清楚哪些加工受到了影响。

注意控制理论保持了加工效能理论的核心假设之一,即焦虑对加工效能的影响大于表现效能。注意控制理论表明,这是由于焦虑对抑制和转移功能的注意力控制的影响造成的。而加工效能表明,这是由于焦虑引起的担忧。这些想法是相关的,如果高特质焦虑的人抑制能力差,他们将无法阻止担忧的想法干扰任务表现。

注意控制理论解释了与任务无关的刺激的影响,包括情绪和中性的,并表明高焦虑的个体更倾向于不依赖刺激的种类而分心。该理论认为焦虑对抑制功能的影响是分心的原因。加工效能理论并没有解释为什么高焦虑的个体比低焦虑的个体更容易分心。

后面将介绍注意控制理论的每一个优点,以及和加工效能理论的共同点。

(一)焦虑对中央执行中的负面影响

注意控制理论认为,焦虑对注意力控制有负面影响,而注意力控制是中央执行的主要角色之一。而有限的容量的工作记忆又要负责注意控制相关的几个功能(Baddeley,2002)。至于哪些功能被归于中央执行,研究者们还没有达成一致(Barrett et al.,2004;Fournier-Vicente et al.,2008;Smith & Jonides,1999)。后来该理论确定了三种主要的中央执行功能(Miyake et al.,2000):转移功能(Shifting function,在心理集合或任务之间的转换)、抑制功能(Inhibition function,优势反应和干扰物的抑制)和更新功能(Updating,信息更新和监测),只是在实证研究的基础上,这是以前没有做过的。基于几个与执行功能相关的研究,他们使用了潜变量分析来确定执行功能。

注意控制理论遵循了 Miyake 的中央执行方法,并将转移和抑制功能确定为认知表现中受焦虑影响最大的功能。转移和抑制功能都涉及注意力控制。转移涉及在任务或心理集合之间积极的注意控制转移;抑制涉及抑制干扰物刺激或干扰任务的优势反应的消极注意控制(Derakshan et al.,2009;Miyake et al.,2000)。

一些研究发现了焦虑对抑制功能的负面影响(Pacheco-Unguetti et al.,2010;Reinholdt-Dunne et al.,2009)和对转移功能的负面影响(Derakshan et al.,2009)因而支持焦虑通过影响注意力控制,从而影响认知表现中中央执行的转移和抑制功能(Eysenck & Derakshan,2011)的理论。然而更新功能预计受焦虑的影响较小,该领域的研究发现呈现出不一致(Dutke & Stöber,2001;Eysenck et al.,2007)。

注意控制理论认为,焦虑对中央执行的负面影响随着注意力控制需求的增加而增加,需要更多的处理资源。任务的要求越高,就需要更多的资源和努力来克服焦虑的负面影响,实现令人满意的任务结果。为了检验增加的任务要求对中央执行的影响,研究通常采用两种不同的范式,一种是负荷范式,另一种是具有不同任务复杂性水平的单一任务。

加载范式涉及一个主要任务和一个并行执行的次要任务,次要任务(加载)主要是用来评估高负载或低负载期间的主要任务的性能。结果表明,焦虑在高负荷(次要任务)时会影响主要任务的表现(Eysenck et al.,2005;Eysenck,1998)。Derakshan 等人(2009)使用具有两种不同复杂度的单个任务,发现高状态焦虑的被试在高复杂性转换任务中比低状态焦虑的被试反应时间更长,而在低复杂性转换任务中则没有显著差异。

在一项调查神经活动的研究中发现,与低焦虑的人相比,高焦虑的人在 3-N-Back 任务中最困难的试次中有显著增加的短暂激活,但是焦虑并没有影响成绩。结果表明,当任务要求更高时,高焦虑者在控制注意力方面效能较低(Fales et al.,2008)。

这里还涉及双任务实验。Miyake 等人(2000)认为,双任务协调可能是一种独立的中央执行功能,因为它与注意控制理论的三种功能(抑制、转移和更新)无关。研究发现,双任务协调激活了与执行功能相关的区域(Collette et al.,2005)。焦虑对双任务协调的影响在注意控制理论中并不明确,因为该理论没有将双任务协调作为一种执行功能,只考虑了执行抑制、转移和更新功能。然而,作者指出,同时执行两项任务除了满足单独的每个任务的要求外,通常需要注意控制(特别是转移功能)来协调处理两个任务(Eysenck et al.,2007),因此似乎表明焦虑可能影响双任务协调。

(二)中央执行(Central Executive)

中央执行是工作记忆的重要组成部分。作为一个负责控制和调节认知过程的注意控制结构,由另外两个组成部分视觉画板和语音循环支持。这两个组成部分负责视觉和空间信息,还有语言和听觉信息(Baddeley,2002;Baddeley & Hitch,1974)。工作记忆的多成分模型是由 Baddeley 和 Hitch(1974)提出的,用以替代 Atkinson 和 Schiffrin(1968)提出的单一模型。Baddeley(1986)后来采用了监督注意子系统(Supervisory attentional subsystem,SAS)模型(Norman & Shallice,1986),该模型说明了注意控制是解释中央执行的最佳模型。

一些功能被归于中央执行,然而研究人员尚未达成共识。例如,Baddeley(2002)认为中央执行有三个中心功能:集中可用的注意力的能力,分散注意力的能力,转移注意力的能力。而 Smith 和 Jonides(1999)提出了中央执行的五种功能:选择性注意、抑制、更新工作记忆、编码工作记忆,规划子任务。Miyake 等人(2000)综合了关于中央执行的组成部分的理论和实验(Baddeley,1996;Smith & Jonides,1999),确定了中央执行的三种主要功能(如图11):抑制功能、转移功能和更新功能。

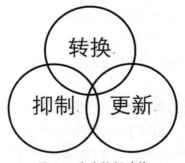

图11 中央执行功能

抑制功能是指一种通过主动抑制,或者自动地,或者通过优势反应来达到抑制的能力。它包括以一种消极的方式来控制注意力,以抵抗来自与任务无关的刺激和反应的干扰。转移功能是一种转移注意力的能力。它能保证我们在多个任务、操作或心理集合之间来回转移,它是以积极的方式根据任务需求转移注意力。更新功能是指更新工作记忆表征的能力,即用新的信息替换旧的、不再重要的信息的能力。

Miyake 等人(2000)研究了各执行功能之间的关系,以了解执行功能在多大程度上是可独立的,并发现即使可以独立,但它们之间也是相关的,存在有一些重叠的过程(Collette et al.,2005;Friedman & Miyake,2004;Hedden & Gabrieli,2010)。同时,他们发现双任务协调与他们确定的三种执行功能都没有关联,并认为它可能是一种独立的执行功能。而 Fournier-Vicent 等人(2008)基于综合潜在变量分析确定了五种执行功能,类似于 Miyake 等人(2000)开发的执行功能。可以推测,他们发现的执行功能数量的增加与 Miyake 等人(2000)发现的执行功能的子功能有关。

注意控制理论指出基于 Miyake 等人(2000)提出的中央执行模型,焦虑主要影响认知表现中的转移功能和抑制功能。作为加工效能理论的延伸,注意控制理论成功地识别了复杂认知任务中涉及的中央执行的功能。它阐明了哪些功能受焦虑影响最大,并具体说明了加工效能理论模糊的地方。

(三)注意力控制

Yantis(1998)区分了两种类型的注意力控制系统:目标驱动(Goal-Driven)的注意和刺激驱动(Stimulus-Driven)的注意。这个区别最早是一个多世纪前由 William James(1890)提出的,尽管当时它被称为被动注意模式或主动注意模式。

刺激驱动注意系统是一种自下而上(Bottom-Up)的工作方式,当注意力被与任务无关的显著刺激所捕获时,它就会发生。刺激驱动的注意力比目标驱动的注意力更快更有效。另一方面,目标驱动的注意是一种自上而下(Top-Down)的工作方式,是主动的,它要求对与任务相关的某个刺激进行注意的自主控制。刺激驱动的注意力处理更自动化,因为注意力立即被某个刺激所捕获。当相关的感觉事件被检测到时,这个系统就会被激活,特别是当它们是显著的或有威胁性的。刺激驱动的注意力与右半球腹侧额顶神经网络有关。相反,目标驱动的注意力与涉及刺激选择和反应的背侧额顶叶网络有关。当注意力集中在一个刺激上时,腹侧神经网络就会暂停,以避免注意力被分散到其他刺激上。这两个网络经常相互作用(Corbetta & Shulman,2002)。

注意控制理论认为焦虑会损害注意力控制,主要是因为焦虑破坏了刺激驱动和目标驱动的注意系统之间的平衡(Corbetta et al.,2008;Corbetta & Shulman,

2002)。焦虑干扰注意控制,增加对刺激驱动注意的影响,减少目标驱动注意控制。这意味着高焦虑个体的注意力比低焦虑个体更有可能参加与任务无关的刺激。这一预测得到了大量来自使用干扰刺激的研究的支持,无论是威胁性的还是中性的。

注意控制理论受到了一些研究的启发,这些研究结果表明,高度焦虑的人注意力控制能力较差,对威胁有注意偏向。例如,有眼动追踪研究比较了高焦虑组和低焦虑组的初始定向注视对威胁性情绪面孔和恐惧面孔的注意偏向(Mogg et al.,2007)。研究结果表明,高度焦虑的人比低焦虑的人更倾向于直视威胁性的面孔(无论是恐惧还是愤怒的面孔)。基于这些发现,研究认为存在一个系统来处理威胁和调节对潜在威胁刺激的警惕性。有许多研究结果支持对威胁刺激的注意偏向。例如,Telzer et al.(2008)发现了对威胁的注意偏见,Bar-Haim et al.(2007)发现了特质焦虑与对愤怒面孔的注意偏见相关联。

注意控制理论研究认为,焦虑也损害抑制功能和转移功能的注意效能,因为这两个执行功能的作用与注意控制直接相关,也已经得到一些证据的支持。

注意控制也可以通过自我报告测量来评估。使用最多的问卷是认知失败问卷(Cognitive Failures Questionnaire,CFQ)(Broadbent et al.,1982)和注意力控制量表(Attentional Control Scale,ACS)(Derryberry & Reed,2002)。然而,自我报告测量是基于个体对特定条件(例如:他们自己的注意力控制)的自省能力,而这种能力是有限的,因此,这些测量最好只是用作支持性的实验数据。其中CFQ通过分析每天可能发生的小错误的个体差异来评估个体的注意力控制。这些错误大多显示出注意力控制不足。ACS是两种独立的量表组合的结果。其中一个量表测量注意力集中(集中注意和抵抗干扰物的能力),这与抑制功能非常相似;而另一个量表测量注意转移(根据需要转移注意力的能力),这与转移功能非常相似。研究发现ACS总分与特质焦虑呈负相关(Ayduk et al.,2008;Derryberry & Reed,2002)。因为焦虑对注意力的影响是注意控制理论的核心,所以大部分研究都选择了这种注意力控制的自我报告测量方法来进行研究。

(四)转移功能

根据Miyake et al.(2000)的研究,转移功能是在任务或心理集合之间转移注意力的能力,这是中央执行的功能之一。研究人员发现,任务转换与转换功能有关。Norman和Shallice(1986)已经指出,在不同任务或心理集合之间转移注意力的能力是执行控制的重要方面之一。Wager et al.(2004)确定了7个在转换任务中被系统激活的大脑区域,这表明存在一个单一的且基本的转换功能。

　　Aron et al.(2004)研究了任务转换的表现,并确定了两种任务转换抑制在大脑中的定位。右额下回(Inferior frontal gyrus, IFG)和额盖部(Pars opercularis, POp)与任务组抑制相关,左额中回(Middle frontal gyrus, MFG)与任务组自上而下(目标驱动)的注意控制相关。左脑半球在任务集的选择和维持中起重要作用,而右脑半球与抑制控制有关。

　　任务转换需要在两个任务之间快速连续地交替,任务可以从一个任务转换为另一个任务(经典的任务转换范式,参照 Jersild 于 1927 年发表的论文),或者任务的变化可以是不可预测的(不可预测的任务转换,参照 Meiran 于 1996 年发表的论文)。与单任务性能相比,转换后的反应时间更长或错误率更高(Monsell,2003)。

　　在这里,转换任务有一个固有的成本,即快速更改任务的成本。与重复相同任务的成本相比,这称为转换成本。在研究中,这通常是通过反应时间来衡量的。转换成本涉及任务集重新配置(Task set reconfiguration, TSR)。任务集重新配置包括在任务刺激之间转移注意力、从记忆或外部线索中检索任务目标,并将其付诸行动、采取正确的工作记忆程序、抑制或删除不再适当的反应和调整到正确的任务反应(Monsell,2003)。

　　注意控制理论认为,焦虑会削弱转移功能,因为焦虑降低了注意力控制,而注意力控制更倾向于刺激驱动而非目标驱动,因而影响了任务之间快速转换注意力的能力。

　　只有少数研究调查了焦虑对涉及转移功能的任务的影响。例如,Derakshan et al.(2009)使用了一种任务转换范式,即在心里计算加法和减法(低复杂性任务),或者乘法和除法(高复杂性任务)。被试者被要求执行重复的和任务转换的模块。结果表明,与重复性任务相比,高焦虑组在任务转换时的反应时间显著延长,但仅在任务复杂性较高时才如此。Johnson(2009)采用中性刺激和情绪刺激的线索任务转换范式研究焦虑对任务转换的影响,结果显示高焦虑比低焦虑从中性刺激转换到情绪刺激的速度要慢。综合连线测验(Comprehensive trail-making test, CTMT)试次 5 涉及转换功能。Orem et al.(2008)通过使用任务 3 和 5,发现在任务5 中,高压力水平的被试者比低压力水平的被试者动作慢。这表明高压力(可能是高度焦虑)会影响被试者的转换功能。

　　Ansari and Derakshan(2010)采用混合反向眼跳范式研究了焦虑在任务转换中的作用。被试者必须完成一项反向眼跳任务或朝向眼跳任务。被试者还必须执行一项混合任务,他们必须在反向眼跳任务或朝向眼跳任务之间随机交替进行,并有一个线索表明该试次是反向眼跳任务或朝向眼跳任务。一般来说,当单独进行反向眼跳任务或朝向眼跳任务时,反向眼跳性能有所提高(Cherkasova et al.,2002)。结果显示,低焦虑组在任务转换中比在重复任务中有更快的正确反向眼跳潜伏期,而高焦虑组没有显示出任何转换的好处(Ansari et al.,2008)。

Miyake et al.(2000)发现转换功能与威斯康星卡片分类测试(Wisconsin Card Sorting Test,WCST)特别相关,威斯康星卡片分类测试是一项需要在一定次数的成功试次后进行分类转换的任务。Goodwin and Sher(1992)使用WCST,发现高焦虑的表现比低焦虑的表现差。然而,WCST是一个复杂的任务,不能被认为是纯粹的转换功能测试。

上述研究结果与注意控制理论一致,即焦虑会损害注意力控制的转换功能。

（五）抑制功能

抑制功能是一种中枢执行功能,负责在必要时抑制显性和自动反应或优势反应或干扰物(Friedman & Miyake,2004;Miyake et al.,2000)。该抑制过程的几种类型或维度已经被提出(Harnishfeger,1995;Nigg,2000)。Friedman 和 Miyake(2004)研究了三种与抑制相关的功能,即前摄干扰的抵抗能力(对不再与任务相关的记忆入侵的抵抗能力)、优势反应抑制能力(抑制优势自动反应的能力)和抵抗干扰的能力(抵抗/抑制与当前任务无关的刺激的能力),结果发现,优势反应抑制和对干扰物的抵抗密切相关,表明两者有一些共同的过程,而对前摄干扰的抵抗与其他两种抑制功能无关(Friedman & Miyake,2004)。

注意控制理论采用了 Miyake et al.(2000)和 Friedman and Miyake(2004)关于抑制功能的研究结果和方法,认为焦虑与抑制分心刺激和自动优势反应的能力有关。这些刺激可以是外部的(如环境相关的)或内部的(如担忧的想法)。而焦虑通过影响抑制功能,从而损害注意控制。刺激驱动的注意力比目标驱动的注意力更容易增加处理资源偏向处理与任务无关的刺激,从而影响抑制功能的效能。情感和中性刺激都被用来研究对抑制功能的影响。根据注意控制理论,焦虑会影响中性或情绪刺激下抑制功能的效能。

有相当数量的研究使用威胁刺激来研究抑制功能(Cisler & Koster,2010;Eysenck et al.,2007)。根据注意控制理论研究,高焦虑个体比低焦虑个体更容易被与任务无关的威胁刺激或优势反应分心。研究人员一致认为,高度焦虑的个体对威胁有一种注意偏向(Bar-Haim et al.,2007)。

1.Stroop 实验

一个关于抑制功能的经典范例是 Stroop 实验。这一范式要求抑制强势反应,并经常被用于研究抑制情绪或中性刺激的能力。例如,Reinhold-Dunne 等人(2009)使用情绪词汇 Stroop 任务和情绪面孔 Stroop 任务来评估特质焦虑和注意控制在情绪刺激加工中的作用。被试分为高和低特质焦虑组与高和低注意控制组。结果显示,与其他组相比,威胁性刺激(愤怒的面孔)在注意力控制较差的高焦虑组被试者中有更大的颜色命名(Color Naming)干扰。在本人 2018 年发表的实验中,同样用英语单词的 Stroop 实验,通过电刺激触发被试者产生状态焦虑,相对于非焦虑状态,处于焦虑状态时会导致颜色命名的错误率显著增加,但是对反应时间上却和非焦虑状态没有差异(Yang et al.,2018)。上述发现与注意控制理论相一致,提示焦虑个体在面临威胁刺激时更难以抑制优势反应。

2.反向眼跳任务

Miyake 等人(2000)发现,反向眼跳任务与抑制功能相关。在任务中,当出现视觉提示时,被试者被要求尽快看向线索的相反方向。在对照条件下,被试者执行一项朝向眼跳任务,他们的任务是看向线索的一方,然后比较朝向眼跳和反向眼跳的潜伏期。一些研究已经使用这个范式来研究使用中性或情感刺激的抑制功能。例如,Derakshan 等人(2009)通过反向眼跳任务研究了焦虑对抑制的影响。在第一个实验中使用中性刺激,而在第二个实验中使用情绪刺激。在第一个实验中,一个椭圆形的物体被用作线索;而在第二个实验中,愤怒、快乐或中性的面部表情被作为线索。第一个实验的结果显示,两组之间的差异仅体现在反向眼跳任务。高焦虑的被试者比低焦虑的被试者第一次正确的扫视速度要慢。在第二个实验中也发现了同样的结果,特别是当提示是一个威胁信号(愤怒的脸)时。在错误率方面,两组之间没有发现差异。Garner et al.(2009)也发现两组在反向眼跳任务上存在差异,但在朝向眼跳任务上没有差异,高焦虑组的错误率比低焦虑组高。

在另一项研究中,Deraskhan 等人(2011)使用了反向眼跳任务,并测量了事件相关电位(Event-related potential,ERP)活动。结果显示,当高焦虑的人不得不将视线移开以抑制椭圆形时,他们的反向眼跳潜伏期比低焦虑的人要慢。另外,只是在抑制之前,高焦虑组在额叶中枢和中央记录部位的 ERP 激活较低。这些部位与自上而下的注意控制相关,表明焦虑降低了抑制功能的注意效能;但两组之间的错误率没有发现差异。

因此,使用反向眼跳范式的研究都一致支持了注意控制理论,即焦虑损害抑制功能的处理效能。

3.脑成像证据

除了眼动追踪的证据,另外来自脑部活动的实验也支持了该理论。Bishop

(2009)使用 fMRI 来评估在字母搜索任务中,分心对背外侧前额叶皮层(dlPFC)激活的影响。使用的干扰物可以是与目标字母一致或不一致的字母。在低知觉负荷(6 个重复字母)和高知觉负荷(1 个字母目标和 5 个非目标)下均可完成任务。当任务要求更高(高负荷)时,两组的目标搜索时间没有显著差异。然而,与低焦虑组相比,高焦虑组的左侧 dlPFC 表现出更大的激活。这些发现与注意控制理论一致,因为 dlPFC 与注意力控制相关。研究结果表明,与低焦虑组相比,高焦虑组必须利用更多的注意力控制资源(表现为 dlPFC 的更大激活),才能达到类似的表现。注意控制理论指出,与注意力控制相关的神经区域的激活增加,可能意味着抑制功能低效能和不足。结果显示,在简单条件下(低负荷),当不一致干扰物存在时,特质焦虑减缓了表现,而其中的高焦虑组(而非低焦虑组)的表现更差。此外,他们表现出 dlPFC 的激活减少,而低焦虑者表现出激活增加。在简单条件下的这些发现不能用注意控制理论轻易解释。然而,这可能是由于当任务很容易时,注意力控制机制的使用很少,从而减缓了高焦虑者的表现(Eysenck & Derakshan,2011)。Bishop(2009)对高焦虑组在轻松条件下(低负荷)的 dlPFC 激活减少提出了不同的解释。这表明它是由于使用注意力控制机制的效能低下或失败导致的。

4.其他行为学研究

在其他的行为实验上,Hopko et al.(1998)开发了一项任务来研究从分心刺激中抑制注意力的能力。他们使用了三种不同的阅读条件,包括与数学相关或与数学无关的段落。研究人员使用了三种不同的干扰物:控制干扰物、无关干扰物和数学干扰物(与任务相关)。结果显示,即使是在段落与数学无关的情况下,数学焦虑的被试者在抑制干扰物方面更困难。这表明,高焦虑的被试者抑制功能的效能低于低焦虑的被试者。Pacheco-Unguetti 等人(2010)使用可能与目标一致(与目标箭头方向相同)或不一致(与目标箭头方向相反)的箭头,让被试者确定目标箭头的方向。结果显示,当干扰物不一致时,高焦虑组受到的干扰大于低焦虑组。

Calvo et al.(2012)研究了焦虑对威胁检测的影响。为此他们在词汇决策任务中使用了威胁词和中性干扰词。干扰物可以出现在无人注意的位置(副中央凹)或有人注意的位置(中央凹),且在干扰物出现后 300ms 或 1000ms 出现一个不相关的探针词。结果显示,仅当干扰物为威胁词出现在注视位置时,两组间存在差异。当探测词出现在 1000ms 时,高焦虑组比低焦虑组受到更大的干扰。而出现在 300ms 时,两组之间没有发现差异。注意控制理论结果表明,当干扰物出现在注意位置时,焦虑才影响抑制功能的效能。此外,高焦虑组的受干扰影响的时间长于低焦虑组。

另外,威胁性刺激更容易让高焦虑的被试者分心。例如 Bishop 等人(2004)发现,当出现与分心威胁相关的刺激时,高状态焦虑的被试者侧前额叶皮层的激活减少,而低状态焦虑的被试者激活增加,而侧前额叶皮层与注意力控制相关。作者认为,当分心的威胁刺激出现时,焦虑负面效应影响了自上而下的注意控制。

这一系列通过 Stroop 范式、干扰物范式、反向眼跳任务范式研究焦虑对抑制功能的研究发现,高焦虑个体的注意力控制效能在出现分心刺激时受到损害,无论是威胁性刺激还是中性刺激。

（六）更新功能

更新功能主动地监视编码并维护当前任务的相关信息。这个中枢执行功能会覆盖那些与新的相关信息不再相关的旧信息。它不依赖于被动的信息存储,而是主动地监视和操纵信息(Miyake et al.,2000;Morris & Jones,1990)。

注意控制理论认为,焦虑对更新功能的影响程度小于抑制和转移功能,因为这一中央执行功能较少关注注意力控制,而更多关注短期记忆。此外,Eysenck 等人(2007)认为只有在紧张的情况下,更新功能才会被焦虑损害。已经有几个范例被用来研究更新功能,它们都涉及工作记忆信息的回忆和更新。例如,活动记忆任务(Running memory span task)经常被用于研究工作记忆更新(Miyake et al.,2000;Morris & Jones,1990)。这项任务包括展示一组数量不可预测的物品,这些物品必须不断更新,被试者必须回忆最后几件物品(通常是最后 4 件)。

关于焦虑对更新功能的影响,研究结果并不一致。已经有一些研究调查使用阅读焦虑的影响活动记忆任务,但是发现焦虑对这个任务并没有显著影响(Calvo et al.,1990;Eysenck et al.,2007)。然而,一些研究发现焦虑会影响涉及更新功能的任务。例如,Darke(1988b)发现,在压力条件下,高焦虑者在数字广度任务中的表现比低焦虑者差。Sorg and Whitney(1992)在压力条件下的阅读广度任务中发现,高焦虑的表现比低焦虑的表现差。Visu-Petra et al.(2010)研究了焦虑对儿童视觉空间记忆更新的影响(使用了非情绪和情绪刺激)。研究人员发现,高焦虑组和低焦虑组在识别快乐和愤怒面孔的准确性上存在差异。高焦虑组在检测和更新快乐的面孔时速度较慢,准确度较低,然而当呈现愤怒的面孔时,准确率提高了。因此,本研究部分支持焦虑影响更新功能的假设。

一般来说,对更新功能的研究并没有给出明确的结果。有几项研究使用阅读广度记忆任务调查了焦虑的影响,并没有发现焦虑对这项任务的显著影响(Eysenck et al.,2007)。Fales et al.(2010)使用一个涉及更新功能的任务并测量神经活动,他们的结果显示焦虑没有显著影响神经活动或表现,说明更新功能的效能不受焦虑的影响。这些不显著的发现表明,没有必要使用额外的处理资源,对中央执行的要求也没有增加,因此表现也没有受到影响。

总的来说,这些研究在焦虑是否损伤更新功能上的结果不一致,只有当涉及压力条件或情绪刺激的研究中才会发现显著差异。

(七)双任务协调

在早期的研究中,Baddeley(1996)已经提出,协调两种不同任务是中央执行的重要功能之一。双任务协调与中央执行有关(Baddeley,1996;Collette et al.,2005)。Miyake 等人(2000)认为双任务协调可能是独立的执行功能。

Collette 等人(2005)发现,在单-双重任务范式中,有与执行功能相关的区域被激活(如:背外侧前额叶皮层)。单-双重任务范式也被发现,在执行双任务时,功能磁共振成像结果显示有背外侧前额叶皮层的激活(Szameitat et al.,2002)。这些发现表明,双任务协调可能是中央执行功能之一,因为它激活了与中央执行相关的区域,包括与自上而下(目标驱动)注意力控制相关的背外侧前额叶皮层。研究发现,焦虑会损害注意力控制的效能,而注意力控制是中央执行的核心功能(Derakshan et al.,2009)。

注意控制理论没有将双任务协调作为受焦虑影响最大的执行功能之一,只关注 Miyake 等人(2000)发现的抑制、转移和更新功能。然而,双任务协调可能是一种独立于这三种功能之外的执行功能。

有几项研究调查了焦虑在两个同时进行的任务中的影响,但这些研究系统地使用了负荷范式,其中包括一个主要任务和一个次要任务。重点是关注主要任务的性能和控制次要任务(负载)的需求。例如,MacLeod and Donnellan(1993)和(Derakshan & Eysenck,1998)使用负荷范式发现,当次要任务(负荷)需求较高时,高焦虑者在主要任务中的表现会受到损害。这表明,当一项首要任务与一项要求较高的次要任务同时进行时,焦虑会影响首要任务的表现。

这些研究中使用的任务都涉及字母顺序(主要任务)或数字串顺序(负荷),而且都是口头任务。因此,研究结果表明,焦虑只会同时损害两种高要求语言任务的表现。此外,也有可能是由于焦虑损害了语言加工,而不是双任务协调。

从早期的研究中,我们无法确定焦虑的负面影响是反映了一般的加工限制,还是与两项任务所需的刺激和加工过程的相似性有关的特定加工限制。有两个需要不同资源的任务是很重要的,因为双任务的成本可能是由于使用相同的特定资源造成的(Klingberg,1998)。

然而,焦虑对双任务协调的影响更需要比较单任务和双任务范式。此范例涉及两个单任务(A 和 B)。这些任务要么作为单个任务执行,要么同时执行。双任务性能的成本是通过比较任务 A 和任务 B 作为单一任务执行时的性能,与同时执行时的性能来评估的(Collette et al.,2005)。因此,单任务与双任务的表现提供了一个更纯粹的双任务表现的衡量标准,因为在两个任务中的表现可以进行比较,而单任务就像一个控制条件。而负荷范式仅给出了在两种不同难度/记忆负荷水平下,焦虑对任务表现的影响,并且不可能将单独执行任务与同时执行其他任务时的表现进行比较。负荷模式提供了一个不太准确的双任务协调的测量,但却能很好衡量增加的需求或任务难度对中央执行的影响。

(八)动机和注意控制理论

动机通常被定义成为了达到某一目标所付出的努力。心理学的几个领域都将动机作为研究对象。为了解释动机,已经发展了几种理论(Bandura,1986;Hull,1943;Lewin,2013;Locke & Bryan,1968;Locke & Latham,1990;Ryan,1970)。20 世纪60 年代后期,工作动机目标设定理论,奠定了动机理论中最重要的理论基础。这个理论最初是基于 Ryan(1970)的研究。他首先指出有意识的目的或目标会影响行为。

目标设定理论是 Locke 和 Latham 在 1990 年提出的。该理论的重点是通过目标和任务表现之间的关系来解释动机。当目标是中等困难时,比目标是简单或模糊时能达到更高水平的表现。当设定具体的高目标时,员工的表现和工作满意度会增加(Brown & Latham,2000),因此,具体的困难和目标往往会提高表现。

作为动机的关键是目标承诺,即个人实现目标的决心。目标承诺在目标难度与个体表现之间起中介作用。困难的目标被期望产生高目标承诺,而相反的是期望容易的目标。Locke et al.(1988)发现当目标难度和个人目标承诺都很高时,表现会提高。然而,如果个体认为目标不可能实现,动机会降低,而不是增加(Lee et al.,1997)。为了测量动机,Hollenbeck,Williams 和 Klein(1989)提出了一种自我报告的目标承诺测量方法。这一方法在研究中应用最多,涉及关于目标的态度与实现目标的决心。

动机作为克服焦虑不利影响的一种措施,对高焦虑个体的表现起着重要作用(Eysenck & Derakshan,2011;Eysenck et al.,2007)。根据 Eysenck 和 Derakshan(2011)的目标设定理论,与简单和模糊的目标相比,困难的目标增加了高焦虑者的动机。

从双重加工效能理论和注意控制理论得出的重要假设是:焦虑的人会使用额外的努力和资源来克服焦虑在中央行政认知能力方面的负面影响。这种克服焦虑负面影响的动机减少了焦虑对表现的影响,但是由于需要使用额外的资源来实现令人满意的任务结果,处理效能受到了影响。

后面更新的注意控制理论表明动机与任务目标相关。动机被焦虑个体用作一种补偿措施。这一过程分为两个阶段,比如,当任务很简单或目标不明确时,高焦虑的个体感觉动机较低,使用较少的注意力控制机制,因为他们觉得不需要真正的注意力控制。然而,当任务困难或者要求高、目标明确时,高焦虑个体比低焦虑个体感到更有动力,并大量使用注意控制机制。

这种注意控制理论的假设与 Bishop(2009)在评估字母搜索任务中分心对 dlPFC 激活的影响时获得的结果相关。研究结果显示,焦虑只会在极其简单的情况下(低负荷)减缓表现。在困难条件下(高负荷),焦虑增加了左侧 dlPFC 的激活。研究者认为,焦虑对轻松状态的影响可以用注意力控制的低效使用来解释,而注意力控制可以解释"每天很少的认知失败"。

然而,上述发现可以用注意控制理论的两阶段过程来解释。因此,当任务很容易(低负荷)时,高度焦虑的人无法使用注意力控制,因为他们感到缺乏动力。但当任务要求高(高负荷)时,高焦虑者感到更有动力,并付出额外的努力来弥补焦虑的负面影响,以达到满意的表现,这可以从左侧 dlPFC 的激活增加显示出来,而焦虑对表现成绩没有影响。Hayes et al.(2009)发现,在偶然学习条件下(动机性较低的条件),特质焦虑对表现有负面影响;而在有意学习条件下(动机性较高的条件),特质焦虑对表现不再有负面影响。这表明,当设定了一个明确而困难的目标时,动机会随着努力的增加而增加。而当任务是附带的,动机则变低。

虽然动机是加工效能理论和注意控制理论的核心假设,但这方面的研究较少。在认知表现中,焦虑和动机效应之间的关系还需要进一步的研究。总而言之,动机或努力的增加被用作一种补偿措施,以克服焦虑对认知表现的影响。当任务目标困难但明确时,焦虑与高动机有关。然而,当任务简单或不清楚时,焦虑与低动机有关,因为高焦虑个体认为任务并不需要注意力控制。

(九)效能和成绩

这里我们再回顾一下本章最开始提到的加工效能理论,来理解表现效能和表现成绩。该理论的一个主要假设是,高度的焦虑对表现效能(表现成绩和使用的资源数量之间的关系)的影响大于表现成绩(表现的质量或结果)。表现效能的一个近似衡量标准是反应时间或与注意力控制相关区域的神经激活,而表现效能通常是通过错误率的差异来衡量的。

当需要更多的处理资源以实现良好的任务结果时,加工效能被认为会下降。焦虑对加工效能的影响表明,焦虑个体试图通过投入额外的努力和使用额外的资源来弥补焦虑的负面影响,以实现令人满意的任务表现。随着处理资源使用的增加,加工效能下降,但表现结果没有受到明显影响(Eysenck & Derakshan,2011)。这一领域的大量研究已经为这一假设提供了间接证据,因为研究结果通常发现高焦虑和低焦虑的个体经常在反应时间上有显著差异,但在错误率上却没有(Ansari & Derakshan,2010,2011a,2011b;Ansari et al.,2008;Derakshan & Eysenck,2009;Derakshan et al.,2009;Fales et al.,2008)。但是,必须考虑到响应时间只是处理效能的间接度量,因为它们涉及投入任务中的工作、使用的处理资源数量和任务结果或准确性之间的关系。

注意控制理论研究表明,在认知表现中,焦虑对抑制和转移功能的加工效能影响最大。前面提到的一些研究已经发现了支持这一假设的证据(Derakshan & Eysenck,2009)。

分析神经活动是更直接的研究焦虑对执行功能处理效能影响的方法(例如事件相关电位(Event-related potential,ERP)或者 fMRI)。Ansari 和 Derakshan(2011a)使用了混合的反向和朝向眼跳任务,并使用脑电图(Electroencephalogram,EEG)测量神经活动来调查注意控制理论假设。结果显示,在对警示信号的反应中,高焦虑的额叶皮层部位的活动(与认知控制相关)比低焦虑在指示线索长时间和中时间间隔时有所增加。这些结果表明,高焦虑组比低焦虑组在注意控制理论上花费更多的努力和处理资源来达到满意的表现。Derakshan and Eysenck(2009)采用停止信号范式(Stop signal paradigm)研究了抑制功能与特质焦虑的 ERP 的活动。在停止信号中,当目标图片后出现红色条时,被试者必须抑制运动反应,以按下左键或右键。脑电图结果显示高焦虑组比低焦虑组有更大的去同步。这些结果表明,高焦虑会付出更多的努力来抑制反应,并在控制运动反应方面付出更多的努力(通过去同步化表现出来)。这种额外的资源使用影响了加工效能。在反应时间或错误率方面,两组之间没有发现显著差异。

认知神经科学方法有着巨大的潜力,通过直接测量资源的使用情况,提供了一种比使用行为实验更直接地评估处理效能的方法。

(十)小结

注意控制理论认为焦虑会损害中央执行力。该理论采用了 Miyake 等人(2000)

关于执行功能的定义和分类(转移、抑制和更新),并将转移和抑制功能确定为受焦虑影响最大的功能,这一假设得到了大量的研究支持。已有大量的研究讨论了焦虑对抑制任务无关刺激能力的影响。结果发现,高焦虑个体抑制任务无关刺激的难度更大。然而,只有少数研究开展了焦虑对转移功能影响的研究。注意控制理论认为这种功能是受焦虑影响最大的功能之一,需要进一步的研究来验证这一假设。

注意控制理论假设更新功能应该较少受到焦虑的影响。现在研究在焦虑对工作记忆信息更新能力的影响方面呈现出不一致的结果,因此焦虑是否会影响更新功能尚不清楚。注意控制理论认为,更新功能只有在紧张的情况下才会受到焦虑的损害,并有一些研究已经发现了这一预测的证据。然而,需要进一步的研究来检验注意控制假设,并阐明焦虑对更新功能的影响。

双任务协调可能是一种中央执行功能,因为它激活了与中央执行功能相关的神经区域(Collette et al.,2005),而与 Miyake 等人(2000)确定的执行功能无关。注意控制理论并没有对焦虑如何影响双任务协调能力做出任何具体的假设,但是研究焦虑是否会损害这种能力是很重要的。

根据注意控制理论的研究,为了克服焦虑对认知表现的不利影响,高焦虑者有更强的动机,并通过使用额外的处理资源,付出额外的努力,以达到一个好的结果。然而,通过使用额外的资源作为补偿措施,加工效能会受到损害,而表现结果一般不会受影响。

此外,根据动机目标设定理论,注意控制理论认为当任务目标明确且困难时,动机会比任务目标简单时增加。动机对高焦虑个体表现的影响是加工效能理论的核心假设,并随着注意控制理论的发展而进一步发展。

至此,这就是目前关于焦虑如何影响认知的理论发展。

第三节　焦虑对认知控制的影响

前面提到了焦虑如何影响我们的认知,并介绍了相关的理论。那情况落实在我们考试、比赛等时候,我们会发现焦虑对我们的影响并不一直是负面的。比如在投篮比赛中,焦虑会让我们成绩很差;但是当对手的篮球突然砸向焦虑的我们时,焦虑却能让我们能够更容易躲开,这些都属于焦虑对认知控制的影响。那焦虑如何对认知控制产生影响的问题,可能是我们目前最关注的。尤其是对参加高考和进行体育比赛的人来说,考前焦虑与赛前焦虑会对成绩造成显著影响,甚至会影响终身。下面我们就来讨论下焦虑如何对认知控制产生影响。

一、什么是认知控制

认知控制(Cognitive control)被定义为思想的协调和调节,对环境中的显著刺激做出适当的反应,并保持对目标导向行为的关注(Braver,2012)。它包括注意力、抑制控制、工作记忆、认知灵活性、计划、推理和解决问题(Chan et al.,2008;Diamond,2013)。认知控制对于适应性行为至关重要,因为它有助于对具有生物学意义的刺激做出反应、过滤与任务无关的信息、多任务处理和压倒优势反应(Braver,2012;Enriquez-Geppert et al.,2013;Miller & Cohen,2001)。例如,如果看到你渴望的含糖零食但出于健康原因需要尽量减少糖摄入量,或者如果你正在停车场寻找你的白色汽车,在这种情况下,你需要在所有其他中只看白色的汽车,而忽略其他颜色的汽车(Miller & Cohen,2001)。总体而言,认知控制对于我们对重要刺激做出快速反应(例如避免危险)并克服分散注意力的、与任务无关的刺激以继续完成任务、实现内部目标是必要的。

如果需要在关注目标导向的行为和对环境中的重要刺激做出反应之间取得平衡,这就需要灵活调整认知控制以满足当前需求的能力(Diamond,2013)。认知控制可以在目标导向(Goal-Driven)和刺激驱动(Stimulus-Driven)处理之间灵活转换,这表明可能存在两种不同的认知控制过程。

二、双重控制机制

最近的一种理论,即双重控制机制(Dual Mechanism of control,DMC),认为这种平衡依赖于两种不同的控制机制,即主动性控制(Proactive control)和反应性控制(Reactive control)(Braver,2012)。主动性控制被概念化为一个目标驱动的系统,它维护与任务相关的信息,以偏向注意力并引导感知和行动系统为即将发生的认知要求高的事件做好准备。相比之下,反应性控制被定义为刺激驱动的控制,仅在需要时才被动员。Braver(2012)将反应性控制称为"后期修正机制"。

DMC 假定主动性和反应性控制的收益和成本之间存在计算权衡,以便有效地处理信息(Braver,2012)。在主动性控制下,可以提前触发并保持目标,直到出现显著刺激,减少内外干扰,灵活调整,便于信息处理。然而,目标维护的代价是昂贵的;它消耗资源并占用容量有限的工作记忆存储,这是维持注意力所必需的(Cowan,2001;McElree,2001;Oberauer,2002)。相比之下,在反应性控制下,目标表征仅在刺激发生后才活跃,这是短暂而有效的,但缺点是只要有触发事件,注意力就会很容易重新分配,这会中断目标的执行。

三、焦虑影响认知控制的神经机制

焦虑已被证明会影响认知控制过程,一些理论模型表明焦虑可能对主动性控制和反应性控制产生不同的影响(Braver,2012;Eysenck et al.,2007;Hu et al.,2012;Yang et al.,2018)。然而,很少有工作研究焦虑对这两种类型的认知控制的具体影响(Krug & Carter,2012;Lamm et al.,2013)。

焦虑是一种厌恶的情绪和动机状态,发生在威胁条件期间和预期条件下(Eysenck et al.,2007)。状态焦虑增加了注意力资源对内部和外部威胁相关刺激的分配,这最初被认为会损害认知表现(Sarason,1988)。然而,也有证据表明焦虑不会影响表现(Blankstein et al.,1990;Blankstein et al.,1989)。Eysenck et al.(2007)的注意力控制理论(ACT)试图调和这一点。他们提出焦虑会影响处理效率,导致需要补偿性过程来节省性能(Eysenck et al.,2007)。焦虑被认为通过限制工作记忆的容量来损害处理效率;事实上,已经发现高度焦虑的受试者的能力低于焦虑水平低的受试者(Darke,1988b;Moran,2016;Stout & Rokke,2010)。主动性控制所需的目标维持取决于工作记忆和目标导向的注意力控制(Braver,2012;Duncan et al.,1996;Kane & Engle,2003);因此,主动性控制被假定为会因焦虑而受损(Moser et al.,2013)。

此外,前面也提到焦虑与注意力控制下降(Coombes et al.,2009)和抑制障碍(Eysenck et al.,2007;White et al.,2011)有关。反过来,这将要求个人通过刺激驱动的注意力更多地依赖反应性控制(Eysenck et al.,2007)。与这个框架一致的是,在工作记忆的神经影像学研究中,Fales et al.(2008)发现负面情绪诱导会导致工作记忆区域从持续激活转变为短暂激活。由于持续的活动有助于主动性控制和短暂的活动反应性控制(Braver,2012),这些发现表明焦虑与主动性控制的减少和反应性控制的增强有关。

尽管一些初步证据表明焦虑对主动性控制和反应性控制的影响不同,但还需要更多的调查。尚未在同一个人中直接比较状态焦虑对主动性控制和反应性控制的不同影响。本人在2018年研究了主动性和反应性控制如何在状态焦虑下受到影响。为了测试这一点,我和课题组成员对被试者的脚踝进行电击,让他们产生状态焦虑,然后使用了 AX 连续表现任务(AX-continuous performance task,AX-CPT)来评估焦虑对主动性控制任务的影响(Braver et al.,2001;Braver et al.,2005;

Locke & Braver,2008；Paxton et al.,2008），和使用 Stroop 任务研究焦虑对反应性控制的影响（Botvinick et al.,2001；Gonthier,Braver,et al.,2016；Kalanthroff et al.,2015；Stout & Rokke,2010），结果发现状态焦虑损伤了主动性控制但增强了反应性控制（Yang et al.,2018）。

四、状态焦虑损伤了主动性控制却增强了反应性控制

到目前为止，我们的研究从 2018 年发表以来被很多关于焦虑和认知控制的前沿科学家的论文引用（da Silva Castanheira et al.,2021；Filippi et al.,2021；Gaynor et al.,2021；Grillon et al.,2019；Grisetto,2020；Hallion et al.,2019；Kim & Anderson,2020；Kim et al.,2021；Lerner,2019；Piñeyro & Azzollini,2019；Van den Bussche et al.,2020；Voß,2020）。为了便于大家了解我们的实验，我在这里详细介绍一下。

（一）方法

1.被试者

这项研究得到了威斯康星大学密尔沃基人体及动物伦理委员会（Institutional Review Boards,IRB）的批准。从威斯康星大学密尔沃基分校招募了 73 名年龄在 18-35 岁之间的参与者。所有参与者都获得了 2 小时的额外学分和一张 10 美元的礼品卡。所有参与者的色觉都正常。Stroop 和 AX-CPT 任务的顺序在参与者之间进行了随机平衡。由于电击的技术问题，十名参与者被排除在外。另有两名参与者因为 Stroop 或 AX-CPT 任务中的正确回答不到 50%而被排除在外。其中一名参与者在 AX-CPT 中的错误率（Error Rate）超过 50%，另一名在 Stroop 任务中的错误率超过 50%。他们从两个任务中删除，因此样本在任务中相同。最终样本包括 61 名参与者［52 名男性，9 名女性；平均年龄 = 21.4（4.1）；42 名白人（68.85%）］。

2.电击（Shock）操作

在 Stroop 和 AX-CPT 任务之前，参与者接受了电击检查程序，以确定"痛苦但可以忍受"的电击水平，并在整个实验中使用。锻炼和任务电击都被传递到同一个脚踝。使用 Psychlab 的 SHK1 疼痛刺激电击器（Contact Precision Instruments,Cambridge,MA,美国）进行电击。电击是通过放置在参与者右脚踝或左脚踝外侧的电极以单独确定的水平传递的恒定电流，持续 500ms。刺激是通过放置在右脚踝或左脚踝上方约 2 英寸处的两个传感器传递的（使用双面胶带和导电凝胶）。对于电击检查，参与者被告知他们将受到轻度电击，并被要求将其评分为 1 到 10，

1是"我没有感觉到任何东西",10是"痛苦但可以忍受"。实验者逐渐增加电击水平,直到参与者将电击评为10。目标是确定参与者主观评价为10的水平:痛苦但可以忍受。一旦确定了该电击级别,则在任务持续时间内将电击设置在该级别;如果参与者变得太不舒服或习惯了电击,他们可以在实验的任何时候增加或降低水平。两名参与者在休息期间增加了他们的电击水平,因为他们习惯了电击。其他参与者保持了他们最初的电击水平。

3.Stroop 任务设计和程序

Stroop 任务采用了经典的颜色词 Stroop 任务(Stroop,1935)。每个试次包括一个在屏幕上显示 600ms 的颜色词,然后是一个从 600ms 到 1400ms 不等的白色固定十字。参与者被要求通过尽可能准确和快速地按下键盘上相同颜色的按钮来响应显示单词的文本颜色,而不是单词的含义。有两个词条件:一致(Congruent)和不一致(Incongruent)。在一致的条件下,单词"绿色""红色"和"蓝色"以它们自己的颜色呈现,以保持单词阅读和颜色命名的一致性。在不一致的情况下,"绿色""红色"和"蓝色"这三个词根据其含义以不同的颜色呈现,从而造成干扰。例如,当屏幕上以红色显示"绿色"一词时,参与者应按下键盘上的红色按钮(如图 12)。

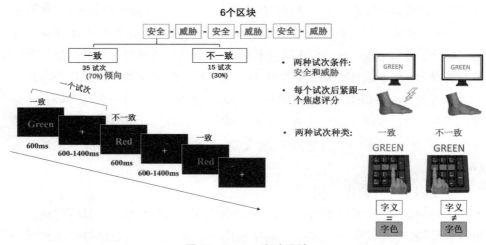

图 12 Stroop 实验设计

有两种状态焦虑条件:安全和电击威胁。为了安全起见,屏幕边缘有一个 30 像素宽的蓝色边框,参与者被明确告知他们不会受到任何电击。对于电击条件,30 像素宽的边框是红色的,参与者被明确告知他们的脚踝可能随时受到电击。

Stroop 任务由 6 个区块(Block)组成,3 个安全区块和 3 个危险区块(在每个条件下,危险和安全总共进行 150 次试次),交替顺序。第一个区块的条件——安全或威胁,是随机确定的。在六个区块的每一个中,有 35 个一致试次(70%)和 15 个不一致试次(30%),试次顺序随机分配。在电击区块期内,参与者可能会受到一次、两次或三次电击。在每个区块之后,参与者通过按下 1(低焦虑)和 7(高焦虑)之间的按钮来评估他们当前的焦虑水平。区块内电击的发起时间是随机的。

4.AX-CPT 任务设计和程序

AX-CPT 任务由连续的试次组成。在计算机屏幕上每次显示一个字母,每个字母都需要参与者按下按钮响应。在每个试次中,显示一个字母(Cue)后跟它的配对字母(Probe),它们一起构成了一个提示探针序列。有四种 Cue-Probe 序列试次类型:AX、AY、BX 和 BY。"A"代表目标线索,而"B"代表非目标线索;"X"代表目标探针,而"Y"代表非目标探针。在 AX 目标试次期间,仅显示字母 A 和 X。然而,除了 A、B、X 和 Y 之外,非目标试次(AY、BX 和 BY)还包括字母 E、F、G、J、M、P、Q、R、S、U 和 V。序列中的每个字母仅用作提示或探针。调查信从来没有作为下一次审判的线索。参与者被指示通过按下按钮"1"(是,目标序列已完成)或"2"(否,目标序列未完成)对每个字母(提示和探测)做出反应。也就是说,参与者仅在字母 X(探针)跟随字母 A(提示)时按"1",完成目标提示-探针序列。除此之外,参与者被指示对任何提示和探测(例如:BX、AG、MQ)按"2"。

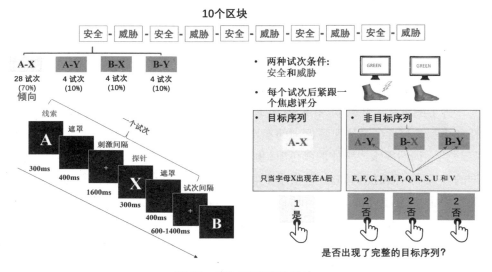

图 13　AX-CPT 实验设计

每个试次以白色提示出现在屏幕上 300ms 开始,然后是 400ms 的空白屏幕时,参与者仅在字母 X(探针)后跟字母 A(提示)时按"1",这完成了目标提示-探针序列。再然后屏幕上出现十字 1600ms 后,目标在屏幕上出现 300ms,然后又是 400ms 的空白屏幕。Intertrial interval(ITI)从 600ms 到 1400ms 不等。参与者有 2100ms 的时间做出回应。

为了创造一种依赖主动性控制的趋势,我们试图通过比非目标更频繁地 (70%的试次)呈现 AX 目标试次类型来灌输对 X(按"1"按钮)做出反应的优势反应。目标试次类型:AY、BX 和 BY 各 10%。

试次是在电击威胁和安全条件下进行的。电击程序与 Stroop 任务相同。安全区块在屏幕边缘有一个 30 像素宽的蓝色边框,而 30 像素宽的红色边框表示参与者可能随时受到电击。在每个区块之前,参与者还被明确告知他们是否可能会受到任何电击。

AX-CPT 任务由 10 个区块组成,其中 5 个安全块和 5 个电击块交替排列。第一个区块的条件——安全或威胁,是随机确定的。每个区块有 40 次试次,包括 28 次 AX、4 次 AY、4 次 BX 和 4 次 BY 试次。所有试次类型均以随机顺序呈现。在五个电击块中,参与者接受了 0 到 3 次电击(0、1 和 3 个电击各一个区块,2 个区块有 2 个电击)。这些电击区块的顺序在电击区块位置之间随机分配。电击发生的区块内时间是随机的。

在实验试次之前,参与者进行了一个练习区块。在每个区块之后,受试者被要求以 7 分制(1=低,7=高)对他们的焦虑进行评分。

5.方法说明

这里需要说明一下为什么我们采用 Stroop 和 AX-CPT 实验分别来验证焦虑对反应性和主动性的代表实验。

为了测量反应性控制,我们使用了 Stroop 任务(Stroop,1935)。经典的 Stroop 任务指示参与者命名呈现颜色词的墨水或字体的颜色。当指示一个人命名呈现"绿色"一词的墨水或字体的颜色时(例如:绿色或红色墨水),当墨水的颜色与单词的含义不一致时(例如:红色墨水中的"绿色"),与墨水的颜色和印刷的单词匹配时相比,需要更多的时间。我们更改了 Stroop 任务以增加一致(70%)与不一致(30%)试次的百分比。增加一致试次的次数会增加产生优势阅读反应的趋势,从而放松主动性控制,并增加不一致试次中对反应性控制的依赖(Stout & Rokke,2010)。

在 AX-CPT 期间,参与者根据先前线索的身份对探测作出响应,并有短暂的延迟将线索和探测分开。提示和探针刺激按顺序呈现字母。参与者在看到目标探针时做出目标响应,即字母"X",但仅当它跟随提示字母"A"(AX 目标试次)时才会做出目标响应。任何其他配对字母序列都需要非目标响应,包括 AY 试次(A 后跟除 X 之外的任何字母)、BX 试次(任何字母,但 A 在 X 之前)和 BY 试次(任何非 A 提示后跟任何字母,非 X 探针)。与非目标试次相比,目标试次(AX 试次)的频率较高。因此,在这些非目标试次期间,参与者必须抑制对探针"X"的优势反应(Paxton et al.,2008)。当参与者在延迟期间保留提示信息以通知对探测的响应时,主动性控制的使用是显而易见的。因此,主动性控制有助于提高 BX 试次的表现,因为保持 B 线索的参与者准备以不响应 X 作为目标。相比之下,主动性控制会导致 AY 试次的表现更差,因为参与者准备(错误地)响应预期的 X 目标(Braver,2012;Braver et al.,2007;Gonthier,Macnamara,et al.,2016)。此外,增强主动性控制的操作会增强 BX 并损害 AY 性能(Gonthier,Macnamara,et al.,2016)。这些数据一起表明 BX 和 AY 性能是建立的主动性控制分析。

我们假设,当受到不可预测电击的威胁时,参与者会表现出主动性控制受损,这表现为 BX 试次的较差表现和 AX-CPT 中 AY 试次的较好表现,以及对反应性控制的依赖增强,提升 Stroop 任务中不一致的表现。

(二)结果

这里我简单阐述一下我们的实验结果。

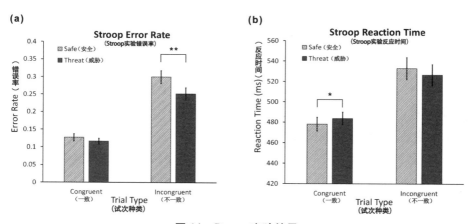

图 14　Stroop 实验结果

在 Stroop 实验中,我们发现了焦虑降低了不一致试次的错误率(Error Rate),但是却延长了对一致试次的反应时间(Reaction Time,RT)。

在 AX-CPT 实验中,我们发现焦虑提高了 BX 和 BY 的错误率,但是却延长了 AX 的反应时间。

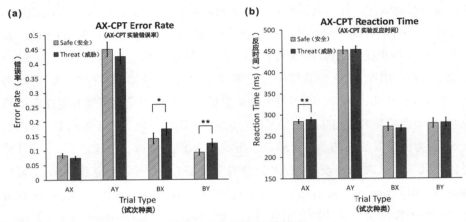

图 15　AX-CPT 实验结果

这里需要检测一下 Stroop 和 AX-CPT 任务之间的相关性。

为了探索威胁(相对于安全)下的主动性和反应性控制是否相关,我们将两个任务的威胁减去安全的反应时间和错误率相关联。我们将所有条件相关联,但重点是反应性控制(Stroop 的不一致试次)和主动性控制(AX-CPT 的 BY 和 AY 试次)的主要指标之间的相关性。原始 RT 在所有条件下都高度相关,反映了 RT 的强烈全球个体差异。因此,在计算 RT 相关性之前,我们计算了修改后的 z 分数(使用中位数而不是平均值),以允许有意义的个体间相关性。应用了雷尔姆-邦费罗尼(Holm-Bonferroni)校正,没有跨任务相关性在错误率或 RT 的纠正中幸存下来。

除了威胁减去安全的跨任务相关性之外,为了完整性,我们还将两个任务的所有条件的错误率和反应时间(使用修改后的 z 分数)相关联。对于 RT,在 Stroop 和 AX-CPT 试次类型之间的所有威胁和安全条件下,Holm-Bonferroni 校正后没有显著相关性(校正前只有一个显著相关性)。对于错误率,没有涉及 AX-CPT 的 BX 试次或 Stroop 的不一致试次的相关性。我们确实发现,AY 试次的更多错误与威胁和安全条件下 Stroop 的不一致与一致试次的更多错误相关(所有八个相关性的 $ps<0.01$,除了威胁条件下的 AY 和威胁条件下的不一致试次,$p=0.12$)。这可能反映了 AY 试次的总体需求(抑制对 A 提示的优势反应)与 Stroop 所需的需求最相似。跨越与任务的所有条件之间的相关性都在补充表,具体见我们论文的补充材料。总的来说,无论是否存在威胁,我们都没有发现主动性和反应性控制之间关系的证据。

(三)讨论

我们试图比较状态焦虑如何对两种不同形式的认知控制产生不同的影响。

使用行之有效的主动性和反应性控制分析,我们发现"状态焦虑损害主动性控制但增强反应性控制"的假设得到支持。使用修改后的 Stroop 任务来评估反应性控制,以增加不一致试次期间对反应性控制的依赖。正如预测的那样,我们发现电击的威胁导致在这些依赖于反应性控制的不一致试次中表现更好。使用 AX-CPT 的 BX 和 AY 试次的性能来衡量主动性控制。在 AX-CPT 中的 BX 试次中,电击的威胁削弱了性能,在这种情况下,最佳性能取决于对提示信息的维持,以抑制对 X 的错误反应。状态焦虑的引入似乎削弱了这种主动性控制机制,导致更多的错误反应。我们还预测,状态焦虑会提高 AY 试次的表现,在这种试次中,主动性控制实际上可以通过增强对 A 后面的任何字母作为目标做出反应的优势倾向来损害表现。总体而言,这两项任务的结果表明,焦虑增强了反应性控制并削弱了主动性控制,这种影响以前没有通过直接比较状态焦虑对同一个人的这两种控制类型的影响来证明过。

如前所述,Stroop 任务是我们反应性控制的指标。Stroop 任务确实需要主动性控制,因为需要上下文信息或逐个试次维护才能做出响应。然而,修改 Stroop 任务以增加一致试次的百分比,正如我们在这里所做的那样,有助于放松主动性控制并导致更多地依赖反应性控制(Botvinick et al.,2001;Gonthier, Braver, et al.,2016;Kalanthroff et al.,2018;Stout & Rokke,2010)。因此,为了在罕见的不一致的试次中做出正确的反应,个体必须进行反应性控制以避免字义阅读,从而导致错误的反应(Botvinick et al.,2001)。正如我们假设的那样,状态焦虑促进了反应性控制。与安全条件相比,参与者在电击威胁下在不一致的试次中犯的错误更少。这一结果与一个类似的 Stroop 发现一致,即电击威胁在中性 Stroop 试次中减缓了反应,但促进了对不一致试次的反应(Hu et al.,2012)。共同的结果都显示,一致试次比例的增加和焦虑的引入可能都有助于抑制主动性控制,导致对反应性控制的相对更大的依赖。事实上,早期使用相等数量的一致和不一致试次的研究发现,个体在受到电击或其他压力威胁的不一致试次中会犯更多的错误(Hochman,1967;Pallak et al.,1975)。这表明,当主动性控制放松时,焦虑特别有助于反应性控制。

威胁下反应性控制的促进可以解释为与注意力缩小假设一致,该假设认为焦虑会增强对显著刺激的注意力(Callaway & Dembo,1958;Chajut & Algom,2003;Easterbrook,1959;Eysenck & Calvo,1992;Eysenck et al.,2007)。与此相关,威胁可以通过增强前扣带回皮层(ACC)驱动的冲突监测系统的活动来促进反应性控制(Egner & Hirsch,2005;Kerns et al.,2005)。ACC 是冲突监控系统中的关键节点,负责抑制优势响应(Botvinick et al.,2004),这是我们研究中少量的不一致试次所必需的(Carter et al., 2000)。fMRI 和 EEG 研究表明,在高冲突正确反应期间,ACC 支持自适应冲突监测,包括错误检测和行为纠正,并且它是唯一在检测到冲突后随后调整行为时表现出更大激活的区域(Carter et al., 1998;Garavan et al., 2002)。先前已证明高度焦虑的个体表现出更强的冲突监测脑电图特征(Schmid et al., 2015)。在使用数字 Stroop 测试的脑电图研究中,数学焦虑程度高的人最初并没有表现出冲突适应,但随着时间的推移,他们能够通过提高 ACC 参与度来适应冲突(Suárez-Pellicioni et al., 2014)。这与焦虑的个体以一种被动的方式施加控制的观点是一致的。冲突监测中涉及的另一种与 ACC 相关的事件相关电位,即错误关联负波(Error-related negativity, ERN)(Falkenstein et al., 1991;Gehring et al., 2018)已被证明在个体应对惩罚时(Riemann et al., 2012)或者焦虑时会被放大(Hajcak et al., 2004;Moser et al., 2012;Weinberg et al., 2012;Zambrano-Vazquez & Allen, 2014)。总之,这些发现表明,焦虑,无论是状态还是特质,都与 ACC 冲突监控系统的高度参与有关,这可能有助于在主动性控制资源有限的情况下进行自适应反应性控制。

我们没有发现状态焦虑对不一致试次的反应时间有任何影响。如果状态焦虑增强了反应性控制,那么可以预料不一致试次类型的反应时间可能会减慢,从而有时间在面对冲突时进行反应性控制(Kalanthroff et al., 2018)。然而,我们的研究结果表明,状态焦虑促进了准确的表现,并且这并没有以更长的反应时间为代价。

对于主动性控制,AX-CPT 任务中四种试次类型的总体发现模式与以前的研究结果基本一致(Barch et al., 2001;Cohen et al., 1999;Lopez-Garcia et al., 2016)。受试者在 AX 上表现最好,而在 BX 和 AY 试次中表现更差。我们和其他研究一样更专注于状态焦虑对 BX 和 AY 试次的影响(Gonthier, Macnamara, et al., 2016)。AX-CPT 测试中的注意力和抑制功能受到上下文信息的内部表示的支持,并依赖于 dlPFC 的工作记忆区域(Braver, 2012)。焦虑被认为通过限制工作记忆的容量(Darke, 1988a)和增加这些资源在内部和外部威胁相关刺激的分配(Amir et al., 1998;Bar-Haim et al., 2007;Sarason, 1988)来削弱此类抑制性任务所需的处理效率。Braver(2012)已经假设持续的 dlPFC 活动,正如在工作记忆中所证明的那样(Braver et al., 1999;Fales et al., 2008),有助于主动性控制。与焦虑损害主动性控制的假设一致,焦虑的个体在工作记忆任务期间表现出 dlPFC 的持续活动减少(Fales et al., 2008)。dlPFC 活动的这种减少的维持将导致在面对显著的分散注意力的信息时维持对任务相关反应的关注所需的上下文信息的缺陷。

按照这个逻辑,我们预测 BX 试次的性能会因焦虑而受损,因为它们需要更多的工作记忆维护,以防止对"X"的误报响应。事实上,我们发现 BX 在威胁条件下的错误率高于安全条件。这一发现表明,焦虑削弱了对探针 X 的优势反应的覆盖,这需要在延迟期间维护 B 线索提供的上下文信息。根据之前的工作,状态焦虑可能占用了有限的工作记忆资源,从而损害了这种上下文信息的维护,对主动性控制产生了不利影响。先前已证明电击威胁会损害工作记忆表现(Shackman et al.,2006;Vytal et al.,2012),这被认为是由于感官知觉和认知资源的竞争(Robinson et al.,2013)。更具体地说,障碍可能是由于焦虑认知占用了有限的工作记忆容量,导致工作记忆任务的表现更差(Eysenck & Calvo,1992;Vytal et al.,2012)。这项工作表明,低焦虑但不是高焦虑的参与者能够依赖 dlPFC 依赖的主动性控制(而焦虑的个体更依赖于反应性控制)(Schmid et al.,2015)。我们发现 BX 性能在电击威胁下受损,这与这些先前的研究一致。这些研究强调了焦虑对有效主动性控制所需的主动性控制和工作记忆过程的不利影响。

我们还预测,电击威胁会提高 AY 试次的表现,因为依赖主动性控制或保持"A"提示会增加预期后续"X"并因此出错的可能性。但是,与安全条件相比,我们没有发现威胁的 AY 试次的性能差异。这种缺乏发现可能是由于 AY 试次的一般错误率较高,这可能阻止检测条件之间的差异。除了威胁对 BX 试次的影响之外,我们还有些出人意料地发现威胁同样影响 BY 性能,因此与安全条件相比,在威胁中犯了更多错误。我们尚不清楚为什么威胁会影响 BY 的性能,因为 BY 不被认为会利用主动性控制。

虽然与我们的核心问题无关,但我们确实发现,在 Stroop 和 AX 试次的一致试次中,电击的威胁减慢了反应时间。在这两种情况下,这些试次都以高频率(70%)呈现,建立了更自动的优势反应。在所有任务中,我们发现状态焦虑会影响执行这些最简单任务条件的速度。这表明状态焦虑可能会通过将注意力转移到潜在威胁上来降低这些低控制条件下的反应速度。这与视觉搜索数据一致,显示与所有非威胁刺激相比,搜索所有威胁刺激的显示时反应时间变慢(Larson et al.,2007)。

总体而言,我们的发现与注意控制理论一致(Eysenck et al.,2007)。注意控制理论假定了焦虑会损害目标导向的注意系统的有效功能,并增强刺激驱动的注意系统的处理。因此,注意力控制降低,但对威胁相关刺激的注意力增强。注意控制理论表明焦虑占据了有限的工作记忆容量,其中包含与任务相关和不相关的威胁相关信息。这导致中央执行性能低下,尤其是抑制,但冲突监控性能高。换句话说,焦虑可能会利用更多的工作记忆资源将注意力重新分配到与任务无关的刺激上,这有助于增强反应性控制但削弱主动性控制,正如在上述研究中所观察到的那样（Eysenck et al.,2007；Fales et al.,2008；Hu et al.,2012）。这也与 DMC 理论一致，即主动性和反应性控制根据环境的任务需求而变化，理想情况下可以自适应地参与目标导向的行为。然而，当环境增强状态焦虑时，在高工作记忆负荷下主动性控制受损，个人可能更多地依赖反应性控制，这可能导致需要保持目标的任务的表现较差。根据注意力控制理论，这种相同的焦虑状态会增强刺激驱动的注意力，从而促进 DMC 中的反应性控制，并允许快速修改行为，就像在我们研究 Stroop 实验不一致试次中所观察到的表现一样。

（四）结论

我们发现状态焦虑对主动和反应性认知控制的影响不同。状态焦虑增强了 Stroop 任务的表现，该任务旨在使个人依赖反应性控制，可能通过促进冲突监控系统，根据环境变化来改变行为。状态焦虑下的增强反应性控制可能具有适应性功能，可以改变正在进行的行为以对潜在威胁做出适当的反应。相比之下，在需要主动性控制的情况下，状态焦虑会损害表现。焦虑的认知可能会与有限的工作记忆容量的目标维护需求竞争，这会对依赖主动性控制的任务的性能产生不利影响。处理与任务无关的信息，尤其是潜在威胁，如果威胁是真实的和迫在眉睫的，则可能是适应性的；但在其他情况下会干扰正在进行的任务目标的执行，并损害表现。在简单任务条件下状态焦虑减慢反应的有意思的额外发现也支持潜在威胁占用有限资源并影响任务性能的想法。总之，状态焦虑对反应和主动性控制的影响不同，反映了对环境中潜在威胁的适应性反应，但这也可能会影响需要主动性控制以获得最佳性能的更复杂任务的性能。

根据这个实验，我们可以发现，焦虑并不一定是一件坏事。如果当前的任务需要主动性控制时，就像要投篮一样，会破坏我们的表现。如果我们在野外遇到狼时，焦虑反而可以帮助我们更准确地躲开狼的袭击，从而有更多机会逃跑。

参考文献

[1] AMIR N, FOA E B, COLES M E.Automatic activation and strategic avoidance of threat-relevant information in social phobia [J].J Abnorm Psychol, 1998, 107 (2)：285-290.

［2］ ANSARI T L, DERAKSHAN N.Anxiety impairs inhibitory control but not vo-litional action control ［J］.Cognition and emotion, 2010, 24(2): 241-254.

［3］ ANSARI T L, DERAKSHAN N.The neural correlates of cognitive effort in anxiety: Effects on processing efficiency ［J］.Biological Psychology, 2011, 86(3): 337-348.

［4］ ANSARI T L, DERAKSHAN N.The neural correlates of impaired inhibitory control in anxiety ［J］.Neuropsychologia, 2011, 49(5): 1146-1153.

［5］ ANSARI T L, DERAKSHAN N, RICHARDS A.Effects of anxiety on task switching: Evidence from the mixed antisaccade task ［J］.Cognitive, Affective & Be-havioral Neuroscience, 2008, 8(3): 229-238.

［6］ ARON A R, MONSELL S, SAHAKIAN B J, et al.A componential analysis of task-switching deficits associated with lesions of left and right frontal cortex ［J］.Brain, 2004, 127(Pt 7): 1561-1573.

［7］ ASHCRAFT M H, KIRK E P.The relationships among working memory, math anxiety, and performance ［J］.Journal of experimental psychology: General, 2001, 130(2): 224.

［8］ AYDUK O, GYURAK A, LUERSSEN A.Individual differences in the rejec-tion-aggression link in the hot sauce paradigm: The case of Rejection Sensitivity ［J］.J Exp Soc Psychol, 2008, 44(3): 775-782.

［9］ BADDELEY A.Exploring the Central Executive ［J］.The Quarterly Journal of Experimental Psychology Section A, 1996, 49(1): 5-28.

［10］ BADDELEY A D.Is working memory still working? ［J］.European psycholo-gist, 2002, 7(2): 85.

［11］ BADDELEY A D, HITCH G.Working memory ［M］.Psychology of learning and motivation.Elsevier.1974: 47-89.

［12］ BANBURY S P, MACKEN W J, TREMBLAY S, et al.Auditory distraction and short-term memory: Phenomena and practical implications ［J］.Human factors, 2001, 43(1): 12-29.

［13］ BANDURA A.The explanatory and predictive scope of self-efficacy theory ［J］.Journal of social and clinical psychology, 1986, 4(3): 359-373.

［14］ BAR-HAIM Y, LAMY D, PERGAMIN L, et al.Threat-related attentional bias in anxious and nonanxious individuals: a meta-analytic study ［J］.Psychol Bull,

2007, 133(1): 1-24.

[15] BARCH D M, CARTER C S, BRAVER T S, et al.Selective deficits in prefrontal cortex function in medication-naive patients with schizophrenia [J].Arch Gen Psychiatry, 2001, 58(3): 280-288.

[16] BARRETT L F, TUGADE M M, ENGLE R W.Individual differences in working memory capacity and dual-process theories of the mind [J].Psychological bulletin, 2004, 130(4): 553.

[17] BECK A T, EPSTEIN N, BROWN G, et al.An inventory for measuring clinical anxiety: psychometric properties [J].J Consult Clin Psychol, 1988, 56(6): 893-897.

[18] BERGGREN N, DERAKSHAN N. Attentional control deficits in trait anxiety: Why you see them and why you don't [J].Biological Psychology, 2013, 92(3): 440-446.

[19] BISHOP S J.Trait anxiety and impoverished prefrontal control of attention [J].Nature neuroscience, 2009, 12(1): 92-98.

[20] BLANKSTEIN K R, FLETT G L, BOASE P, et al.Thought listing and endorsement measures of self-referential thinking in test anxiety [J].Anxiety Research, 1990, 2(2): 103-112.

[21] BLANKSTEIN K R, TONER B B, FLETT G L.Test anxiety and the contents of consciousness: Thought-listing and endorsement measures [J].Journal of research in Personality, 1989, 23(3): 269-286.

[22] BOTVINICK M M, BRAVER T S, BARCH D M, et al.Conflict monitoring and cognitive control [J].Psychological Review, 2001, 108(3): 624-652.

[23] BOTVINICK M M, COHEN J D, CARTER C S.Conflict monitoring and anterior cingulate cortex: an update [J].Trends in Cognitive Sciences, 2004, 8(12): 539-546.

[24] BRAVER T S.The variable nature of cognitive control: a dual mechanisms framework [J].Trends in Cognitive Sciences, 2012, 16(2): 106-113.

[25] BRAVER T S, BARCH D M, COHEN J D.Cognition and control in schizophrenia: a computational model of dopamine and prefrontal function [J].Biol Psychiatry, 1999, 46(3): 312-328.

[26] BRAVER T S, BARCH D M, KEYS B A, et al.Context processing in older

adults: evidence for a theory relating cognitive control to neurobiology in healthy aging [J].Journal of experimental psychology General, 2001, 130(4): 746-763.

[27] BRAVER T S, GRAY J R, BURGESS G C.Explaining the many varieties of working memory variation: Dual mechanisms of cognitive control [M] //CONWAY A R A, JARROLD C, KANE M J.Variation in working memory.New York, NY, US: Oxford University Press.2007: 76-106.

[28] BRAVER T S, SATPUTE A B, RUSH B K, et al.Context Processing and Context Maintenance in Healthy Aging and Early Stage Dementia of the Alzheimer's Type [J].Psychology and Aging, 2005, 20(1): 33-46.

[29] BROADBENT D E, COOPER P F, FITZGERALD P, et al.The Cognitive Failures Questionnaire (CFQ) and its correlates [J].British Journal of Clinical Psychology, 1982, 21(1): 1-16.

[30] BROWN T, LATHAM G.The effects of goal setting and self-instruction training on the performance of unionized employees [J]. Relations Industrielles/ Industrial Relations, 2000, 55(1): 80-95.

[31] CALLAWAY, DEMBO D.Narrowed attention: a psychological phenomenon that accompanies a certain physiological change [J].AMA archives of neurology and psychiatry, 1958, 79(1): 74-90.

[32] CALVO M G, ALAMO L, RAMOS P M.Test anxiety, motor performance and learning: Attentional and somatic interference [J]. Personality and individual Differences, 1990, 11(1): 29-38.

[33] CALVO M G, GUTIERREZ A, FERNáNDEZ-MARTíN A.Anxiety and deficient inhibition of threat distractors: Spatial attention span and time course [J]. Journal of cognitive psychology, 2012, 24(1): 66-78.

[34] CARTER C S, BRAVER T S, BARCH D M, et al.Anterior Cingulate Cortex, Error Detection, and the Online Monitoring of Performance [J].Science, 1998, 280(5364): 747-749.

[35] CARTER C S, MACDONALD A M, BOTVINICK M, et al. Parsing executive processes: strategic vs. evaluative functions of the anterior cingulate cortex [J].Proc Natl Acad Sci U S A, 2000, 97(4): 1944-1948.

[36] CHAJUT E, ALGOM D.Selective attention improves under stress: implications for theories of social cognition [J].J Pers Soc Psychol, 2003, 85(2): 231-248.

[37] CHAN R C K, SHUM D, TOULOPOULOU T, et al. Assessment of executive functions: Review of instruments and identification of critical issues [J]. Archives of Clinical Neuropsychology, 2008, 23(2): 201-216.

[38] CHERKASOVA M V, MANOACH D S, INTRILIGATOR J M, et al. Anti-saccades and task-switching: Interactions in controlled processing [J]. Experimental Brain Research, 2002, 144(4): 528-537.

[39] CISLER J M, KOSTER E H. Mechanisms of attentional biases towards threat in anxiety disorders: An integrative review [J]. Clinical psychology review, 2010, 30 (2): 203-216.

[40] COHEN J D, BARCH D M, CARTER C, et al. Context-processing deficits in schizophrenia: Converging evidence from three theoretically motivated cognitive tasks [J]. Journal of Abnormal Psychology, 1999, 108(1): 120-133.

[41] COLLETTE F, OLIVIER L, VAN DER LINDEN M, et al. Involvement of both prefrontal and inferior parietal cortex in dual-task performance [J]. Cognitive Brain Research, 2005, 24(2): 237-251.

[42] COOMBES S A, HIGGINS T, GAMBLE K M, et al. Attentional control theory: anxiety, emotion, and motor planning [J]. J Anxiety Disord, 2009, 23(8): 1072-1079.

[43] CORBETTA M, PATEL G, SHULMAN G L. The reorienting system of the human brain: from environment to theory of mind [J]. Neuron, 2008, 58(3): 306-324.

[44] CORBETTA M, SHULMAN G L. Control of goal-directed and stimulus-driven attention in the brain [J]. Nat Rev Neurosci, 2002, 3(3): 201-215.

[45] COWAN N. The magical number 4 in short-term memory: a reconsideration of mental storage capacity [J]. The Behavioral and brain sciences, 2001, 24(1): 87-114; discussion 114-185.

[46] DA SILVA CASTANHEIRA K, SHARP M, OTTO R. The impact of pandemic-related worry on cognitive functioning and risk-taking [J]. 2021.

[47] DARKE S. Anxiety and working memory capacity [J]. Cognition and Emotion, 1988, 2(2): 145-154.

[48] DARKE S. Effects of anxiety on inferential reasoning task performance [J]. Journal of personality and social psychology, 1988, 55(3): 499.

［49］DERAKSHAN N, EYSENCK M W.Working memory capacity in high trait-anxious and repressor groups ［J］.Cognition & Emotion, 1998, 12(5): 697-713.

［50］DERAKSHAN N, EYSENCK M W.Anxiety, processing efficiency, and cognitive performance: New developments from attentional control theory ［J］.European Psychologist, 2009, 14(2): 168-176.

［51］DERAKSHAN N, SMYTH S, EYSENCK M W.Effects of state anxiety on performance using a task-switching paradigm: An investigation of attentional control theory ［J］.Psychonomic bulletin & review, 2009, 16(6): 1112-1117.

［52］DERRYBERRY D, REED M A.Anxiety-related attentional biases and their regulation by attentional control ［J］.Journal of Abnormal Psychology, 2002, 111(2): 225-236.

［53］DIAMOND A.Executive functions ［J］.Annual review of psychology, 2013, 64: 135-168.

［54］DUNCAN J, EMSLIE H, WILLIAMS P, et al.Intelligence and the frontal lobe: the organization of goal-directed behavior ［J］.Cogn Psychol, 1996, 30(3): 257-303.

［55］DUTKE S, STöBER J.Test anxiety, working memory, and cognitive performance: Supportive effects of sequential demands ［J］.Cognition & Emotion, 2001, 15(3): 381-389.

［56］EASTERBROOK J A.The effect of emotion on cue utilization and the organization of behavior ［J］.Psychological review, 1959, 66(3): 183.

［57］EGNER T, HIRSCH J.The neural correlates and functional integration of cognitive control in a Stroop task ［J］.NeuroImage, 2005, 24(2): 539-547.

［58］ENRIQUEZ-GEPPERT S, HUSTER R J, HERRMANN C S.Boosting brain functions: Improving executive functions with behavioral training, neurostimulation, and neurofeedback ［J］.International journal of psychophysiology, 2013, 88(1): 1-16.

［59］EYSENCK H.The biological basis of personality.Springfield, IL: Charles C. Thomas.Frodi, AM & Lamb, ME 1980 Child abusers' responses to infant smiles and cries ［J］.Child Dev, 1967, 51: 238-241.

［60］EYSENCK M.Anxiety and cognition: A unified theory ［M］.Psychology Press, 2014.

[61] EYSENCK M, PAYNE S, DERAKSHAN N.Trait anxiety, visuospatial processing, and working memory [J].Cognition & Emotion, 2005, 19(8): 1214-1228.

[62] EYSENCK M W.A cognitive approach to trait anxiety [J].European Journal of Personality, 2000, 14(5): 463-476.

[63] EYSENCK M W. Anxiety: The cognitive perspective [M]. Psychology Press, 2013.

[64] EYSENCK M W, CALVO M G.Anxiety and performance: The processing efficiency theory [J].Cognition & emotion, 1992, 6(6): 409-434.

[65] EYSENCK M W, DERAKSHAN N.New perspectives in attentional control theory [J].Personality and Individual Differences, 2011, 50(7): 955-960.

[66] EYSENCK M W, DERAKSHAN N, SANTOS R, et al. Anxiety and cognitive performance: attentional control theory [J].Emotion, 2007, 7(2): 336.

[67] EYSENCK N D M W.Working memory capacity in high trait-anxious and repressor groups [J].Cognition & Emotion, 1998, 12(5): 697-713.

[68] FALES C L, BARCH D M, BURGESS G C, et al.Anxiety and cognitive efficiency: differential modulation of transient and sustained neural activity during a working memory task [J].Cogn Affect Behav Neurosci, 2008, 8(3): 239-253.

[69] FALES C L, BECERRIL K E, LUKING K R, et al.Emotional-stimulus processing in trait anxiety is modulated by stimulus valence during neuroimaging of a working-memory task [J].Cognition and Emotion, 2010, 24(2): 200-222.

[70] FALKENSTEIN M, HOHNSBEIN J, HOORMANN J, et al.Effects of cross-modal divided attention on late ERP components.II.Error processing in choice reaction tasks [J].Electroencephalogr Clin Neurophysiol, 1991, 78(6): 447-455.

[71] FILIPPI C A, SUBAR A, RAVI S, et al.Developmental Changes in the Association Between Cognitive Control and Anxiety [J].Child Psychiatry & Human Development, 2021: 1-11.

[72] FOURNIER-VICENTE S, LARIGAUDERIE P, GAONAC'H D.More dissociations and interactions within central executive functioning: A comprehensive latent-variable analysis [J].Acta psychologica, 2008, 129(1): 32-48.

[73] FRIEDMAN N P, MIYAKE A.The Relations Among Inhibition and Interference Control Functions: A Latent-Variable Analysis [J].Journal of Experimental Psychology: General, 2004, 133(1): 101-135.

［74］GARAVAN H, ROSS T J, MURPHY K, et al.Dissociable Executive Functions in the Dynamic Control of Behavior: Inhibition, Error Detection, and Correction ［J］.NeuroImage, 2002, 17(4): 1820-1829.

［75］GARNER M, AINSWORTH B, GOULD H, et al.P.4.b.005 Impaired attentional control in high and low anxious healthy volunteers: evidence from the antisaccade task ［J］.European Neuropsychopharmacology, 2009, (19): S599.

［76］GAYNOR G, WYNNE K, ZHANG T, et al.Online Proctoring Discount: The Role of Measured Stressors ［J］.Available at SSRN 3784094, 2021.

［77］GEHRING W J, GOSS B, COLES M G, et al.The error-related negativity ［J］.Perspectives on Psychological Science, 2018, 13(2): 200-204.

［78］GONTHIER C, BRAVER T S, BUGG J M.Dissociating proactive and reactive control in the Stroop task ［J］.Mem Cognit, 2016, 44(5): 778-788.

［79］GONTHIER C, MACNAMARA B N, CHOW M, et al.Inducing Proactive Control Shifts in the AX-CPT ［J］.Front Psychol, 2016, 7: 1822.

［80］GOODWIN A H, SHER K J.Deficits in set-shifting ability in nonclinical compulsive checkers ［J］.Journal of Psychopathology and Behavioral Assessment, 1992, 14(1): 81-92.

［81］GRILLON C, ROBINSON O J, CORNWELL B, et al.Modeling anxiety in healthy humans: a key intermediate bridge between basic and clinical sciences ［J］. Neuropsychopharmacology, 2019, 44(12): 1999-2010.

［82］GRISETTO F.Impulsivity is not just disinhibition: investigating the effects of impulsivity on the adaptation of cognitive control mechanisms ［D］; Université Charles de Gaulle-Lille III, 2020.

［83］HAJCAK G, MCDONALD N, SIMONS R F.Error-related psychophysiology and negative affect ［J］.Brain and Cognition, 2004, 56(2): 189-197.

［84］HALLION L S, TOLIN D F, BILLINGSLEY A L, et al."Cold" Cognitive Control and Attentional Symptoms in Anxiety: Perceptions Versus Performance ［J］.Behavior therapy, 2019, 50(6): 1150-1163.

［85］HARNISHFEGER K K.The development of cognitive inhibition: Theories, definitions, and research evidence ［M］. Interference and inhibition in cognition. Elsevier.1995: 175-204.

［86］HAYES S, MACLEOD C, HAMMOND G. Anxiety – linked task

performance: Dissociating the influence of restricted working memory capacity and increased investment of effort [J].Cognition and Emotion, 2009, 23(4): 753-781.

[87] HEDDEN T, GABRIELI J D.Shared and selective neural correlates of inhibition, facilitation, and shifting processes during executive control [J].Neuroimage, 2010, 51(1): 421-431.

[88] HOCHMAN S H.The effects of stress on Stroop color-word performance [J].Psychonomic Science, 1967, 9(8): 475-476.

[89] HOPKO D R, ASHCRAFT M H, GUTE J, et al.Mathematics anxiety and working memory: Support for the existence of a deficient inhibition mechanism [J]. Journal of anxiety disorders, 1998, 12(4): 343-355.

[90] HU K, BAUER A, PADMALA S, et al.Threat of bodily harm has opposing effects on cognition [J].Emotion, 2012, 12(1): 28-32.

[91] HULL C L.Principles of behavior: An introduction to behavior theory [J].1943.

[92] HUMPHREYS M S, REVELLE W.Personality, motivation, and performance: a theory of the relationship between individual differences and information processing [J].Psychological review, 1984, 91(2): 153.

[93] JOHNSON D R.Emotional attention set-shifting and its relationship to anxiety and emotion regulation [J].Emotion, 2009, 9(5): 681-690.

[94] KALANTHROFF E, AVNIT A, HENIK A, et al.Stroop proactive control and task conflict are modulated by concurrent working memory load [J].Psychon Bull Rev, 2015, 22(3): 869-875.

[95] KALANTHROFF E, DAVELAAR E J, HENIK A, et al.Task conflict and proactive control: A computational theory of the Stroop task [J].Psychological review, 2018, 125(1): 59.

[96] KANE M J, ENGLE R W.Working-memory capacity and the control of attention: the contributions of goal neglect, response competition, and task set to Stroop interference [J].Journal of experimental psychology General, 2003, 132(1): 47-70.

[97] KERNS J G, COHEN J D, MACDONALD III A W, et al.Decreased Conflict-and Error-Related Activity in the Anterior Cingulate Cortex in Subjects With Schizophrenia [J].American Journal of Psychiatry, 2005, 162(10): 1833-1839.

[98] KIM A J, ANDERSON B A.Arousal-Biased Competition Explains Reduced

Distraction by Reward Cues under Threat [J].Eneuro, 2020, 7(4).

[99] KIM A J, LEE D S, ANDERSON B A.The influence of threat on the efficiency of goal-directed attentional control [J].Psychological research, 2021, 85(3): 980-986.

[100] KLINGBERG T.Concurrent performance of two working memory tasks: potential mechanisms of interference [J]. Cerebral cortex (New York, NY: 1991), 1998, 8(7): 593-601.

[101] KRUG M K, CARTER C S.Proactive and reactive control during emotional interference and its relationship to trait anxiety [J].Brain Res, 2012, 1481: 13-36.

[102] LAMM C, PINE D S, FOX N A.Impact of negative affectively charged stimuli and response style on cognitive-control-related neural activation: An ERP study [J].Brain and Cognition, 2013, 83(2): 234-243.

[103] LARSON C L, ARONOFF J, STEARNS J J.The shape of threat: Simple geometric forms evoke rapid and sustained capture of attention [J].Emotion, 2007, 7 (3): 526.

[104] LEE T W, LOCKE E A, PHAN S H.Explaining the assigned goal-incentive interaction: The role of self-efficacy and personal goals [J].Journal of Management, 1997, 23(4): 541-559.

[105] LERNER M D.General Versus Specific Aspects of Self-regulation as Predictors of Academic Skills and Internalizing Symptoms: A Model Comparison Approach [D] ; The Florida State University, 2019.

[106] LEWIN K. Principles of topological psychology [M]. Read Books Ltd, 2013.

[107] LOCKE E A, BRYAN J F.Goal-setting as a determinant of the effect of knowledge of score on performance [J].The American Journal of Psychology, 1968, 81 (3): 398-406.

[108] LOCKE E A, LATHAM G P.A theory of goal setting & task performance [M].Prentice-Hall, Inc, 1990.

[109] LOCKE E A, LATHAM G P, EREZ M.The determinants of goal commitment [J].Academy of management review, 1988, 13(1): 23-39.

[110] LOCKE H S, BRAVER T S.Motivational influences on cognitive control: behavior, brain activation, and individual differences [J]. Cogn Affect Behav

Neurosci, 2008, 8(1): 99-112.

[111] LOPEZ-GARCIA P, LESH T A, SALO T, et al.The neural circuitry supporting goal maintenance during cognitive control: a comparison of expectancy AX-CPT and dot probe expectancy paradigms [J].Cogn Affect Behav Neurosci, 2016, 16 (1): 164-175.

[112] MACLEOD C, DONNELLAN A M.Individual differences in anxiety and the restriction of working memory capacity [J].Personality and Individual Differences, 1993, 15(2): 163-173.

[113] MCELREE B.Working memory and focal attention [J].Journal of experimental psychology Learning, memory, and cognition, 2001, 27(3): 817-835.

[114] MILLER E K, COHEN J D.An integrative theory of prefrontal cortex function [J].Annu Rev Neurosci, 2001, 24: 167-202.

[115] MIYAKE A, FRIEDMAN N P, EMERSON M J, et al.The unity and diversity of executive functions and their contributions to complex "Frontal Lobe" tasks: a latent variable analysis [J].Cogn Psychol, 2000, 41(1): 49-100.

[116] MOGG K, GARNER M, BRADLEY B P.Anxiety and orienting of gaze to angry and fearful faces [J].Biological psychology, 2007, 76(3): 163-169.

[117] MONSELL S.Task switching [J].Trends Cogn Sci, 2003, 7(3): 134-140.

[118] MORAN T P.Anxiety and working memory capacity: A meta-analysis and narrative review [J].Psychol Bull, 2016, 142(8): 831-864.

[119] MORRIS N, JONES D M.Memory updating in working memory: The role of the central executive [J].British journal of psychology, 1990, 81(2): 111-121.

[120] MOSER J, MORAN T, SCHRODER H, et al.On the relationship between anxiety and error monitoring: a meta-analysis and conceptual framework [J].Frontiers in Human Neuroscience, 2013, 7(466).

[121] MOSER J S, MORAN T P, JENDRUSINA A A.Parsing relationships between dimensions of anxiety and action monitoring brain potentials in female undergraduates [J].Psychophysiology, 2012, 49(1): 3-10.

[122] NIGG J T.On inhibition/disinhibition in developmental psychopathology: views from cognitive and personality psychology and a working inhibition taxonomy [J].Psychological bulletin, 2000, 126(2): 220.

［123］NORMAN D A, SHALLICE T.Attention to action ［M］.Consciousness and self-regulation.Springer.1986：1-18.

［124］OBERAUER K.Access to information in working memory：exploring the focus of attention ［J］.Journal of experimental psychology Learning, memory, and cognition, 2002, 28(3)：411-421.

［125］OREM D M, PETRAC D C, BEDWELL J S.Chronic self-perceived stress and set-shifting performance in undergraduate students ［J］.Stress：The International Journal on the Biology of Stress, 2008, 11(1)：73-78.

［126］PACHECO-UNGUETTI A P, ACOSTA A, CALLEJAS A, et al.Attention and anxiety：Different attentional functioning under state and trait anxiety ［J］.Psychological science, 2010, 21(2)：298-304.

［127］PALLAK M S, PITTMAN T S, HELLER J F, et al.The effect of arousal on Stroop color-word task performance ［J］.Bulletin of the Psychonomic Society, 1975, 6(3)：248-250.

［128］PAXTON J L, BARCH D M, RACINE C A, et al.Cognitive control, goal maintenance, and prefrontal function in healthy aging ［J］.Cerebral cortex (New York, NY：1991), 2008, 18(5)：1010-1028.

［129］PIñEYRO D R, AZZOLLINI S C.Relación entre interferencia proactiva y ansiedad：Aspectos cualitativos de una tarea con Torre de Hanoi invertida；proceedings of the XI Congreso Internacional de Investigación y Práctica Profesional en Psicología XXVI Jornadas de Investigación XV Encuentro de Investigadores en Psicología del MERCOSUR I Encuentro de Investigación de Terapia Ocupacional I Encuentro de Musicoterapia, F, 2019 ［C］.Facultad de Psicología-Universidad de Buenos Aires.

［130］RACHAM S.Anxiety ［M］.New York：Press Ltd., 2004.

［131］REINHOLDT-DUNNE M L, MOGG K, BRADLEY B P.Effects of anxiety and attention control on processing pictorial and linguistic emotional information ［J］. Behaviour research and therapy, 2009, 47(5)：410-417.

［132］RIEMANN D, SPIEGELHALDER K, NISSEN C, et al.REM sleep instability-A new pathway for insomnia? ［J］.Pharmacopsychiatry, 2012, 45(5)：167-176.

［133］ROBINSON O J, VYTAL K, CORNWELL B R, et al. The impact of anxiety upon cognition：perspectives from human threat of shock studies ［J］.Frontiers in human neuroscience, 2013, 7：203.

[134] RYAN T A.Intentional behavior [M].New York: Ronald Press, 1970.

[135] SARASON I G.Stress, anxiety, and cognitive interference: reactions to tests [J].Journal of personality and social psychology, 1984, 46(4): 929.

[136] SARASON I G.Anxiety, self-preoccupation and attention [J].Anxiety research, 1988, 1(1): 3-7.

[137] SCHMID P C, KLEIMAN T, AMODIO D M.Neural mechanisms of proactive and reactive cognitive control in social anxiety [J].Cortex, 2015, 70(Supplement C): 137-145.

[138] SHACKMAN A J, SARINOPOULOS I, MAXWELL J S, et al.Anxiety selectively disrupts visuospatial working memory [J].Emotion, 2006, 6(1): 40.

[139] SMITH E E, JONIDES J.Storage and executive processes in the frontal lobes [J].Science, 1999, 283(5408): 1657-1661.

[140] SORG B A, WHITNEY P.The effect of trait anxiety and situational stress on working memory capacity [J].Journal of research in personality, 1992, 26(3): 235-241.

[141] SPIELBERGER C.Manual for the State-Trait Anxiety Inventory; Palo Alto, CA, Ed [Z].Consulting Psychologists Press, Inc.: Columbia, MO, USA.1983

[142] SPIELBERGER C, GORSUCH R, LUSHENE R.State-trait anxiety inventory STAI (Form Y) [J].Redw City Mind Gard, 1983.

[143] SPIELBERGER C D.Manual for the State-trait Anxietry, Inventory [J].Consulting Psychologist, 1970.

[144] STOUT D M, ROKKE P D.Components of working memory predict symptoms of distress [J].Cognition and Emotion, 2010, 24(8): 1293-1303.

[145] STROOP J R.Studies of interference in serial verbal reactions [J].Journal of Experimental Psychology, 1935, 18(6): 643-662.

[146] SUáREZ-PELLICIONI M, NúñEZ-PEñA M I, COLOMé À.Reactive Recruitment of Attentional Control in Math Anxiety: An ERP Study of Numeric Conflict Monitoring and Adaptation [J].PLOS ONE, 2014, 9(6): e99579.

[147] SZAMEITAT A J, SCHUBERT T, MüLLER K, et al.Localization of executive functions in dual-task performance with fMRI [J].Journal of cognitive neuroscience, 2002, 14(8): 1184-1199.

[148] TELZER E H, MOGG K, BRADLEY B P, et al.Relationship between trait

anxiety, prefrontal cortex, and attention bias to angry faces in children and adolescents [J].Biological psychology, 2008, 79(2): 216-222.

[149] VAN DEN BUSSCHE E, VANMEERT K, ABEN B, et al.Too anxious to control: the relation between math anxiety and inhibitory control processes [J]. Scientific Reports, 2020, 10(1): 1-10.

[150] VISU-PETRA L, ȚINCAȘ I, CHEIE L, et al.Anxiety and visual-spatial memory updating in young children: An investigation using emotional facial expressions [J].Cognition and Emotion, 2010, 24(2): 223-240.

[151] VOß M.Impaired cognitive control as a causal risk factor for intrusive re-experiencing and rumination in posttraumatic stress disorder [D]; lmu, 2020.

[152] VYTAL K, CORNWELL B, ARKIN N, et al.Describing the interplay between anxiety and cognition: from impaired performance under low cognitive load to reduced anxiety under high load [J].Psychophysiology, 2012, 49(6): 842-852.

[153] WAGER T D, JONIDES J, READING S.Neuroimaging studies of shifting attention: a meta-analysis [J].Neuroimage, 2004, 22(4): 1679-1693.

[154] WEINBERG A, KLEIN D N, HAJCAK G.Increased error-related brain activity distinguishes generalized anxiety disorder with and without comorbid major depressive disorder [J].Journal of abnormal psychology, 2012, 121(4): 885.

[155] WHITE L K, MCDERMOTT J M, DEGNAN K A, et al.Behavioral inhibition and anxiety: the moderating roles of inhibitory control and attention shifting [J].J Abnorm Child Psychol, 2011, 39(5): 735-747.

[156] WILLIAMS J M G, WATTS F N, MACLEOD C, et al. Cognitive psychology and emotional disorders [M].John Wiley & Sons, 1988.

[157] WILT J, OEHLBERG K, REVELLE W.Anxiety in personality [J].Personality and Individual Differences, 2011, 50(7): 987-993.

[158] YANG Y, MISKOVICH T A, LARSON C L.State anxiety impairs proactive but enhances reactive control [J].Frontiers in psychology, 2018, 9: 2570.

[159] YANTIS S. Control of visual attention [J]. attention, 1998, 1(1): 223-256.

[160] ZAMBRANO-VAZQUEZ L, ALLEN J J.Differential contributions of worry, anxiety, and obsessive compulsive symptoms to ERN amplitudes in response monitoring and reinforcement learning tasks [J].Neuropsychologia, 2014, 61: 197-209.

第五章　焦虑的运动干预

　　焦虑症是所有精神障碍中最常见的,目前全球患病率估计为 7.3%(Baxter et al.,2013),12 个月的患病率估计为 14%(Wittchen et al.,2011)至 22.2%(Kessler et al.,2012),表明焦虑症在一生中影响着很大一部分人口,是一个巨大的社会负担。如果不及时治疗,大多数焦虑症会呈慢性病程(Craske et al.,2017),往往会导致个人身心的高度损害和社会的巨大经济负担(Bandelow et al.,2015)。

　　世界卫生组织(World Health Organization,WHO)将运动定义为骨骼肌产生的任何需要能量消耗的身体活动,包括跑步、步行、骑自行车、玩耍等以任何水平的技能进行的活动。定期进行体育运动有助于预防和管理非传染性疾病,例如心脏病、中风、糖尿病和多种癌症,还有助于预防高血压、保持健康的体重、改善心理健康、提升生活质量和幸福感。

　　运动干预相对于药物、认知疗法等来说最好的一点就是干预的成本低。你甚至可以不花一分钱就能享受到对焦虑的缓解、健康的体质,甚至外貌也会变得更好。从另外一个逻辑来说,焦虑的人意味着在某些方面存在不足,因此不能够应对将来发生的事情,从而产生担心的想法及生理特征,这其中主要的原因是个人能力或经济条件的不足。作为青少年群体来说,在经济条件差的家庭更容易出现焦虑的状况。因此,对于青少年来说,去精神卫生中心的治疗及后期费用也是一笔不小的开销,并需要占用大量学习时间和家庭收入。运动干预可以是一个省钱、同时也能够促进体能和学习能力,维持健康的激素水平的好途径。

　　华东师范大学"青少年健康评价与运动干预"教育部重点实验室和体育与健康学院有着以季浏教授为首的一大批优秀的科研工作者,他们正在开展如何进行有效的运动干预的研究。我们通过分子、细胞和行为等各个维度,在行为学、生理学、生物学、心理学、信息学等各种领域内开展了全方位的促进青少年身心健康的研究,已经取得丰富的成果,并在全国各大中小学的应用中取得良好效果。

下面我就针对运动干预焦虑是否有效、干预机制、如何干预的问题进行讨论。

第一节　运动干预的价值

身体活动在普通人群中的预防和管理心血管疾病以及改善健康方面已经确立了疗效。最近的流行病学数据进一步表明，身体活动较多的人患焦虑症的可能性更小。此外，来自随机对照实验的系统评价的证据表明，运动训练是身体活动的一个子集，可以减轻焦虑和压力相关疾病的症状，如广场恐惧症、恐慌症、创伤后应激障碍等。

一、焦虑症的危害

前面章节我已经介绍了焦虑症是一组异质性的常见精神健康障碍，其典型特征是过度觉醒、过度恐惧和担忧（Olthuis et al.，2016）。尽管焦虑症通常以焦虑感为特征，但根据疾病亚型的不同，症状也会有所不同。亚型分为广泛性焦虑症、社交恐惧症、恐慌症、广场恐惧症、分离焦虑症等。焦虑症的发生非常普遍，全球估计各国的患病率从3.8%到25%不等。在患有慢性疾病的人群中，焦虑症患病率高达70%（Remes et al.，2016）。这些普遍存在的疾病对人们的日常功能、生活质量和幸福感产生了负面的影响（Simpson et al.，2010）。来自全球疾病负担（Global Burden of Disease）研究的数据表明，焦虑症是导致全身疾病的第六大原因（Baxter et al.，2014）。焦虑症还与其他精神障碍高度共存（Kessler et al.，2005），包括抑郁症（Kessler et al.，2008）和药物滥用（Lai et al.，2015）。令人担忧的是，焦虑症还与高血压（Tully et al.，2013）等心血管风险因素升高有关，并会导致过早死亡（Frasure-Smith & Lespérance，2008；Janszky et al.，2010；Roest et al.，2010；Tully et al.，2008）。

二、焦虑症常规治疗的优缺点

焦虑症的常规治疗是使用药物治疗（Pharmacotherapy），如使用选择性血清素再摄取抑制剂（Selective serotonin reuptake inhibitors，SSRIs）、血清素-去甲肾上腺素再摄取抑制剂（Serotonin-norepinephrine reuptake inhibitors，SNRI）或苯二氮（Benzodiazepines）（Baldwin et al.，2005；Baldwin et al.，2011），或者使用认知行为疗

法（Cognitive behavioural therapy，CBT）（Carpenter et al.，2018），或者两者的组合（Ori et al.，2015）。这些传统方法可以有效减轻焦虑症的症状，但多达三分之一的患者对治疗并没有反应（De Vries et al.，2016；Hofmann & Smits，2008）。这可能导致治疗中途退出、结果和功能较差（Pampallona et al.，2002）。为了解决这个问题，专家已经开发了将药物治疗与认知疗法形式相结合的多模式方法，但尚未产生任何明显的疗效改善（Hofmann et al.，2009；Ori et al.，2015）。有效提供这些类型的治疗也存在一些师资紧缺（例如治疗师稀缺）和费用太高等困难（Gunter & Whittal，2010），特别是在低收入和中等收入国家（Arjadi et al.，2015；Stubbs，Koyanagi，et al.，2017），这些困难就更大了。这极大地限制了这些类型的治疗在所有人群中的普遍适用性。

除了治疗焦虑症的症状之外，还不清楚传统方法在多大程度上能够处理更广泛的身体合并征问题，这在焦虑症患者中很常见（Strine et al.，2008）。例如，焦虑症患者患心血管疾病的可能性比一般人群高 52%（Batelaan et al.，2016）。考虑到与焦虑症和并发症相关的身体健康问题可能并不是由焦虑直接引起的，单独使用药物疗法或认知疗法可能都无法实现改善身体健康状况的情况。干预是必不可少的提供减少心理健康症状、预防焦虑症患者发病和管理身体健康问题的重要手段（Thornicroft，2011）。尽管药物治疗和心理干预对许多人有帮助，但这些治疗方法并非对每个人都有效，并且不足以解决常见的身体健康并发症，例如心血管疾病。

三、运动干预的好处

基于身体活动的干预措施代表了一种新方法，在治疗从精神病（Firth et al.，2015；Firth et al.，2017）到痴呆症（Ahlskog et al.，2011）等多种心理健康状况的症状方面已证明是有效的。值得注意的是，更广泛的运动概念可以与体育锻炼区分开来。体育锻炼（Physical exercise）是指一种旨在提高身体素质或健美的运动形式（Caspersen et al.，1985）。我们这里所指的身体运动包含了偶尔的活动（例如：去散步）和体育锻炼（例如：有规律地每天去健身房里举哑铃），因为关于运动干预焦虑的实证研究绝大多数都是基于这两类的运动。

最值得注意的是，基于运动的干预措施一直被证明对抑郁症患者具有抗抑郁作用（Cooney et al.，2013；Schuch，Vancampfort，Richards，et al.，2016）。一些研究报告的治疗效果可与抗抑郁药物或心理治疗相媲美（Blumenthal et al.，2007；Brosse et al.，2002；Kvam et al.，2016）。在这种心理健康状况下，运动已被证明对人们的幸福有更广泛的益处,包括提高生活质量、减少心理困扰,以及重要的是,改善身体健康(Broderick et al.,2015;Firth et al.,2015;Schuch,Vancampfort,Rosenbaum,et al.,2016;Schuch et al.,2015;Vancampfort et al.,2015)。除了几乎没有副作用之外,运动还可能对日常功能有进一步的好处,因为研究发现运动训练可以改善精神分裂症或抑郁症等精神疾病患者的神经认知能力(Greer et al.,2015;Oertel-Knöchel et al.,2014)。

越来越多的研究表明,运动有益于治疗焦虑症(Stubbs,Vancampfort,et al.,2017)。鉴于运动有改善身体和心理健康的潜力,基于运动的干预措施可能是一种重要的跨诊断工具(Trans-diagnostic tool),对焦虑症患者有一系列更广泛的好处,为焦虑症患者提供了一种有希望的额外治疗选择。然而,目前的研究还存在关于运动效果的潜在机制、最佳运动方案、提高依赖性的方法和身体素质重要性的问题。以下部分将简要概述支持运动作为焦虑症治疗方法的证据,并概述目前需要解决的几个问题。

第二节　身体活动和焦虑相关的证据

一、运动量不足与焦虑的关系

对一般人群的多项研究发现,参与更多运动的人被诊断出患有焦虑症的风险较低,并且焦虑症状的频率和严重程度较低(Baumeister et al.,2017;De Mello et al.,2013;De Moor et al.,2006;Goodwin,2003;Lindwall et al.,2014)。相反,缺乏体力活动已被确定为发展成为焦虑(Teychenne et al.,2015)和抑郁(Mammen & Faulkner,2013;Schuch et al.,2018;Teychenne et al.,2010)的危险因素。这一证据表明,缺乏运动的人更容易得焦虑症。

（一）久坐与焦虑的关系

最近的系统评价表明,较高水平的久坐行为的人未来患焦虑症的风险会增加(Teychenne et al.,2010;Teychenne et al.,2015)。关于青少年的研究发现,活跃的青少年通过实验诱导进行久坐行为,最后会导致焦虑水平的增加(Edwards & Loprinzi,2016)。因此,久坐行为,即使在年轻时,也可能通过生物学途径导致焦虑

（Edwards & Loprinzi,2016）。基于屏幕的久坐行为已被证明会增加儿童中枢神经系统的唤醒,这反过来又会增加焦虑（Wang & Perry,2006）。此外,基于屏幕的娱乐也与睡眠模式紊乱有关,这也可能会提高焦虑水平（Dworak et al.,2007）。较早的一项对实验诱导的久坐行为的随机对照实验表明,久坐行为的增加与情绪低落有关,这可以从恶化的炎症状况来解释（Endrighi et al.,2016）。尽管我们认识到久坐行为已被确定为导致身体活动不足,导致多种健康相关结果的独立风险因素,但人们普遍认为,这两种行为在整个生命周期中经常同时发生,并且可能具有相似的心理健康影响。

有多项研究探索了总体坐姿时间与焦虑风险之间的关系（Kilpatrick et al.,2013）。Uijtdewilligen et al.（2011）进行了一项重要的纵向研究,调查了 217 名青春期男孩和女孩（平均年龄 13 岁）的身体特征和个性与 29 年后他们的身体活动和久坐行为之间的关联。在他们 42 岁时,对他们的身体活动和久坐行为通过加速度计进行了评估,发现自我效能低且焦虑水平高的男孩在成年后久坐不动。

钱青文 et al.（2012）采用青少年体育锻炼与健康问卷、儿童抑郁障碍自评量表等对方便整群抽取的蚌埠市 4 所中学 100 个班级的,5268 名学生进行问卷调查;开展有氧运动干预后,分析干预前后肥胖、体重正常学生主要心理健康问题变化情况。结果显示,5268 名初中生参加足量中等强度、足量大强度体力活动及体力活动缺乏的比例分别为 14.7%、36% 和 59.1%。其中肥胖青少年中达到足量大强度有氧运动的比例为 42.7%。蚌埠市初中生进行有氧运动的时间较少,而久坐行为却在不断增加;有氧运动、久坐行为与青少年抑郁症状和焦虑症状的发生密切相关。

对于成年人,Kilpatrick et al.（2013）在澳大利亚塔斯马尼亚州对 3367 名州政府雇员（平均年龄 46.2 岁,女性占 71.9%）进行了一项调查,使用凯斯勒心理困扰量表（K10）用于衡量心理状况水平,使用国际体育活动问卷（International Physical Activity Questionnaire,IPAQ）评估体育活动。参与者报告了通常一天中坐着工作的时间。结果显示男性报告的平均职业坐姿时间为 4.8（SD = 2.5）小时,女性为 4.2（SD = 2.7）小时。与工作时间少于 3 小时/天的男性相比,每天坐着超过 6 小时的男性中度心理困扰的发生率增加,女性坐着超过 6 小时/天的中度和重度困扰的患病率增加。

Sloan et al.（2013）从新加坡卫生部 2010 年全国健康调查中获得了 4,337 名成年人（18-79 岁）关于久坐行为、身体活动模式、心理困扰和其他相关变量的去识别化数据。使用一般健康问卷 12（General Health Questionnaire-12,GHQ-12）

评估心理状况水平,使用全球体力活动问卷第 2 版(Global Physical Activity Questionnaire version 2,GPAQ v2)估算中高强度运动(Moderate to vigorous physical activity,MVPA)的每日和每周的总久坐情况。研究结果表明,久坐约 10 小时/天的人报告心理困扰的可能性要高 29%,而与活跃和其他因素无关。

独立于久坐类别和其他混杂因素,活跃的个体心理困扰的概率也低 27%。这似乎表明较高久坐量与心理困扰的概率之间可能存在独立的正相关。此外,交互式分析表明,每天累积 5 小时或更少久坐的活跃个体心理困扰的概率降低约 40%。此外,年龄、性别、家庭收入、吸烟、酗酒和慢性病状态的特定水平显示出独立的关联。亚洲体重指数或种族的久坐与焦虑心理困扰之间没有发现有关联。此外,Rebar et al.(2017)研究发现,虽然与交通相关的坐姿时间和整体坐姿时间与较高的焦虑风险相关,但出于工作目的或休闲时间的坐姿时间与焦虑风险无关。

(二)屏幕使用时间与焦虑的关系

其他研究还发现屏幕时间(即电视和电脑)与焦虑风险之间存在正相关(Cao et al.,2011;de Wit et al.,2011)。在一项对英国 13,470 名儿童在校外参加体育俱乐部和使用屏幕娱乐的时间的研究中发现,45%的儿童不参加体育俱乐部,61%的儿童每天使用屏幕娱乐超过 2 小时。参加体育运动的儿童在情绪、行为、多动-注意力不集中和同伴关系方面问题较少,亲社会行为更多。男孩和女孩无差异(Griffiths et al.,2010)。也有研究发现,自我报告的电视/电脑使用时间与焦虑之间没有关联(Sanchez-Villegas et al.,2008)。

(三)社会退缩理论的解释

社会退缩理论(Social withdrawal theory)可能解释低体力活动和焦虑之间联系的关系。假设认为不参与体育活动可能导致社交孤独(Social solitude)和人际关系退缩,这两者都与社交焦虑感的增加有关(Rubin et al.,2001)。另一方面,有焦虑症的人可能不太愿意将体育活动作为应对焦虑症状的一种手段,正如之前对患有社交性焦虑症的精神疾病患者的研究所表明的那样。然而,现在需要更多地研究社交焦虑对不同文化环境中体育活动参与的作用,以得出明确结论。大规模代表性的数据应该探索身体活动与焦虑之间的内在关系。

二、运动对焦虑的缓解作用

尽管有证据表明运动在治疗抑郁症(Cooney et al.,2013)和焦虑症-抑郁症共病(Lamers et al.,2011；Rebar et al.,2017)上发挥了有效作用,但是在单独治疗焦虑症上的研究不多。尽管如此,最近的研究发现运动的干预,不管是独立治疗,还是作为辅助治疗,对减轻焦虑症状都非常有用(Bartley et al.,2013；Conn,2010；Herring et al.,2014；Jayakody et al.,2014；Rebar et al.,2015；Stonerock et al.,2015；Stubbs,Vancampfort,et al.,2017；Wipfli et al.,2008)。以运动为基础的干预措施已被证明可以减轻创伤和压力相关疾病的症状,比如创伤后应激障碍(PTSD)(Rosenbaum,Vancampfort,et al.,2015)。即使是剧烈的运动也已被证明对减轻状态焦虑的症状有积极作用,即使作用很小(Ensari et al.,2015)。

(一)有氧运动对焦虑的缓解作用

Broocks et al.(1998)比较了运动对恐慌症患者的治疗效果与已证实有效的药物治疗和安慰剂。他们将46名患有中度至重度恐慌症伴有或不伴有广场恐怖症(DSM-III-R 标准)的患者随机分配到为期10周的常规有氧运动(跑步)、氯米帕明(112.5mg/天)或安慰剂三组中。结果发现运动组的放弃率(Drop out rate)为31%,安慰剂组为27%,氯米帕明组为0%。与安慰剂相比,运动和氯米帕明均导致症状显著减轻。运动和氯米帕明相比,药物治疗显著更早、更有效地改善了焦虑症状。运动和氯米帕明治疗也显著改善了抑郁症状。这说明仅规律的有氧运动可以显著改善恐慌症患者的临床症状,但效果不如药物氯米帕明。

同样,Bandelow et al.(2000)也比较了有氧运动的治疗效果与流行的药物治疗。他们将恐慌症(DSM-IV)患者随机分配到三种治疗方式组:跑步(N=45)、氯米帕明(N=15)和安慰剂(N=15)。治疗效果用恐慌和广场恐惧症量表(P&A)和其他评级量表来衡量。结果发现与安慰剂治疗相比,运动和氯米帕明均能显著减轻症状,但氯米帕明比运动更有效,并且明显更早地改善焦虑症状。P&A 分量表的评估表明,运动发挥的作用主要是减少预期焦虑和恐慌相关的残疾。因此,对于确诊患有恐慌症的患者,运动干预能起到一定的症状缓解作用,但是仍然是药物治疗效果来得快。

研究观察到运动干预的巨大差异,涉及不同持续时间和不同强度的不同运动模式。很多研究中有氧健身(Aerobic fitness)经常没有被测量。当有氧健身被测量时,尽管焦虑减少了,但在运动干预后它通常没有改善。最近的一项研究发现,除了认知行为疗法外,有氧运动还能改善恐慌症和广场恐惧症患者的症状,这可能是通过"呼吸假设(Breathing hypotheses)"发挥作用的(Bischoff et al.,2018)。另外,还发现基于运动的干预措施可以减轻慢性身体健康状况患者的焦虑症状

（Herring et al.，2010）。值得注意的是，这些研究中的大多数都使用了有氧运动。但是人们对阻力训练对心理健康的益处知之甚少（O'Connor et al.，2010），不过有研究表明阻力训练对减轻临床和非临床人群的焦虑症状有中小影响（Gordon et al.，2017）。

（二）阻力运动对焦虑的缓解作用

Herring et al.（2012）研究了短期运动训练对广泛性焦虑症（GAD）患者的作用的随机对照实验，具体以量化 6 周阻力（Resistance，阻力）或有氧运动训练（Aerobic exercise training，AET）对久坐的 GAD 患者症状缓解的影响。30 名年龄在18~37 岁由对治疗分配不知情的临床医生诊断为 GAD 且未参与除药物治疗以外的任何治疗的久坐女性，被随机分配到 RET、AET 或等待名单/对照组（Waiting list，WL）。RET 包括每周 2 次的下肢举重。AET 包括每周 2 次腿部自行车训练，并与 RET 相匹配的身体区域、积极的工作、积极参与运动的时间和负荷进展。缓解是通过需要治疗的数量（Number needed to treat，NNT）来衡量的。担忧症状是通过宾夕法尼亚州立大学的担忧问卷（Penn State Worry Questionnaire，PSWQ）来衡量的。结果显示 RET、AET 和 WL 的缓解率分别为 60%、40% 和 30%。RET 的 NNT 为 3，AET 的 NNT 为 10。对于担心症状，发现了显著的随时间变化的相互作用。后续对比显示，与 WL 相比，联合运动条件的担忧症状显著减少。因此，运动训练，包括 RET，是一种可行的、低风险的治疗方法，可以潜在地减少 GAD 患者的担忧症状，并且可能是 GAD 的有效辅助、短期治疗或增强。

Herring et al.（2011）也进行了类似的实验，不过干预时间更长。他们量化和比较了 RET 和 AET 对 GAD 相关体征和症状的影响。他们将 30 名年龄在 18~37 岁被诊断为 GAD 的，除药物治疗外未参与其他治疗久坐女性随机分配至 6 周的 RET、AET 或 WL。RET 包括每周两次的下肢举重。AET 包括每周两次的腿部自行车训练，并在身体部位、积极的工作、锻炼时间和负荷进展方面与 RET 相匹配。结果测量的对象包括注意力不集中、特质焦虑、抑郁症状、紧张、精力不足、疲劳和意识模糊、易怒、肌肉紧张以及疼痛部位和强度。结果显示 RET 显著降低了焦虑紧张感以及烦躁的频率和强度。RET 还降低了特质焦虑、注意力集中、抑郁症状、疲劳和活力以及疼痛强度的负面影响。AET 改善了焦虑、注意力集中、易怒、肌肉紧张以及疲劳和活力症状。与 AET 相比，RET 对 12 个结果中的 9 个结果的影响不显著。因此，他们也得出相似的结论，即短期 RET 和 AET 引起与 GAD 相关的体征和症状的类似改善，特别是易怒、焦虑、低活力和疼痛。

有趣的是,这两项研究中抗阻运动在后测中表现出更好的适应性,但有氧运动没有。大多数研究未能记录与运动训练相关的心肺功能的改善(例如:VO_2 的变化或匹配工作负荷下的最大心率),这也是有问题的。因为身体健康的此类变化将提供重要的实验控制变量检验,以验证运动干预足以产生预期的心肺益处和改善功能能力。同样,很少有研究使用相同的工具来衡量焦虑结果,而且在许多情况下,这些衡量指标似乎特定于一种人群(例如:有恐慌症状或 PTSD 症状的人群),而限制了普遍性。

(三)其他运动干预方式对焦虑的缓解作用

王智玉等人(2012)研究了健康教育与运动干预对 II 型糖尿病伴发焦虑患者在焦虑、糖代谢及主观幸福感方面的影响。他们采用特质焦虑量表(Trait Anxiety Inventory,TAI)、纽芬兰纪念大学主观幸福感量表(Memorial University of New-foundland Scale of Happiness,MUNSH)对 120 例 II 型糖尿病伴发焦虑患者进行测评,并随机分成对照组、健康教育组、运动干预组、健康教育加运动干预组各 30人。在原有药物治疗不变的情况下,对不同组别施以相应的干预方式。结果显示3 个月后,运动干预可明显改善糖代谢,健康教育与运动干预共用可同时改善焦虑及糖代谢,并提高患者的主观幸福感。

姚崇等人(2013)运用体育运动处方和团体心理辅导相结合的综合模式对焦虑大学生进行干预治疗,实施自由恢复、体育运动处方恢复、团体心理辅导恢复、体育运动处方加团体心理辅导恢复 4 种干预措施治疗 8 周。治疗结束后再次采用上述量表对研究对象进行综合心理状态测评。研究结果表明与自由恢复组相比,其余 3 组焦虑倾向均有所改善。干预治疗后,除自由恢复组外各组研究对象的 5-HT、脑源性神经营养因子和 COR 含量有显著性提高,说明采用积极的干预措施可缓解焦虑大学生的焦虑状态。

杜铭等人(2013)以不同运动项目对在校本科大四找工作的学生进行 8 周的体育干预实验,结果表明:有节奏的、具有一定强度、负荷的运动项目都能很好地降低大学生就业焦虑情绪;集体对抗类运动项目对降低大学生焦虑情绪效果与个人非对抗类运动项目呈高度显著性差异;集体对抗类项目对降低男生焦虑情绪效果比女生更好。个人非集体类运动项目较适合女生。

刘阳等人(2020)研究了在疫情期间不同体育锻炼方式对居家学生焦虑的影响。他们对正念太极实验组和体能实验组学生进行 5 周网络直播视频教学运动干预,对照组在相同时间无体育活动,在干预前后使用焦虑自评量表(SAS)、抑郁自评量表(Self-Rating Depression Scale,SDS)和情绪调节自我效能感量表(Regulatory Emotional Self-Efficacy,RES)进行测评。结果显示体育锻炼显著改善居家学生焦虑、抑郁和情绪调节自我效能感。

因此,现有证据均表明,运动干预对临床和非临床人群的焦虑症状具有广泛的减少作用。运动的低成本、低风险性质意味着此类干预措施可能是治疗焦虑症的有用选择。其抗抑郁特性还允许运动用作患有共病情感障碍的人的跨诊断治疗。

(四)运动干预实验的不足

鉴于与焦虑症相关的身体健康风险升高,其降低心血管风险的能力是运动治疗焦虑症的最重要方面之一。然而,基于运动的焦虑症干预研究很少记录身体健康的结果(Stonerock et al.,2015),并且几乎没有开展直接评估运动如何降低焦虑症患者身体健康风险的能力的研究。未来的研究应该通过开发随机对照实验来测量与焦虑症患者基于运动的干预相关的身心健康结果,从而弥补这些研究的不足。

但是现有的 RCT 还存在其他方法学问题,限制了我们得出明确结论的能力。三分之一的实验没有控制焦虑的外部干预。例如,在一项包含 100 多名参与者的样本的 RCT 中,被分配到锻炼的参与者还同时接受了认知行为治疗(CBT)和放松训练(Oldridge et al.,1991;Oldridge et al.,1995),这严重降低了研究的方法学质量。另一项 RCT 仅在正念干预的背景下进行锻炼(Kim et al.,2013)。在许多情况下,自我报告结果是唯一采用的焦虑后测措施。总之,对被广泛认为是最重要的方法学质量指标的检查表明,现有研究存在明显的方法学弱点和中等偏倚风险。

与心理治疗等更成熟的方法相比,这是一个相对较新的研究领域。与主流药物疗法相比,此类研究可用的财政资源也较少。因此,仍需要更多高质量的随机对照实验来解决文献中的某些空白,以促进运动干预对焦虑症的有效治疗和使用。以下部分将重点介绍未来研究应解决的一些关键问题。

第三节 作用机制

运动可能通过一系列不同的生理和心理机制起作用,但运动减少焦虑的确切机制尚不清楚。下面介绍目前已知的运动对焦虑干预作用的机制。

一、神经机制

(一)下丘脑—垂体—肾上腺轴

一个重要运动对焦虑的干预机制是通过下丘脑—垂体—肾上腺轴(HPA 轴)或糖皮质激素环路的调节来对应激系统进行调控(Anderson & Shivakumar,2013；Wegner et al.,2014)。关于 HPA 轴在之前的章节里已经给大家介绍了,它对身体和心理压力源的适应性反应方面起着关键作用(De Kloet et al.,2005)。HPA 轴的失调长期以来一直与抑郁和焦虑症状的表现有关(Landgraf et al.,1999；Steckler et al.,1999)。急性压力会导致促肾上腺皮质激素(ACTH)和糖皮质激素水平升高。正如在 PTSD 中所见,慢性压力与较低浓度的外周皮质醇和糖皮质激素受体的上调有关,导致中枢反馈敏感性增加。用于慢性压力的实验中发现血浆 ACTH 和皮质酮水平降低,而其他研究表明皮质酮分泌增加(Irwin et al.,1986；Kant et al.,1987)。在临床前研究中,随意运动会改变下丘脑释放促肾上腺皮质激素释放因子(CRF)和垂体前叶释放促肾上腺皮质激素释放因子的浓度(Droste et al.,2003；Salmon,2001)。这些发现表明,运动引起的 HPA 轴的变化会调节人类的压力反应和焦虑。通过促进与焦虑或压力相关特别相关的大脑区域的功能,运动可以帮助减轻焦虑症状。例如,作为运动轴中对压力反应的重要区域——海马体(Jacobson & Sapolsky,1991；McEwen,2007)可能在患有 PTSD 的人中受损(Kasai et al.,2008；Pavic et al.,2007)。而运动可以改善海马功能(Voss et al.,2013),从而有助于调节压力反应并减少 PTSD 症状。此外,最近一项对人类 RCT 的元分析表明,运动尤其可以增加左侧海马体积(Firth et al.,2018)。

(二)单胺系统

大脑中单胺功能的异常与焦虑谱系障碍的病理生理学有关。

在动物研究中,慢性电击导致的习得性无力感与额叶皮层血清素释放减少有关(Miller et al.,1975；Petty et al.,1992)。习得性无力感也与去甲肾上腺素的消耗有关(Petty et al.,1993)。据推测,血清素能和去甲肾上腺素能水平的降低反映了合成无法跟上需求(Charney et al.,1999)。动物模型还提供证据表明,规律的有氧运动会增加大脑中的血清素和去甲肾上腺素能水平,类似于抗抑郁药的作用(Chaouloff,1989；Meeusen & De Meirleir,1995)。研究人员观察到,在跑步机训练和转轮跑后,啮齿动物的海马体和额叶皮质中去甲肾上腺素的神经元外摄取和去甲肾上腺素水平增加(Dishman,1997;Dunn et al.,1996),以及血清素合成、代谢和释放增加(Dunn & Dishman,1991;Meeusen & De Meirleir,1995;Wilson & Marsden,1996)。利用慢性自愿转轮跑的动物模型也显示,在无法控制的压力下,中缝背核中的血清素神经活动略有增加,这是大脑中血清素神经元丰富的区域(Greenwood et al.,2003)。跑步机运动训练也增加了前甘丙肽原信使核糖核酸(mRNA)的水平,这表明甘丙肽的基因表达对运动训练的压力敏感,并且可能在蓝斑处的去甲肾上腺素能反应中具有"神经调节作用",而蓝斑是大脑中富含去甲肾上腺素能的区域。

(三)阿片类药物系统

运动产生抗焦虑作用的另一种可能机制是通过内源性阿片类药物系统的介导。

内源性阿片类药物在调节情绪和情绪反应中发挥作用(Bodnar & Klein,2005)。例如,在被诊断患有抑郁症的个体中发现了中枢和外周 β-内啡肽的异常水平(Darko et al.,1992;Scarone et al.,1990)。内啡肽假说认为,急性运动后情绪升高和焦虑减少是由于 β-内啡肽(内源性阿片类药物)释放并结合到大脑中的受体位点。研究表明,运动会增加中枢和外周神经系统内源性阿片类药物的活性,可能诱发愉快状态并减轻疼痛(Harber & Sutton,1984;Morgan,1985;North et al.,1990;Thorén et al.,1990)。当在规律运动后服用阿片拮抗剂时,内啡肽产生的镇痛作用减弱,但心理健康益处没有变化,这表明运动相关的内啡肽激增可能不能完全解释这些研究中的心理健康益处(Carr et al.,1981;Thorén et al.,1990;Yeung,1996)。

运动可以改善症状的另一个可能机制是提升了炎症系统的能力,这与焦虑症症状的病因和严重程度有关。已知运动具有抗炎特性,并可能通过介导炎症通路对治疗焦虑症产生积极影响(Moylan et al.,2013)。具体而言,焦虑症与促炎细胞因子 CRP 水平升高有关。CRP 会导致慢性炎症并促进疾病的发展(Vogelzangs et al.,2013)。长期的运动功能障碍还会损害对糖皮质激素的抗炎反应,导致进一步的炎症(Miller et al.,2002)。

最近的其他证据表明运动也可能通过内源性大麻素系统起作用。例如,运动已被证明可以上调循环内源性大麻素,后者可以通过调节其他神经递质(如多巴胺)产生抗焦虑作用(Tantimonaco et al.,2014)。另外,运动还可以影响其他系统,例如单胺或内源性阿片类药物系统,关于运动的所有潜在生理机制可以参考其他文献（Anderson & Shivakumar,2013;Wegner et al.,2014）。

（四）神经营养因子的证据

运动还刺激对正常大脑功能很重要的广泛的神经发生（Neurogenic）过程,例如脑源性神经营养因子（BDNF）等生长因子,并刺激神经发生和血管发生（Kandola et al.,2016;Voss et al.,2013）。BDNF是大脑中最丰富的神经营养因子,与焦虑和抑郁有关。压力引起的抑郁和焦虑行为与BDNF水平降低相关,尤其是在海马体中（Duman & Monteggia,2006）。此外,已证明将BDNF注入中缝背核具有抗抑郁作用（Altar,1999）。证据还表明,BDNF可能是抗抑郁药物减少焦虑作用的中介（Chen et al.,2006）。还观察到体力活动后BDNF增加。与非轮跑大鼠相比,自愿转轮里跑20天后,海马体和尾部新皮质中的BDNF的mRNA水平增加（Meeusen & De Meirleir,1995;Russo-Neustadt et al.,1999）。BDNF的这些变化增加了血清素系统的功能,并可能促进神经元生长（Altar,1999）。

（五）神经发生的证据

成人大脑中的新神经元生长,特别是海马体中的新神经元生长,与包括抑郁和焦虑在内的精神疾病的治疗有关（Eisch,2002）。海马神经发生的检测和评估是近年来研究的活跃领域。在慢性应激的灵长类动物模型中,海马体已被证明对过量糖皮质激素的毒性作用高度敏感,从而损害神经发生过程（Uno et al.,1989）。在海马功能研究中发现的与压力相关的变化进一步支持了神经可塑性。动物研究表明,锻炼可以上调海马神经发生（Duman et al.,2001）。运动也被认为对成人海马神经发生的替代指标产生积极影响,例如β-内啡肽、血管内皮生长因子、BDNF和血清素,所有这些都被认为是焦虑症的常见病理生理机制。

二、心理机制

（一）焦虑敏感性和暴露

焦虑敏感性是一个术语,表示基于焦虑相关感觉会导致灾难性的身体、心理和社会后果的信念而误解和灾难化焦虑相关感觉的倾向（Broman-Fulks & Storey,2008;Smits et al.,2008）。McWilliams and Asmundson（2001）发现焦虑敏感性和运动频率之间负相关,并认为这种关系是由于避免可能被解释为焦虑和恐慌的运动生理感觉。多项研究发现有氧运动可以通过可靠地产生与高度焦虑状态类似的生理反应(例如心率增加),来降低焦虑敏感性(Broman-Fulks & Storey,2008;Smits et al.,2008;Ströhle et al.,2009)。在体育锻炼的背景下,敏感会增加具有高度焦虑敏感性的人对他们害怕的生理症状(如心跳加快)的耐受性,(McWilliams & Asmundson,2001)。这种暴露表明,令人恐惧的生理感觉可能会令人不舒服,但不会构成严重威胁(Ströhle et al.,2009)。通过有规律的有氧运动反复暴露也可能促进对恐惧感觉的习惯,可能有助于减少对这些躯体症状的预期恐惧,并增加对它们的容忍度和管理(Beck & Shipherd,1997)。

(二)自我效能

让人们习惯焦虑症状的概念也是认知疗法可能发挥作用的潜在机制(Barlow,2021)。同样,运动可以通过产生掌控体验来提高应对焦虑的自我效能(Petruzzello et al.,1991)。较差的自我信念(如效能和自尊)可能会被视为焦虑症的一部分,因此通过运动获得的成就感和掌控感有助于增强积极的自我信念并缓冲消极的自我认知担忧(Bos et al.,2010)。

根据社会认知理论,一个人对潜在威胁的控制能力的自我效能感与焦虑的唤醒有重要关系。相信自己有能力应对潜在威胁的人(自我效能感高)不会受到担忧的困扰,并且焦虑程度较低。基于自我效能理论,班杜拉认为,如果治疗能够通过提供自我控制的经验来重建自我效能感,那么治疗就会成功。运动可以通过提供成功应对运动压力的经验来提高自我效能,但这一点一直存在争议(Petruzzello et al.,1991)。随着身体素质的提高,个人会收到更大的耐力、更少的疼痛、更强的持续能力等反馈。因此,自我效能感应该会增加。事实上,一项研究表明,作为强调提高自我效能的武术运动,在减少状态焦虑方面比骑固定自行车等运动更有效(Bodin & Martinsen,2004)。

在一项基于80岁老人的运动强度和自我效能感对非临床人群焦虑减少的影响的研究中,研究人员发现,自我效能感对减少焦虑的影响在中等强度运动组中表现出来,但在轻度和高度运动组与自我效能的关系没有表现出来(Katula et al.,1999)。这两项研究表明,提供最佳挑战水平的运动可以最好地利用自我效能的力量。

(三)分心

分心或"超时"被认为是锻炼能有效减少焦虑的另一个原因。他们的研究发现,冥想和安静休息等分散注意力的技巧在减少状态焦虑方面与单次运动一样有效,因此他们认为运动的抗焦虑益处可能来自分散注意力,来自压力源和日常活动的"超时"(Bahrke & Morgan,1978)。支持这一假设的元分析结果喜忧参半。运动和基于认知的分心技术在减少状态焦虑方面具有同等效力,但运动在减少特质焦虑方面更有效(Petruzzello et al.,1991)。此外,运动的抗焦虑作用已被证明比基于分心技术的疗法产生的效果持续更长的时间(Raglin & Morgan,1985)。

(四)未来研究方向

目前尚不清楚运动产生抗焦虑作用的生理和心理机制。未来的研究会侧重于调查运动减轻焦虑症状的因素,因为这可能对干预措施的设计方式产生直接影响。例如,如果研究表明神经源性过程在运动产生抗焦虑作用中起关键作用,则干预的最短时间可能会受到这些过程影响大脑功能的时间的影响。对这些机制的更清晰的理解,可以有助于将运动与通过重叠或互补途径起作用的其他类型的治疗相结合,有可能为将来提供更好的治疗效果(Hendrikse et al.,2017)。

进一步了解运动如何与焦虑症状相互作用可能有助于为基于运动的干预措施提供信息。这些干预措施是根据患者的生物学、心理或症状特征定制的。除了改进运动干预措施的设计,这项研究还将有助于我们理解焦虑的病因。这些发现可用于开发更有针对性的药物疗法或公共卫生策略,以预防焦虑症。

第四节 最佳运动干预方案

一、干预方案的现状

对焦虑症和相关疾病患者进行临床锻炼干预的最佳持续时间、强度和频率尚不清楚。但是,可以使用一些一般性建议。例如,世界卫生组织最近更新了他们的身体活动指南,并首次指出,建议每周进行150分钟至300分钟的中等强度有氧运动或75分钟至150分钟的剧烈强度身体活动,都有利于减轻焦虑症状。

目前对于最有效减轻焦虑症状的运动参数的频率、强度、持续时间和类型尚不清楚。例如,在同一项研究中,明显缺乏比较有氧运动和抵抗运动对焦虑症状的累加或相互作用影响的随机对照实验(O'Connor et al.,2010)。这导致不清楚有氧运动或阻力运动是否对焦虑症状有不同的影响。最近的一些RCT证据表明,有氧运动和抗阻运动对它们影响焦虑症的哪些症状和潜在结构的影响可能有所不同（Broman‐Fulks et al.，2015；LeBouthillier & Asmundson，2017）。例如，LeBouthillier and Asmundson（2017）证明虽然两种运动方式都可以有效改善焦虑状态，但只有有氧运动才能改善一般的心理困扰和焦虑，而只有阻力训练才能改善焦虑敏感性、压力耐受性和对不确定性的容忍。

然而，另一项比较有氧运动和抗阻运动即时效果的研究发现，它们对降低焦虑敏感性具有显著但模棱两可的影响，但在焦虑其他方面却没有显著效果（Broman‐Fulks et al.，2015）。另外一项较早的研究报告称，与有氧运动相比，抗阻运动能显著减少 GAD 的体征和症状（Herring et al.，2011）。因此，现在的研究结果呈现出不一致的情况。由于缺乏充分匹配有氧运动和阻力运动方案对运动刺激的主动特征（例如：积极参与运动的时间，运动期间完成的动作）的研究，从现有文献中得出任何可靠的结论变得更加复杂。

除了有氧运动和抗阻运动的比较功效外，运动的其他方面在其相对功效方面也同样没有得到充分研究，例如运动与休闲活动，或个人与团体运动。为明确起见，可以使用稳健和一致方法的 RCT 来确定运动不同类型之间的相对有效性和差异。

目前国内儿童青少年体质持续下降，体育课是学生体育运动的主要来源，但是目前体育课课堂教学方式落后，导致了我国学校体育长期存在"学生体质健康水平持续下降""学生上了 12～14 年体育课却一项运动技能也未掌握""学生喜欢体育运动但不喜欢体育课"等"三大问题"。季浏（2015）提出了中国健康体育课程模式，倡导每节体育课的运动密度应在 75% 左右，运动强度应使学生的心率达到 140～160 次/min，每节体育课要有 10 分钟左右的体能练习，运动技能训练应该在 20 分钟左右，并以训练结构化运动技能为主，倡导学生多参与展示活动或对抗练习和比赛。目前该模式在全国各大中小学中应用并收到了非常良好的反馈，显示能有效提高学生身心健康水平，是近年来我国体育教学中最重要、最有效的改革之一。

二、运动干预剂量的控制

（一）"剂量‐反应"关系

在运动的频率或强度与抗焦虑作用之间建立剂量反应关系是未来研究的另一个重要方向。确定对焦虑症患者最有益的活动类型是具有挑战性的，因为这些活动对每个人来说都是不一样的（Rebar et al.,2017）。研究中使用的运动协议的具体细节也未必是一致的（Gordon et al.,2017；Rosenbaum et al.,2014；Stonerock et al.,2015）。此外，在焦虑研究中使用的运动的强度或频率缺乏可变性，因此很难确定它们之间的功效差异（Stubbs,Vancampfort,et al.,2017）。一项小型研究（N＝18）通过比较不同强度运动的抗焦虑影响测试了"剂量－反应"关系，并证明与进行非常轻强度运动的患者相比，进行中等至剧烈强度运动的患者对二氧化碳的恐慌反应较少（Esquivel et al.,2008）。然而，该研究可能效力不足，并且不是为因果推断而设计的，因此需要更多的研究来测试这些发现的可重复性和普遍性。

（二）高强度间歇训练干预

高强度间歇训练（High-intensity interval training,HIIT）可能会在短时间内产生强烈的生理和心理影响。然而，这种类型的训练是否适用于 PD 患者并有效，这是值得怀疑的，因为它们更容易受到运动的不利影响。Plag et al.（2019）对 12 名恐慌症患者进行了为期 12 天的 HIIT 实验。每隔一天，患者以 77% 到 95% 的最大心率进行 10 次高强度运动，期间进行 1 分钟的中到低强度运动间隔。结果发现，当所有患者都完成了 12 天的培训，恐慌症严重程度、广场恐怖症、抑郁症、一般障碍严重程度和耐力表现显著改善，影响大小为中到大。此外，耐力表现的提高与抑郁和广场恐惧症的减少有关。HIIT 对恐慌症患者具有良好的耐受性，可能会产生快速而强烈的治疗效果，这需要一项随机对照临床试验来验证该发现。

（三）低强度运动训练干预

随后，该团队又进行随机对照临床试验，调查 HIIT 在焦虑症中的疗效（Plag et al.,2020）。33 名患有 GAD 的患者被随机分配到 12 天的 HIIT 或较低强度的训练（Training of lower intensity,LIT）。在基线、训练后和基线后 30 天，通过使用 PSWQ、汉密尔顿焦虑量表和抑郁量表（Hamilton Inventories for Anxiety and Depression,HAM-A, HAM-D）、躯体症状筛查-7（Screening for Somatoform Symptoms-7, SOMS-7）和焦虑控制问卷（Anxiety Control Questionnaire,ACQ-R）等评价焦虑及相关水平。结果发现，两种干预措施对所有临床指标均表现出中等或较大的影响。然而，HIIT 的影响通常是 LIT 的两倍。感知控制与基线整个样本中的 GAD 严重程度呈负相关，训练引起的感知控制变化与担忧之间的关联仅在 HIIT 中可检测到。因此可以发现，HIIT 在 GAD 中非常有效且快速起效。

通过这项研究可以发现，HIIT 对 GAD 严重程度的前后影响更为明显。这一发现可以从几个方面来解释。首先,干预对 GAD 标志性症状的实质性影响可能与其对这种情况特别重要的不同病理机制的影响有关。在这个样本中,ACQ 和 PSWQ-D 以及 PWSQ-pw 的基线值在整个样本中呈显著负相关。这一发现与该领域之前的研究一致,因为许多研究发现感知控制是一种独特的认知功能,与焦虑症的发作和维持具有跨诊断相关性(Gallagher et al.,2014)。然而,元分析数据表明,与恐慌症或恐惧症相比,GAD 的感知控制与症状严重程度之间的关联明显更大。

二、不同焦虑种类的干预方案

还有一些证据表明,最初专注于不同焦虑症中特定症状的干预措施可能会改善感知控制。Gallagher et al.(2014)用数周的 CBT 治疗了大约 600 名患有恐慌症、社交恐惧症或 GAD 的患者。与对照相比,感知控制显著增加,能持续到 12 个月。感知控制的变化与疾病特异性症状的改善密切相关,尤其是在 GAD 中。因此,HIIT 组中 ACQ 和 PSWQ-D/PSWQ-pw 的前后变化之间存在显著关联,这表明感知控制的改变是一种常见且相关的效应机制,不仅对 CBT 而言,而且对运动中的(某些)焦虑症也是如此。然而,在这种情况下,确保对照组中没有这种关系是非常重要的。这一观察结果为一定强度的有氧运动改变感知控制(以及潜在的焦虑症的进一步病理机制)的必要性提供了一些证据,并且至少可以在一定程度上解释先前在焦虑领域的实验发现的"强度-反应"相关性(Aylett et al.,2018)。在这个实验中,HIIT 对特定障碍焦虑的更高影响可能进一步与研究设计的不同方面有关。与他们之前的实验相比(Plag et al.,2019),HIIT 是在自行车测力计上以标准化的一对一设置进行的,个人训练率是使用综合心肺功能运动实验(CPET)而不是更多简单的基于公式的计算。总之,这些措施应该有资格提供更加个性化的培训,因此可能会进一步提高 HIIT 在该样本中的功效。

HIIT 组中 VO_{2max} 的显著前后增加与现有发现一致,因为之前的大多数实验都报告了 HIIT 诱导健康受试者或患有不同躯体或精神疾病的患者的 CRF 改善(Martland et al.,2020;Davy Vancampfort et al.,2017;Wen et al.,2019)。直到现在,以前的实验都没有解决 VO_{2max} 变化之间的联系和焦虑症的临床症状,因此这里也无法深入探讨。尽管如此,之前的一些研究侧重于 CRF 与其他"压力相关"精神障碍(如 MDD 或 PTSD)中特定障碍症状之间的关系。在其中几项实验中发现症状严重程度与 CRF 之间存在负相关(Papasavvas et al.,2016;Whitworth et al.,2020),但是,CRF 的变化与有氧运动治疗效果的相关性仍不清楚。直到今天,还没有研究直接在 MDD 中解决这个问题,并且在这种情况下调查 HITT 的 RCT 一致没有报告症状改善与 VO$_{2max}$之间的相关性(Gerber et al.,2018;Hanssen et al.,2018;Minghetti et al.,2018)。在 PTSD 中,一些证据表明较低的 CRF 与 PTSD 中常规有氧后更强的症状减轻相关(Daniel M LeBouthillier et al.,2016),但迄今为止只有一项实验直接调查了 CRF 与症状之间的相互关系。除了为期两周的短期创伤集中治疗外,100 多名 PTSD 患者还接受了 8 次体育锻炼。尽管在运动研究期结束时 CRF 和症状严重程度显著改善,但未发现这些参数之间存在关联(Voorendonk et al.,2019)。为了更好地了解 CRF 作为有氧锻炼在精神状况中的影响因素的重要性,未来的研究应在适当的研究设计中专门针对这一主题。

最后,应该指出的是,他们研究中的 LIT 还分别显著影响了从基线到术后和随访的担忧、非特异性焦虑和共病抑郁症。这些发现与之前关注有氧运动对抑郁症或 GAD 患者影响的研究结果一致(Herring et al.,2012;Schuch,Vancampfort,Richards,et al.,2016)。直到今天,已有 20 多项 RCT 研究了不同形式的有氧运动对抑郁症的影响,并发现对症状严重程度的总体影响很大(Schuch,Vancampfort,Richards,et al.,2016)。然而,与他们的发现一致,元分析数据表明,在这种情况下,HIIT 比中等强度有氧运动更有效(Korman et al.,2020)。相比之下,几年前只有一项实验已经解决了这一程序对 GAD 的影响。2012 年,Herring et al.(2012)对30 名女性患者进行了为期六周的有氧运动计划(腿部循环)或阻力训练(腿部按压、卷曲和伸展)。每周进行两次 16 分钟的监督训练,每组的最大心率约为每分钟 120 次。与对照控制组相比,两种类型的运动分别导致 PSWQ-D 显著降低,效果适中。有趣的是,被患者评为显著疲惫的组在阻力训练组中观察到更高的缓解率。后一个发现强调了我们将强度作为相关因素的结果,特别是对于体育锻炼对 GAD 的影响。然而,与 Herring 等人(2012)的研究中的两个积极干预组(骑自行车和阻力训练)相比,这个研究中的对照组在担忧水平降低上更显著,并且,这种更大的减少是在更短的时间内实现的。这种差异可能是由于他们的控制条件设计导致更高的物理应变。因为他们没有专门训练下肢,而是结合了不同的运动元素,例如瑜伽图形和伸展运动,这些元素涉及身体的不同部位,因此可能比阻力训练更费力,但仍然不如 HIIT。

要阐明剂量反应关系,就需要控制和比较运动对焦虑症状的不同强度、频率或持续时间的稳健 RCT(Stonerock et al.,2015)。了解这种关系将有助于开发针对焦虑症状治疗的基于运动的干预措施,而不必依赖专为身体健康设计的公共卫生指南。

三、干预中"剂量-反应"效应控制的不足

确定运动强度作为焦虑个体的有效治疗方法的一种方法是观察剂量反应效应。这些证据对于确定运动对焦虑的直接治疗效果至关重要。可惜的是,这个重要的问题在文献中很少被探讨。先前的研究发现运动对减少焦虑有整体益处,试图量化剂量的关系。一项针对恐慌症患者的实验确实直接比较了单次轻度或重度体力活动对恐慌症状的影响,发现更剧烈的活动确实具有更大的抗恐慌作用(Esquivel et al.,2008)。然而,这项研究仅招募了18名参与者,并且没有非运动对照组。由于没有严格的RCT对焦虑的参与者进行运动量(强度和持续时间)的直接实验比较,因此无法确定最佳运动剂量。因此需要将参与者随机分配到不同强度或频率的运动中,以确定减少焦虑的最佳运动剂量。这种方法已成功用于抑郁症的运动研究(Dunn et al.,2005),但尚未针对焦虑症进行研究。

另外,这些研究中的运动干预通常是无人监督的,并且运动的强度和频率通常没有报告或没有作为研究设计的一部分进行处理。例如,一些跑步干预措施鼓励参与者在几周内加快步伐,但每周只监督一次训练(Broocks et al.,2003;Wedekind et al.,2010),而在其他RCT中,参与者被指示进行他们选择的运动(Goldin et al.,2013;Jazaieri et al.,2012)。值得注意的是,一些单次运动实验表明可能存在剂量反应效应,尽管结果是模棱两可的。例如,一项研究发现,使用举重器械完成20分钟低强度抗阻运动的健康个体会立即减少状态焦虑,而高强度组的焦虑会增加(Bartholomew & Linder,1998)。另一项研究发现,完成低强度和高强度跑步机运动的健康个体的焦虑敏感性显著降低,而高强度组的焦虑敏感性降低更多(Broman-Fulks et al.,2004)。重要的是,个人可以在一次锻炼后给出不同的自我报告,这取决于这种自我报告被征求的时间(Masters et al.,2011)。不管怎样,都需要进一步研究以解决最佳运动剂量问题。

第五节 运动干预作为认知疗法的辅助治疗

认知行为疗法和药物疗法是治疗恐慌症的首选。与对照条件相比,两者都可以显著减轻所有焦虑症的症状(Bandelow et al.,2015;Mayo-Wilson et al.,2014)。CBT治疗对焦虑症的影响在几个元分析中得到了广泛的研究和记录。与安慰剂

相比,CBT 对不同焦虑症的影响从小到大(Bandelow & Michaelis,2015;Carpenter et al.,2018)。治疗后缓解率为 48%,意向治疗样本的随访评估缓解率为 54%(Springer et al.,2018)。尽管 CBT 治疗焦虑症的有效性有据可查,但报告的结果表明,一半的患者没有达到完全缓解,这意味着一半的患者仍有会患上焦虑症,或在治疗结束时出现高于临床临界值的焦虑症状。在对焦虑症治疗中的不依从性和无反应的审查中,Taylor et al.(2012)报告退出率从 9% 到 21% 不等,意味着许多患者未能实现临床显著改善。尽管在文献中存在争议(Hofmann & Smits,2008;Plag et al.,2012),但研究者通常建议将两者结合作为临床所需的治疗方法(Bandelow et al.,2007;McHugh et al.,2007)。尽管有这些有效且方便的治疗可供选择,但并非每个患者都能充分受益,因此这些问题引发了治疗替代方案或辅助治疗的问题。在过去的十年中,人们对如何优化 CBT 的疗效越来越感兴趣。研究调查了辅助药理干预,例如使用 N-甲基-D-天冬氨酸(N-Methyl-D-aspartic acid,NMDA)部分激动剂 d-环丝氨酸来增加学习(Mataix-Cols et al.,2017;Pittig et al.,2016),以及认知干预措施等。

一、运动干预辅助认知疗法的效果

运动已被彻底证明是治疗抑郁症的有效方法(Kvam et al.,2016;Schuch,Van-campfort,Richards,et al.,2016),并且在最近的一项元评论中,发现运动总体上对许多心理健康问题有益(Czosnek et al., 2019)。Rosenbaum,Tiedemann, et al.(2015)认为身体运动仍然被广泛用于解决心理健康问题,而横断面研究表明低体力活动与焦虑水平增加之间存在关联(Goodwin,2003;Stubbs,Koyanagi, et al.,2017)。一些评论和元分析总结了身体运动在治疗焦虑症中的作用(Asmundson et al.,2013;Aylett et al.,2018;Kandola et al.,2018;Stonerock et al.,2015)。这些文章突出了身体运动的不同方面,并且通常指出身体运动的抗焦虑作用。各种各样的运动方式(步行、跑步、阻力训练、瑜伽和太极拳)都与减少焦虑有关。

运动对减少焦虑的影响似乎取决于几个因素。先前的文献表明,运动最好在暴露后进行(Roquet & Monfils,2018;Tanner et al.,2018),运动需要超过 10 周才能减少焦虑(Petruzzello et al.,1991),持续至少 30 分钟(Herring et al.,2010),并且减少焦虑的最佳运动频率是每周三到四次(Wipfli et al.,2008)。最近的一项元分析还表明,高强度身体运动比低强度更有效地减少焦虑(Aylett et al.,2018)。

虽然已经证明身体运动可以有效降低焦虑水平,但它被推荐作为循证治疗的辅助干预,而不是焦虑症的独立治疗(Bartley et al.,2013;Stonerock et al.,2015)。

与身体运动减少焦虑相关的一些机制似乎与 CBT 和药物疗法作用背后的机制不同。目前研究总结了减少运动焦虑的生理机制包括通过下丘脑—垂体—肾上腺轴调节压力,改善海马可塑性和功能,降低炎症蛋白的水平,以及调节神经递质和神经肽,如脑源性神经营养因子(BDNF)(Asmundson et al.,2013;Kandola et al.,2018)。建议的心理机制是改善认知功能、自我效能和掌握、改善睡眠、改善积极 影响和减少消极影响、暴露于身体症状、降低焦虑敏感性和习惯。BDNF 能通过运动增加(Szuhany et al.,2015),并特别强调作为改善其他基于暴露的疗法效果的潜在机制。

运动对认知和执行功能的积极影响也与身体运动对 CBT 的潜在增强作用有关(Stavestrand et al.,2019),因为有效的执行功能似乎是有效认知重构的重要先决条件(Mohlman,2008;Yochim et al.,2013)。因此,运动可能是一种有效且有益的辅助干预措施,可增强 CBT 或药物疗法的效果。但也有不同意见,Bernard et al.(2018)的一项元分析调查了 CBT 和身体运动对慢性病成人的综合影响,并得出结论认为,他们的研究结果不支持 CBT 和身体运动对焦虑、抑郁、疲劳或疼痛的叠加作用,虽然焦虑并不是这个样本中的主要调查对象。

治疗性的身体活动,更具体地说,有氧运动或耐力训练已被讨论为辅助治疗的手段。长期以来,人们都知道身体活动通常与更好的心理健康有关。前面也提到规律的身体活动与情感、焦虑和药物滥用的患病率显著降低有关(Abu-Omar et al.,2004;Stephens,1988;Steptoe & Butler,1996)。纵向研究也证明经常锻炼的青少年和年轻人在 4 年后患心理障碍或共病比例显著较低,躯体形式障碍、心境障碍和某些焦虑障碍的发病率也更低(Goodwin,2003;Harvey et al.,2010;Ströhle et al.,2007;Ten Have et al.,2011)。

迄今为止,很多研究已经证实了身体运动在许多精神疾病中的有益作用。研究有氧运动的短期影响的实验表明,30 分钟的身体运动对恐慌症患者具有快速抗焦虑作用(Esquivel et al.,2008;Ströhle et al.,2009)。然而,除了病例报告之外,只有极少数实验研究了在恐慌症患者在监督条件下进行定期有氧运动训练的临床有效性(Broocks et al.,1998;Wedekind et al.,2010)。

在一项联合药物和运动治疗研究中,Wedekind et al.(2010)等人没有发现定期运动训练优于恐慌症患者的放松训练。然而,运动和放松的相似结果在很大程度上是由于在对照组中观察到的非特异性效应。注意到耐力运动的效果似乎超过了纯粹的安慰剂效果,但似乎不如药物治疗有效。Bartley et al.(2013)发现药物治疗联合认知疗法比运动有效,虽然运动比对照组有效得多,但是比不了传统药物治疗。然而,这些发现是从非常小的随机对照实验样本中得出的。

二、组合治疗的潜在机制

关于运动抗焦虑作用的潜在机制,涉及心理和生物学机制。尚不清楚哪种类型的运动对治疗焦虑症最有效。目前只有一项 RCT 直接比较了有氧运动与无氧运动在治疗恐慌症方面的效果(Zschucke et al.,2013);这项研究只发现了很小且不显著的差异。关于运动强度,目前尚不清楚"剧烈"运动还是"轻度"运动更可取,并且在治疗焦虑症方面可以发现不同的结果(Jayakody et al.,2014)。

Gaudlitz et al.(2015)研究了在 1 个月内接受了团体 CBT 治疗的 47 名患者,并辅以为期 8 周的有氧运动方案(每周 3 次,30 分钟,70% VO_{2max}),结果发现对于焦虑症患者,定期有氧运动为 CBT 增加了额外的好处。这支持了之前的结果,并提供了关于需要进行的运动强度的证据。

与该领域之前的研究相比,他们的结果表明,在干预完成后的 3 至 7 个月的随访期内确定了有氧运动的好处。由于 CBT 和有氧运动相结合,焦虑症状的改善不仅保持稳定,而且从长远来看甚至会增加。两个治疗组对干预措施的依从性都很好,并且没有显示出统计学上显著的组间差异。然而,从数字上看,对照组的退出率更高。他们的结果证实了与没有心血管激活的轻度运动相比,定期有氧运动有更好的抗焦虑作用。

这个实验显示出显著的组差异和在减轻临床症状方面中的最大效应量,但无法显示最大摄氧量水平的任何变化。然而,临床症状的改善并不一定与身体健康的变化有关。比如,Meyer et al.(1998)从对恐慌症患者的研究得出的结论是,健康的改善与精神病理学指标的变化没有实质性的相关性。此外,Merom et al.(2008)检测到运动与 CBT 相结合对焦虑测量的有益影响,但无法将其与身体活动的增加联系起来。这与早期的研究结果一致,即定期锻炼的情绪相关性不能简单地归因于健康(Plante,1999;Salmon,2001),并且强度足以增加肌肉的训练在缓解焦虑方面效果较差,而能降低焦虑情绪的运动量又达不到让人健美的效果(Moses et al.,1989)。这在讨论潜在机制时很重要。

临床改善与体能改善并不平行这一事实增加了更多证据,表明耐力训练的相关作用机制似乎是心理机制而非生物学机制。我们研究的主要目标是调查身体活动是否对心理治疗有辅助作用,但进一步的研究应该考虑潜在机制的问题,并包括焦虑敏感性和自我效能的测量。此外,仔细研究内心感受暴露(Interoceptive exposure)的影响可能很重要。上面这个实验结果可能是由于实验组中的患者可能通过有氧运动训练获得的(内心感受性)暴露量更大。因此,也需要调查有氧训练的效果是否超过其他内心感受暴露的方法。

三、认知疗法和运动干预组合的可行性

Frederiksen et al.(2021)总结将运动与 CBT 结合用于主要患有焦虑症或焦虑水平升高的参与者的可行性和有效性的研究,总体表明运动和 CBT 的组合对患者是可行的,并且运动作为 CBT 的辅助干预可能是有益的。然而,有几个因素可能会影响运动是否对 CBT 具有增强作用,以下部分将讨论这种组合的可行性,以及在何种情况下运动可能会产生有益的辅助治疗效应。

纳入的研究表明运动和 CBT 的组合是可行的,并且通常具有可接受的依从性和退出率,没有一项研究报告运动的不良反应。退出率高于预期 9%~21%的研究(Taylor et al.,2012)都是针对临床人群的研究(Bischoff et al.,2018;Cromarty et al.,2004;Merom et al.,2008),这可能会质疑这种组合对临床人群的可行性(关于退出率,我会在下一节详细介绍)。尽管有一个实验报告高退出率,只有两名参与者因运动相关原因退出(Bischoff et al.,2018)。然而,另外两个研究均认为,他们研究中报告的相对较高的退出率可能与添加运动和 CBT 相关(Cromarty et al.,2004;Merom et al.,2008)。Merom et al.(2008)建议,基线时更活跃的人更有可能完成治疗。另外两项针对临床人群的研究报告了可接受的退出率(Gaudlitz et al.,2015;Hovland et al.,2015)。Gaudlitz et al.(2015)报告了与治疗后评估相比,随访评估中对随访措施的反应率降低,但 CBT+运动组的随访依从性优于对照组。这可能表明退出与运动之外的其他因素有关。退出率的巨大差异和研究的异质性使得很难得出关于运动作为 CBT 辅助干预对焦虑症患者的可行性的确切结论。未来的研究应继续报告和调查退出和不良反应,以进一步确定联合干预的可行性。

四、干预相关的潜在因素

在 CBT 中加入运动干预的效果似乎取决于许多潜在的调节变量。我们将讨论与运动干预设计相关的潜在因素,即辅助运动的管理、运动干预的持续时间和运动强度,以及与纳入研究设计相关的因素,例如样本、诊断、遵循数据和研究质量。本文包含的少数和多样化的研究使得很难就许多潜在的相关因素得出结论,包括年龄、性别、形式(个人或基于团体的体育运动)、焦虑结果测量和文化。

关于辅助运动的管理,四项研究每周进行多次运动干预,持续六周或更长时间(Gaudlitz et al.,2015;Hovland et al.,2015;McEntee & Halgin,1999;Merom et al.,2008)。在这四项研究中,只有一项得出结论认为运动没有有益作用(McEntee &

Halgin,1999）。这表明在几周内定期进行运动可能是一种有益的辅助干预。研究还表明,运动干预的持续时间越长,运动的辅助效应就越多（Gaudlitz et al.,2015；Merom et al.,2008）。这与之前的文献一致,表明每周 3 次或 4 次（Wipfli et al.,2008）和至少 10 周（Petruzzello et al.,1991）的运动频率有利于减少焦虑。

在调查急性运动对暴露会话的影响的三项研究中,有一项发现有利于辅助运动的显著性趋势（Bischoff et al.,2018）,而另外两项研究没有发现辅助效应（Jacquart et al.,2017；Schwartz & Kaloupek,1987）。有人认为缺乏疗效可以通过在暴露之前或期间进行运动干预来解释,而不是在暴露之后进行,因为暴露后运动已被确定有利于记忆巩固（Roquet & Monfils,2018；Tanner et al.,2018）。然而,与研究设计相关的其他因素也可以解释这些结果。

运动作为行为实验的功效仍不清楚,但是将运动作为行为学实验来说具有高退出率、糟糕的研究设计、没有对照组等问题（Cromarty et al.,2004）,并且发现效应量低于用 CBT 治疗一般的恐慌症的估计效应量（Bandelow et al.,2015）。

未来的研究应该调查随着时间的推移定期进行运动是否比其他运动管理的方式更有助于减少焦虑,例如与暴露会话相关的运动或作为严格行为实验的运动。此外,调查与暴露疗法相关的运动干预的研究可以检验以下假设:暴露会话后辅助运动可以增强治疗效果。

除了 McEntee 和 Halgin（1999）之外的所有研究都进行了持续至少 30 分钟的运动,这与美国运动医学院（American College of Sports Medicine,ACSM）的建议（2000）和 Herring 及其同事（2010）的研究结果一致。因此,所有发现辅助运动有益效果的研究都遵从了 ACSM 的建议。然而,运动活动持续时间的差异似乎不能解释本综述纳入研究之间辅助运动功效的差异。

五、运动干预的强度控制

关于强度的作用,只有两项研究比较了两种指定的运动强度。Gaudlitz et al.（2015）发现中强度运动优于低强度运动,而 Bischoff et al.（2018）发现没有强度差异。Aylett et al.（2018）已将运动强度确定为当运动作为独立治疗给药时焦虑减少的预测因素。因此,未来的研究应该调查当运动作为辅助干预进行管理时,运动强度是否也是减轻焦虑的调节变量。

由于可用的 RCT 很少,我纳入了根据精神疾病诊断与统计手册（第五版）（DSM-5）的焦虑症研究,以及 CBT 治疗非临床焦虑症的研究。发现三项研究具有非临床或亚临床样本（Jacquart et al.,2017；McEntee & Halgin,1999；Schwartz &

Kaloupek,1987)。所有这些研究都表明运动作为 CBT 的辅助干预没有效果或效果有限。缺乏非临床样本的发现可以解释为焦虑症(症)状水平较低,从而难以检测辅助干预的效果。也可能存在"天花板效应",即具有亚临床症状的参与者已经对主要干预措施反应良好。

"天花板效应"也可以解释临床样本研究中的一些差异。CBT 的缓解率和效应量对广泛性焦虑症最大,对社交焦虑最小(Carpenter et al.,2018;Springer et al.,2018)。因此,值得注意的是,Merom et al.(2008)的研究中焦虑减轻最大的患者是广泛性焦虑症患者,他们也是锻炼最少的组。此外,社交焦虑症患者似乎从运动中获益最多。在 Jacquart et al.(2017)的研究中,运动对临床恐高症患者明显缺乏辅助效应,这可以通过已经有效治疗特定恐惧症的天花板效应来解释(Wolitzky-Taylor et al.,2008)。因此,建议未来对辅助干预措施(如运动)的研究重点放在目标人群和疾病,因为在这些人群和疾病中,治疗效果有很大的提高空间。

对于由临床样本组成的 RCT 研究,研究最多的是伴有或不伴有广场恐怖症的焦虑障碍,并且发现了对该障碍最有希望的辅助效应(Bischoff et al.,2018;Gaudlitz et al.,2015;Merom et al.,2008)。对于恐慌症,标准治疗已经涉及身体症状的内感受暴露(Pompoli et al.,2014),很像运动时出现的症状。增加运动可以作为这种暴露的延伸。这些发现可能表明运动可能是对恐慌症患者的 CBT 有益的辅助干预,但关于这块研究的数量太少。因此需要对不同的焦虑症进行更多的研究,以得出关于不同焦虑症的作用和潜在天花板效应的结论。

目前只有两项研究提供了 6 个月的随访数据(Bischoff et al.,2018;Gaudlitz et al.,2015)。在 Gaudlitz et al.(2015)的研究中,中等强度运动和轻微劳损运动之间的症状减轻差异在治疗后并未立即显现,仅在 6 个月的随访中变得显著。然而 Bischoff et al.(2018)在 6 个月的随访中没有发现这种差异。这就提出了一个问题,即运动的辅助有益效果或无效可能只有随着时间的推移才会变得明显,因此未来的研究应包括长期随访评估。

第六节　干预依从

除了最大限度地提高疗效研究外,建立适合心理健康治疗的运动协议可能有助于促进对干预措施的依从性(即有效性研究)。在有心理健康问题的人群中,基于运动的干预措施的放弃率一般较高（Stubbs et al.,2016；Vancampfort et al.,2016）。专注于确定最具吸引力和最有效的运动协议的 RCT 可能有助于在一定程度上提高依从性。例如,确定有效减轻症状所需的最低运动频率或强度,可能更容易被已经表现出放弃想法的人所接受（Stanton & Reaburn,2014）。

一、干预退出率

截至 2020 年,在 14 项涉及 16 项运动干预的 RCT（N = 369,平均年龄 20.7 至 67.7 岁;38.4%为男性）中,综合修正后的退出率为 22.4%。应用受控的动机策略与更高的退出率有关,而由运动专家和对自主动机策略进行监督下的退出率较低。

表 4　干预退出率

条目	条件	修正后的退出率
焦虑症及相关障碍	综合退出率	15.70%
运动干预类型	有氧运动	19.70%
	力量训练	15.60%
	混合	3.60%
	身心干预	26.00%
干预的强度	低	18.50%
	中到高	14.60%
干预频率	1 次/周	6.80%
	2 次/周	19.80%
	3 次/周	12.10%
	4 次/周	31.10%
	5 次/周	39.50%
锻炼时间	16 分钟	4.50%
	30 分钟	16.10%
	60 分钟	19.80%
	90 分钟	14.00%
有监督的锻炼课程	监督	13.30%
	部分无人监管	18.20%

条目	条件	修正后的退出率
保健专业监督锻炼	专家（物理治疗师、运动生理学家、医学博士）	7.00%
	非专家（护士、心理学家、私人教练）	25.60%
自主激励策略	有自主激励策略	7.20%
	没有自主激励策略	30.40%
受控激励策略	有受控激励策略	26.50%
	没有受控的激励策略	12.20%
环境	住院病人	1.20%
	门诊病人	17.90%
	混合	2.80%
参与者的诊断	创伤后应激障碍	13.00%
	强迫症	10.70%
	恐慌症	15.20%
	社交焦虑症	8.00%
	广泛性焦虑症	4.50%
	任何焦虑症	31.50%
参与者类型	群众	14.10%
	退伍军人	19.40%
	混合	17.60%

他们的分析还表明，不同诊断亚组之间、男性和女性之间、不同年龄组之间或平民和退伍军人之间没有统计学差异。目前的数据表明，没有特定的人口统计亚组需要额外的照顾以减少运动退出。然而，住院环境中的退出率较低。关于运动干预的提供、有监督的会议、由物理治疗师和运动生理学家监督的干预，以及应用自主激励策略会导致退出率显著降低。与对照条件相比，运动干预导致相近的退出率，表明锻炼是可行的。

鉴于运动具有重要的抗焦虑作用并且退出会导致更糟的结果（Zieve et al.，2019），这个结果增加了进一步的证据，证明将运动作为治疗焦虑和压力相关疾病的治疗是合理的（Ashdown-Franks et al.，2020）。患有焦虑症和压力相关障碍的锻炼者的综合退出率(15.7%)与最近一项调查焦虑症患者个体心理治疗退出的元分析中报告的17%相近。Gersh et al.(2017)焦虑症运动实验中修整调整后的退出率为22.4%,高于抑郁症中修整调整后18.1%的退出率(Stubbs et al.,2016),但低于修整调整后退出率在精神分裂症患者的运动实验中观察到的26.7%(Vancampfort et al.,2016)。

二、影响干预依从的因素

研究确定了影响参与锻炼RCT的焦虑和压力相关障碍患者退出率的调节因素。住院环境中退出率最低的观察结果类似于最近对抑郁症(Stubbs et al.,2016)和精神分裂症(Vancampfort et al.,2016)运动实验中的退出率。这可能反映了住院环境在干预中的影响,另外一个也考虑了患者去医院参加干预可能负担太重从而退出。这些是以后在医院进行运动干预要考虑的地方。

为了减少退出对焦虑和压力相关疾病患者的影响,由物理治疗师和运动生理学家监督的运动干预能够降低退出率。因此,这项研究结果建议应该有运动处方专业知识的医疗保健专业人员参与实施运动干预(Deenik et al.,2020)。鉴于被诊断出患有焦虑症和压力相关疾病的患者存在合并症,包括心脏代谢合并症,因此物理治疗师和运动生理学家可以确保患有焦虑症和压力相关疾病的人得到最好的护理。然而,需要注意的是,虽然心理健康培训是一些国家的物理治疗师和运动生理学家本科课程的一部分,但并非世界所有地区都是如此。因此,需要进行理论和实践的心理健康培训,以确保世界各地的运动生理学家和物理治疗师都具备良好的条件,以激励患有焦虑症和压力相关疾病的人过上积极的生活方式。

数据表明,实施了自主激励策略的患者降低了退出率。根据自决理论框架(Deci & Ryan,2008),自主动机可以通过满足三种心理需求来激发:自主性需求(在参与锻炼计划时体验心理自由感)、能力需求(感觉有效达到预期锻炼结果)和相关性(在锻炼计划中建立社交联系)。干预实施人员可以通过提供明确的选择、支持自己的主动性、避免使用外部奖励(这是一种增加退出的受控动机策略)和使用自主支持性语言(例如"可以"和"选择",而不是"应该"和"必须")(Deci & Ryan,2000)。当患者在参与锻炼计划获得成功时,也可以获得胜任感。因此,锻炼计划需要根据患者的能力量身定制,并且需要足够的指导、练习和积极的反馈。医疗保健专业人员需要表现出热情和兴趣。提供小组锻炼课程可以增加关联感并减少孤立感。

此外,还需要研究来确定在焦虑症患者中影响运动干预依从性的最重要因素,例如内在动机。对严重精神疾病患者的研究强调了通过运动提供自主性、能力和相关性来增强自我决定动机的重要性(Vancampfort et al.,2015)。先前对抑郁症和精神分裂症患者的研究还发现,有一名可信的、合格的健身专业人士来作为干预执行的中介人,对于形成依从很有必要(Stubbs et al.,2016;Vancampfort et al.,2016)。

三、提高干预依从的研究方向

未来的研究应考虑使用基于理论的混合方法来调查可能特定作用于焦虑症患者的中介因素,并可以为参与者提供更具吸引力和可接受性的干预措施。我们所讨论的更关注开发关于运动干预研究的建设性框架,这将有助于减少实施的实际障碍,并增加基于运动的治疗对焦虑症患者的效力。

虽然我们在讨论焦虑症时未区分不同焦虑的种类,但患有不同类型焦虑症的人与运动的互动方式可能存在差异。例如,社交焦虑症患者可能更不愿意参加在团体环境中提供的运动干预。另外我们也需要比较不同类型焦虑症患者对运动(Stonerock et al.,2015)或相关精神问题(例如:药物滥用)影响的反应的随机对照实验。

对运动在减轻焦虑症状方面的有效性的研究已经积累了强有力的证据基础,但还需要做更多的工作来确定理解和促进对干预措施依从性的方法。这还包括开发新的方法,以增加对运动的享受,以此作为保持较高依从性的机制。最近的一个例子是狂欢游戏(Exergaming),它指的是动作视频游戏与运动的集成,正应用在精神分裂症患者中(Kimhy et al.,2016)。

第七节　身体素质和焦虑症

身体素质和焦虑之间的关系也不清楚。很少有研究充分考虑了基准身体素质或身体素质的变化(Stonerock et al.,2015;Stubbs,Vancampfort,et al.,2017),这是有问题的,因为它没法确定基于运动的干预的有效性。一些证据表明,基于运动的干预措施可有效减轻焦虑症状,而不会改变身体素质(Stonerock et al.,2015)。目前还不清楚基准身体健康是否是运动和焦虑症状之间的中介因素。两项研究发现,心肺健康水平较低的被试者在焦虑症状方面表现出较大的改善

（LeBouthillier & Asmundson，2017；D.M.LeBouthillier et al.，2016）。区别运动的抗焦虑作用与身体素质的关系，对于告知应如何在不同群体中管理运动，以及如何调整此类努力的重点方面至关重要。例如，专注于增强体能运动的独立运动干预可能最适合身体健康基础水平较低的人群，但却是作为身体健康水平较高的人群的辅助手段。

测量身体素质的变化对于确定基于运动的干预措施是否可以降低与焦虑症相关的身体健康风险也很重要，但是目前明显缺乏直接评估运动对焦虑症患者身体健康影响的研究（Stubbs，Vancampfort，et al.，2017）。精神疾病与较差的身体健康结果广泛相关。焦虑症患者患心血管疾病、高血压和过早死亡的风险升高（Batelaan et al.，2016；Janszky et al.，2010；Roest et al.，2010；Tully et al.，2013）代表了一个广泛的心理健康问题。这方面的严重性体现为患有严重精神疾病的个体与普通人群之间有 15 至 20 年的死亡率差距（Hayes et al.，2017；Laursen et al.，2013；Wahlbeck et al.，2011）。缺乏运动等因素是一个显著的、但可改变的心血管相关因素，尤其在有心理健康问题的人群中普遍存在（D.Vancampfort et al.，2017），包括我们所讨论的焦虑症（Stubbs，Koyanagi，et al.，2017；Teychenne et al.，2015）。对严重精神疾病患者的研究表明，基于运动的干预措施可以改善身体素质（Firth et al.，2015；Vancampfort et al.，2015），并且可能对患有焦虑症的人同样产生类似的影响。

包括身体素质的客观测量，例如最大摄氧量的测试，以及身体健康指标，例如干预前后时间点的心血管或肺部评估，将有助于确定运动是否可以改善焦虑症患者的身体素质。进行高质量的 RCT 也将是有益的。这些 RCT 直接评估基于运动的干预措施对焦虑症患者身体素质的影响，并将其作为主要结果指标。此类研究对于焦虑症患者的健康很重要，但也有助于更广泛地解决与精神疾病相关的严重健康恶化问题（Hayes et al.，2017）。

越来越多的证据表明运动与普通人群的焦虑症状减轻有关，可用于治疗焦虑症患者的焦虑症症状，但对潜在机制尚不清楚。同样，也缺乏评估用于减轻症状或促进对运动依从性的最佳运动方案。这些方面的研究对于将来开发有效且可实施的运动干预措施非常重要。以期将运动干预以生活方式的方法来治疗轻度焦虑症状，以取代使用认知疗法或药物治疗（Stein & Craske，2017）。并讨论将运动干预作为中度或重度症状病例的辅助治疗。

此外，运动可以用作一级预防焦虑的普遍方法（Stubbs，Vancampfort，et al.，2017），促进运动已被建议作为心理健康问题（如抑郁症）的有效预防策略（Harvey et al.,2018），并且可能代表一种降低焦虑和焦虑相关疾病患病率的经济有效且实用的方法。需要进行更多的 RCT 以建立最有效的运动干预设计和实施方法，以减少焦虑症状并促进依从性和身体健康。

参考文献

[1] ABU-OMAR K, RüTTEN A, LEHTINEN V.Mental health and physical activity in the European Union [J]. Sozial - und Praventivmedizin, 2004, 49(5): 301-309.

[2] AHLSKOG J E, GEDA Y E, GRAFF-RADFORD N R, et al.Physical exercise as a preventive or disease-modifying treatment of dementia and brain aging [J]. Mayo Clinic Proceedings, 2011, 86(9): 876-884.

[3] ALTAR C A.Neurotrophins and depression [J].Trends in Pharmacological Sciences, 1999, 20(2): 59-62.

[4] ANDERSON E, SHIVAKUMAR G.Effects of exercise and physical activity on anxiety [J].Frontiers in Psychiatry, 2013, 4(APR).

[5] ARJADI R, NAUTA M H, CHOWDHARY N, et al.A systematic review of online interventions for mental health in low and middle income countries: a neglected field [J].Global Mental Health, 2015, 2.

[6] ASHDOWN-FRANKS G, FIRTH J, CARNEY R, et al.Exercise as medicine for mental and substance use disorders: a meta-review of the benefits for neuropsychiatric and cognitive outcomes [J].Sports Medicine, 2020, 50(1): 151-170.

[7] ASMUNDSON G J G, FETZNER M G, DEBOER L B, et al.Let's get physical: A contemporary review of the anxiolytic effects of exercise for anxiety and its disorders [J].Depression and Anxiety, 2013, 30(4): 362-373.

[8] AYLETT E, SMALL N, BOWER P.Exercise in the treatment of clinical anxiety in general practice-a systematic review and meta-analysis [J].BMC health services research, 2018, 18(1): 1-18.

[9] BAHRKE M S, MORGAN W P.Anxiety reduction following exercise and meditation [J].Cognitive Therapy and Research, 1978, 2(4): 323-333.

［10］BALDWIN D S, ANDERSON I M, NUTT D J, et al.Evidence-based guide-lines for the pharmacological treatment of anxiety disorders: Recommendations from the British Association for Psychopharmacology ［J］.Journal of Psychopharmacology, 2005, 19(6): 567-596.

［11］BALDWIN D S, WALDMAN S, ALLGULANDER C.Evidence-based phar-macological treatment of generalized anxiety disorder ［J］.International Journal of Neu-ropsychopharmacology, 2011, 14(5): 697-710.

［12］BANDELOW B, BROOCKS A, PEKRUN G, et al.The Use of the Panic and Agoraphobia Scale (P & A) in a controlled clinical trial ［J］.Pharmacopsy-chiatry, 2000, 33(05): 174-181.

［13］BANDELOW B, MICHAELIS S.Epidemiology of anxiety disorders in the 21st century ［J］.Dialogues in Clinical Neuroscience, 2015, 17(3): 327-335.

［14］BANDELOW B, REITT M, RöVER C, et al.Efficacy of treatments for anxi-ety disorders: A meta-analysis ［J］.International Clinical Psychopharmacology, 2015, 30(4): 183-192.

［15］BANDELOW B, SEIDLER-BRANDLER U, BECKER A, et al.Meta-anal-ysis of randomized controlled comparisons of psychopharmacological and psychological treatments for anxiety disorders ［J］.World Journal of Biological Psychiatry, 2007, 8 (3): 175-187.

［16］BARLOW D H.Clinical handbook of psychological disorders: A step-by-step treatment manual ［M］.Guilford publications, 2021.

［17］BARTHOLOMEW J B, LINDER D E.State anxiety following resistance ex-ercise: The role of gender and exercise intensity ［J］.Journal of Behavioral Medicine, 1998, 21(2): 205-219.

［18］BARTLEY C A, HAY M, BLOCH M H.Meta-analysis: Aerobic exercise for the treatment of anxiety disorders ［J］.Progress in Neuro-Psychopharmacology and Biological Psychiatry, 2013, 45: 34-39.

［19］BATELAAN N M, SELDENRIJK A, BOT M, et al.Anxiety and new onset of cardiovascular disease: Critical review and meta-analysis ［J］.British Journal of Psy-chiatry, 2016, 208(3): 223-231.

［20］BAUMEISTER S E, LEITZMANN M F, BAHLS M, et al.Associations of leisure-time and occupational physical activity and cardiorespiratory fitness with incident and recurrent major depressive disorder, depressive symptoms, and incident anxiety in a general population [J].Journal of Clinical Psychiatry, 2017, 78(1): e41-e47.

[21] BAXTER A J, SCOTT K M, VOS T, et al.Global prevalence of anxiety disorders: A systematic review and meta-regression [J].Psychological Medicine, 2013, 43(5): 897-910.

[22] BAXTER A J, VOS T, SCOTT K M, et al.The global burden of anxiety disorders in 2010 [J].Psychological Medicine, 2014, 44(11): 2363-2374.

[23] BECK J G, SHIPHERD J C.Repeated exposure to interoceptive cues: Does habituation of fear occur in panic disorder patients? A preliminary report [J].Behaviour Research and Therapy, 1997, 35(6): 551-557.

[24] BERNARD P, ROMAIN A J, CAUDROIT J, et al.Cognitive behavior therapy combined with exercise for adults with chronic diseases: Systematic review and meta-analysis [J].Health Psychology, 2018, 37(5): 433-450.

[25] BISCHOFF S, WIEDER G, EINSLE F, et al.Running for extinction? Aerobic exercise as an augmentation of exposure therapy in panic disorder with agoraphobia [J].Journal of Psychiatric Research, 2018, 101: 34-41.

[26] BLUMENTHAL J A, BABYAK M A, DORAISWAMY P M, et al.Exercise and pharmacotherapy in the treatment of major depressive disorder [J].Psychosomatic Medicine, 2007, 69(7): 587-596.

[27] BODIN T, MARTINSEN E W.Mood and self-efficacy during acute exercise in clinical depression.A randomized, controlled study [J].Journal of Sport and Exercise Psychology, 2004, 26(4): 623-633.

[28] BODNAR R J, KLEIN G E.Endogenous opiates and behavior: 2004 [J]. Peptides, 2005, 26(12): 2629-2711.

[29] BOS A E R, HUIJDING J, MURIS P, et al.Global, contingent and implicit self-esteem and psychopathological symptoms in adolescents [J].Personality and Individual Differences, 2010, 48(3): 311-316.

[30] BRODERICK J, KNOWLES A, CHADWICK J, et al.Yoga versus standard care for schizophrenia [J].Cochrane Database of Systematic Reviews, 2015, 2015 (10).

[31] BROMAN-FULKS J J, BERMAN M E, RABIAN B A, et al.Effects of aer-

obic exercise on anxiety sensitivity [J].Behaviour research and therapy, 2004, 42(2): 125-136.

[32] BROMAN-FULKS J J, KELSO K, ZAWILINSKI L.Effects of a Single Bout of Aerobic Exercise Versus Resistance Training on Cognitive Vulnerabilities for Anxiety Disorders [J].Cognitive Behaviour Therapy, 2015, 44(4): 240-251.

[33] BROMAN-FULKS J J, STOREY K M.Evaluation of a brief aerobic exercise intervention for high anxiety sensitivity [J].Anxiety, Stress and Coping, 2008, 21(2): 117-128.

[34] BROOCKS A, BANDELOW B, PEKRUN G, et al.Comparison of aerobic exercise, clomipramine, and placebo in the treatment of panic disorder [J].American Journal of Psychiatry, 1998, 155(5): 603-609.

[35] BROOCKS A, MEYER T, OPITZ M, et al.5-HT1A responsivity in patients with panic disorder before and after treatment with aerobic exercise, clomipramine or placebo [J].European Neuropsychopharmacology, 2003, 13(3): 153-164.

[36] BROSSE A L, SHEETS E S, LETT H S, et al.Exercise and the treatment of clinical depression in adults: Recent findings and future directions [J]. Sports Medicine, 2002, 32(12): 741-760.

[37] CAO H, QIAN Q, WENG T, et al. Screen time, physical activity and mental health among urban adolescents in China [J].Prev Med, 2011, 53(4-5): 316-320.

[38] CARPENTER J K, ANDREWS L A, WITCRAFT S M, et al.Cognitive behavioral therapy for anxiety and related disorders: A meta-analysis of randomized placebo-controlled trials [J].Depression and Anxiety, 2018, 35(6): 502-514.

[39] CARR D B, BULLEN B A, SKRINAR G S, et al.Physical Conditioning Facilitates the Exercise-Induced Secretion of Beta-Endorphin and Beta-Lipotropin in Women [J].New England Journal of Medicine, 1981, 305(10): 560-563.

[40] CASPERSEN C J, POWELL K E, CHRISTENSON G.Physical activity, exercise and physical fitness: definitions and distinctions for health-related research [J]. Public Health Reports, 1985, 100(2): 126-131.

[41] CHAOULOFF F.Physical exercise and brain monoamines: A review [J]. Acta Physiologica Scandinavica, 1989, 137(1): 1-13.

[42] CHARNEY D S, NESTLER E J, BUNNEY B S.Neurobiology of Mental Ill-

ness, 1999.

[43] CHEN Z Y, JING D, BATH K G, et al.Genetic variant BDNF (Val66Met) polymorphism alters anxiety-related behavior [J].Science, 2006, 314 (5796): 140-143.

[44] CONN V S.Anxiety outcomes after physical activity interventions: Meta-analysis findings [J].Nursing Research, 2010, 59(3): 224-231.

[45] COONEY G M, DWAN K, GREIG C A, et al.Exercise for depression [J]. Cochrane Database of Systematic Reviews, 2013, 2013(9).

[46] CRASKE M G, STEIN M B, ELEY T C, et al.Anxiety disorders [J]. Nature Reviews Disease Primers, 2017, 3.

[47] CROMARTY P, ROBINSON G, CALLCOTT P, et al.Cognitive therapy and exercise for panic and agoraphobia in primary care: Pilot study and service development [J].Behavioural and Cognitive Psychotherapy, 2004, 32(3): 371-374.

[48] CZOSNEK L, LEDERMAN O, CORMIE P, et al.Health benefits, safety and cost of physical activity interventions for mental health conditions: A meta-review to inform translation efforts [J].Mental Health and Physical Activity, 2019, 16: 140-151.

[49] DARKO D F, RISCH S C, GILLIN J C, et al.Association of β-endorphin with specific clinical symptoms of depression [J].American Journal of Psychiatry, 1992, 149(9): 1162-1167.

[50] DE KLOET E R, JOëLS M, HOLSBOER F.Stress and the brain: From adaptation to disease [J].Nature Reviews Neuroscience, 2005, 6(6): 463-475.

[51] DE MELLO M T, LEMOS V D A, ANTUNES H K M, et al.Relationship between physical activity and depression and anxiety symptoms: A population study [J].Journal of Affective Disorders, 2013, 149(1-3): 241-246.

[52] DE MOOR M H M, BEEM A L, STUBBE J H, et al.Regular exercise, anxiety, depression and personality: A population-based study [J].Preventive Medicine, 2006, 42(4): 273-279.

[53] DE VRIES Y A, DE JONGE P, VAN HEUVEL E D, et al.Influence of baseline severity on antidepressant efficacy for anxiety disorders: Meta-analysis and meta-regression [J].British Journal of Psychiatry, 2016, 208(6): 515-521.

[54] DE WIT L, VAN STRATEN A, LAMERS F, et al.Are sedentary television

watching and computer use behaviors associated with anxiety and depressive disorders?
[J].Psychiatry Res, 2011, 186(2-3): 239-243.

[55] DECI E L, RYAN R M.The "what" and "why" of goal pursuits: Human needs and the self-determination of behavior [J].Psychological inquiry, 2000, 11 (4): 227-268.

[56] DECI E L, RYAN R M.Self-determination theory: A macrotheory of human motivation, development, and health [J]. Canadian psychology/Psychologie canadienne, 2008, 49(3): 182.

[57] DEENIK J, CZOSNEK L, TEASDALE S B, et al.From impact factors to real impact: translating evidence on lifestyle interventions into routine mental health care [J].Translational behavioral medicine, 2020, 10(4): 1070-1073.

[58] DISHMAN R K.Brain monoamines, exercise, and behavioral stress: Animal models [J].Medicine and Science in Sports and Exercise, 1997, 29(1): 63-74.

[59] DROSTE S K, GESING A, ULBRICHT S, et al.Effects of long-term voluntary exercise on the mouse hypothalamic-pituitary-adrenocortical axis [J].Endocrinology, 2003, 144(7): 3012-3023.

[60] DUMAN R S, MONTEGGIA L M.A Neurotrophic Model for Stress-Related Mood Disorders [J].Biological Psychiatry, 2006, 59(12): 1116-1127.

[61] DUMAN R S, NAKAGAWA S, MALBERG J.Regulation of adult neurogenesis by antidepressant treatment [J]. Neuropsychopharmacology, 2001, 25 (6): 836-844.

[62] DUNN A L, DISHMAN R K.Exercise and the neurobiology of depression [J].Exercise and Sport Sciences Reviews, 1991, 19(1): 41-98.

[63] DUNN A L, REIGLE T G, YOUNGSTEDT S D, et al.Brain norepinephrine and metabolites after treadmill training and wheel running in rats [J].Medicine and Science in Sports and Exercise, 1996, 28(2): 204-209.

[64] DUNN A L, TRIVEDI M H, KAMPERT J B, et al.Exercise treatment for depression: efficacy and dose response [J].American journal of preventive medicine, 2005, 28(1): 1-8.

[65] DWORAK M, SCHIERL T, BRUNS T, et al.Impact of Singular Excessive Computer Game and Television Exposure on Sleep Patterns and Memory Performance of School-aged Children [J].Pediatrics, 2007, 120(5): 978.

［66］EDWARDS M K, LOPRINZI P D.Experimentally increasing sedentary behavior results in increased anxiety in an active young adult population［J］.J Affect Disord, 2016, 204: 166-173.

［67］EISCH A J.Adult neurogenesis: Implications for psychiatry［Z］.Progress in Brain Research.2002: 315-342.10.1016/S0079-6123(02)38085-3

［68］ENDRIGHI R, STEPTOE A, HAMER M.The effect of experimentally induced sedentariness on mood and psychobiological responses to mental stress［J］.The British Journal of Psychiatry, 2016, 208(3): 245-251.

［69］ENSARI I, GREENLEE T A, MOTL R W, et al.META-ANALYSIS of A-CUTE EXERCISE EFFECTS on STATE ANXIETY: AN UPDATE of RANDOMIZED CONTROLLED TRIALS over the PAST 25 YEARS［J］.Depression and Anxiety, 2015, 32(8): 624-634.

［70］ESQUIVEL G, DíAZ-GALVIS J, SCHRUERS K, et al.Acute exercise reduces the effects of a 35% CO_2 challenge in patients with panic disorder［J］.Journal of Affective Disorders, 2008, 107(1-3): 217-220.

［71］FIRTH J, COTTER J, ELLIOTT R, et al.A systematic review and meta-Analysis of exercise interventions in schizophrenia patients［J］.Psychological Medicine, 2015, 45(7): 1343-1361.

［72］FIRTH J, STUBBS B, ROSENBAUM S, et al.Aerobic exercise improves cognitive functioning in people with schizophrenia: A systematic review and meta-analysis［J］.Schizophrenia Bulletin, 2017, 43(3): 546-556.

［73］FIRTH J, STUBBS B, VANCAMPFORT D, et al.Effect of aerobic exercise on hippocampal volume in humans: A systematic review and meta-analysis［J］.Neuro-Image, 2018, 166: 230-238.

［74］FRASURE - SMITH N, LESPéRANCE F.Depression and anxiety as predictors of 2-year cardiac events in patients with stable coronary artery disease［J］.Archives of General Psychiatry, 2008, 65(1): 62-71.

［75］FREDERIKSEN K P, STAVESTRAND S H, VENEMYR S K, et al.Physical exercise as an add-on treatment to cognitive behavioural therapy for anxiety: a systematic review［J］.Behavioural and Cognitive Psychotherapy, 2021: 1-15.

［76］GALLAGHER M W, BENTLEY K H, BARLOW D H.Perceived control and vulnerability to anxiety disorders: A meta-analytic review［J］.Cognitive therapy and research, 2014, 38(6): 571-584.

[77] GAUDLITZ K, PLAG J, DIMEO F, et al. Aerobic exercise training facilitates the effectiveness of cognitive behavioral therapy in panic disorder [J]. Depression and Anxiety, 2015, 32(3): 221-228.

[78] GERBER M, MINGHETTI A, BECK J, et al. Sprint interval training and continuous aerobic exercise training have similar effects on exercise motivation and affective responses to exercise in patients with major depressive disorders: a randomized controlled trial [J]. Frontiers in psychiatry, 2018, 9: 694.

[79] GERSH E, HALLFORD D J, RICE S M, et al. Systematic review and meta-analysis of dropout rates in individual psychotherapy for generalized anxiety disorder [J]. Journal of anxiety disorders, 2017, 52: 25-33.

[80] GOLDIN P, ZIV M, JAZAIERI H, et al. MBSR vs aerobic exercise in social anxiety: fMRI of emotion regulation of negative self-beliefs [J]. Social cognitive and affective neuroscience, 2013, 8(1): 65-72.

[81] GOODWIN R D. Association between physical activity and mental disorders among adults in the United States [J]. Preventive Medicine, 2003, 36(6): 698-703.

[82] GORDON B R, MCDOWELL C P, LYONS M, et al. The Effects of Resistance Exercise Training on Anxiety: A Meta-Analysis and Meta-Regression Analysis of Randomized Controlled Trials [J]. Sports Medicine, 2017, 47(12): 2521-2532.

[83] GREENWOOD B N, FOLEY T E, DAY H E W, et al. Freewheel running prevents learned helplessness/behavioral depression: Role of dorsal raphe serotonergic neurons [J]. Journal of Neuroscience, 2003, 23(7): 2889-2898.

[84] GREER T L, GRANNEMANN B D, CHANSARD M, et al. Dose-dependent changes in cognitive function with exercise augmentation for major depression: Results from the TREAD study [J]. European Neuropsychopharmacology, 2015, 25(2): 248-256.

[85] GRIFFITHS L J, DOWDA M, DEZATEUX C, et al. Associations between sport and screen-entertainment with mental health problems in 5-year-old children [J]. International Journal of Behavioral Nutrition and Physical Activity, 2010, 7(1): 30.

[86] GUNTER R W, WHITTAL M L. Dissemination of cognitive-behavioral treatments for anxiety disorders: Overcoming barriers and improving patient access [J].

Clinical Psychology Review, 2010, 30(2): 194-202.

[87] HANSSEN H, MINGHETTI A, FAUDE O, et al.Effects of endurance exercise modalities on arterial stiffness in patients suffering from unipolar depression: a randomized controlled trial [J].Frontiers in psychiatry, 2018, 8: 311.

[88] HARBER V J, SUTTON J R. Endorphins and Exercise [J]. Sports Medicine: An International Journal of Applied Medicine and Science in Sport and Exercise, 1984, 1(2): 154-171.

[89] HARVEY S B, HOTOPF M, ØVERLAND S, et al.Physical activity and common mental disorders [J].British Journal of Psychiatry, 2010, 197(5): 357-364.

[90] HARVEY S B, OVERLAND S, HATCH S L, et al.Exercise and the prevention of depression: Results of the HUNT cohort study [J].American Journal of Psychiatry, 2018, 175(1): 28-36.

[91] HAYES J F, MARSTON L, WALTERS K, et al.Mortality gap for people with bipolar disorder and schizophrenia: UK−based cohort study 2000−2014 [J]. British Journal of Psychiatry, 2017, 211(3): 175-181.

[92] HENDRIKSE J, KANDOLA A, COXON J, et al. Combining aerobic exercise and repetitive transcranial magnetic stimulation to improve brain function in health and disease [J].Neuroscience and Biobehavioral Reviews, 2017, 83: 11-20.

[93] HERRING M P, JACOB M L, SUVEG C, et al.Feasibility of exercise training for the short − term treatment of generalized anxiety disorder: a randomized controlled trial [J].Psychotherapy and psychosomatics, 2012, 81(1): 21-28.

[94] HERRING M P, JACOB M L, SUVEG C, et al.Effects of short−term exercise training on signs and symptoms of generalized anxiety disorder [J].Mental Health and Physical Activity, 2011, 4(2): 71-77.

[95] HERRING M P, LINDHEIMER J B, O'CONNOR P J.The Effects of Exercise Training on Anxiety [J].American Journal of Lifestyle Medicine, 2014, 8(6): 388-403.

[96] HERRING M P, O'CONNOR P J, DISHMAN R K.The effect of exercise training on anxiety symptoms among patients: A systematic review [J].Archives of Internal Medicine, 2010, 170(4): 321-331.

[97] HOFMANN S G, SAWYER A T, KORTE K J, et al.Is it beneficial to add pharmacotherapy to cognitive − behavioral therapy when treating anxiety disorders? A

meta-analytic review [J].International Journal of Cognitive Therapy, 2009, 2(2): 160-175.

[98] HOFMANN S G, SMITS J A J.Cognitive-behavioral therapy for adult anxiety disorders: A meta-analysis of randomized placebo-controlled trials [J].Journal of Clinical Psychiatry, 2008, 69(4): 621-632.

[99] HOVLAND A, JOHANSEN H, SJøBø T, et al.A Feasibility study on Combining Internet - Based Cognitive Behaviour Therapy with Physical Exercise as Treatment for Panic Disorder—Treatment Protocol and Preliminary Results [J].Cognitive Behaviour Therapy, 2015, 44(4): 275-287.

[100] IRWIN J, AHLUWALIA P, ZACHARKO R M, et al.Central norepinephrine and plasma corticosterone following acute and chronic stressors: Influence of social isolation and handling [J].Pharmacology, Biochemistry and Behavior, 1986, 24(4): 1151-1154.

[101] JACOBSON L, SAPOLSKY R.The role of the hippocampus in feedback regulation of the hypothalamic-pituitary-adrenocortical axis [J].Endocrine Reviews, 1991, 12(2): 118-134.

[102] JACQUART J, ROQUET R F, PAPINI S, et al.Effects of acute exercise on fear extinction in rats and exposure therapy in humans: Null findings from five experiments [J].Journal of Anxiety Disorders, 2017, 50: 76-86.

[103] JANSZKY I, AHNVE S, LUNDBERG I, et al.Early-Onset Depression, Anxiety, and Risk of Subsequent Coronary Heart Disease.37-Year Follow-Up of 49, 321 Young Swedish Men [J].Journal of the American College of Cardiology, 2010, 56 (1): 31-37.

[104] JAYAKODY K, GUNADASA S, HOSKER C.Exercise for anxiety disorders: Systematic review [J].British Journal of Sports Medicine, 2014, 48(3): 187-196.

[105] JAZAIERI H, GOLDIN P R, WERNER K, et al.A randomized trial of MBSR versus aerobic exercise for social anxiety disorder [J].Journal of clinical psychology, 2012, 68(7): 715-731.

[106] KANDOLA A, HENDRIKSE J, LUCASSEN P J, et al.Aerobic exercise as a tool to improve hippocampal plasticity and function in humans: Practical implications for mental health treatment [J].Frontiers in Human Neuroscience, 2016, 10.

[107] KANDOLA A, VANCAMPFORT D, HERRING M, et al. Moving to Beat Anxiety: Epidemiology and Therapeutic Issues with Physical Activity for Anxiety [J]. Current Psychiatry Reports, 2018, 20(8).

[108] KANT G J, LEU J R, ANDERSON S M, et al. Effects of chronic stress on plasma corticosterone, ACTH and prolactin [J]. Physiology and Behavior, 1987, 40 (6): 775-779.

[109] KASAI K, YAMASUE H, GILBERTSON M W, et al. Evidence for Acquired Pregenual Anterior Cingulate Gray Matter Loss from a Twin Study of Combat-Related Posttraumatic Stress Disorder [J]. Biological Psychiatry, 2008, 63 (6): 550-556.

[110] KATULA J A, BLISSMER B J, MCAULEY E. Exercise intensity and self-efficacy effects on anxiety reduction in healthy, older adults [J]. Journal of Behavioral Medicine, 1999, 22(3): 233-247.

[111] KESSLER R C, GRUBER M, HETTEMA J M, et al. Co-morbid major depression and generalized anxiety disorders in the National Comorbidity Survey follow-up [J]. Psychological Medicine, 2008, 38(3): 365-374.

[112] KESSLER R C, PETUKHOVA M, SAMPSON N A, et al. Twelve-month and lifetime prevalence and lifetime morbid risk of anxiety and mood disorders in the United States [J]. International Journal of Methods in Psychiatric Research, 2012, 21 (3): 169-184.

[113] KESSLER R C, WAI T C, DEMLER O, et al. Prevalence, severity, and comorbidity of 12-month DSM-IV disorders in the National Comorbidity Survey Replication [J]. Archives of General Psychiatry, 2005, 62(6): 617-627.

[114] KILPATRICK M, SANDERSON K, BLIZZARD L, et al. Cross-sectional associations between sitting at work and psychological distress: Reducing sitting time may benefit mental health [J]. Mental Health and Physical Activity, 2013, 6(2): 103-109.

[115] KIM S H, SCHNEIDER S M, BEVANS M, et al. PTSD symptom reduction with mindfulness-based stretching and deep breathing exercise: randomized controlled clinical trial of efficacy [J]. The Journal of Clinical Endocrinology & Metabolism, 2013, 98(7): 2984-2992.

[116] KIMHY D, KHAN S, AYANROUH L, et al. Use of active-play video

games to enhance aerobic fitness in schizophrenia: Feasibility, safety, and adherence [J].Psychiatric Services, 2016, 67(2): 240–243.

[117] KORMAN N, ARMOUR M, CHAPMAN J, et al.High intensity interval training (HIIT) for people with severe mental illness: a systematic review & meta-analysis of intervention studies–considering diverse approaches for mental and physical recovery [J].Psychiatry research, 2020, 284: 112601.

[118] KVAM S, KLEPPE C L, NORDHUS I H, et al.Exercise as a treatment for depression: A meta-analysis [J].Journal of Affective Disorders, 2016, 202: 67–86.

[119] LAI H M X, CLEARY M, SITHARTHAN T, et al.Prevalence of comorbid substance use, anxiety and mood disorders in epidemiological surveys, 1990–2014: A systematic review and meta-analysis [J].Drug and Alcohol Dependence, 2015, 154: 1–13.

[120] LAMERS F, VAN OPPEN P, COMIJS H C, et al.Comorbidity patterns of anxiety and depressive disorders in a large cohort study: The Netherlands Study of Depression and Anxiety (NESDA) [J].Journal of Clinical Psychiatry, 2011, 72(3): 342–348.

[121] LANDGRAF R, WIGGER A, HOLSBOER F, et al.Hyper-reactive hypo-thalamo-pituitary–adrenocortical axis in rats bred for high anxiety-related behaviour [J].Journal of Neuroendocrinology, 1999, 11(6): 405–407.

[122] LAURSEN T M, WAHLBECK K, HäLLGREN J, et al.Life Expectancy and Death by Diseases of the Circulatory System in Patients with Bipolar Disorder or Schizophrenia in the Nordic Countries [J].PLoS ONE, 2013, 8(6).

[123] LEBOUTHILLIER D M, ASMUNDSON G J G.The efficacy of aerobic exercise and resistance training as transdiagnostic interventions for anxiety-related disorders and constructs: A randomized controlled trial [J].Journal of Anxiety Disorders, 2017, 52: 43–52.

[124] LEBOUTHILLIER D M, FETZNER M G, ASMUNDSON G J.Lower cardiorespiratory fitness is associated with greater reduction in PTSD symptoms and anxiety sensitivity following aerobic exercise [J].Mental Health and Physical Activity, 2016, 10: 33–39.

[125] LEBOUTHILLIER D M, FETZNER M G, ASMUNDSON G J G.Lower cardiorespiratory fitness is associated with greater reduction in PTSD symptoms and anxiety

sensitivity following aerobic exercise [J].Mental Health and Physical Activity, 2016, 10: 33-39.

[126] LINDWALL M, GERBER M, JONSDOTTIR I H, et al.The relationships of change in physical activity with change in depression, anxiety, and burnout: A longitudinal study of swedish healthcare workers [J].Health Psychology, 2014, 33(11): 1309-1318.

[127] MAMMEN G, FAULKNER G.Physical activity and the prevention of depression: A systematic review of prospective studies [J]. American Journal of Preventive Medicine, 2013, 45(5): 649-657.

[128] MARTLAND R, MONDELLI V, GAUGHRAN F, et al.Can high-intensity interval training improve physical and mental health outcomes? A meta-review of 33 systematic reviews across the lifespan [J].Journal of sports sciences, 2020, 38(4): 430-469.

[129] MASTERS K S, SPIELMANS G I, LACAILLE R A, et al.Effects of home exercise on immediate and delayed affect and mood among rural individuals at risk for type 2 diabetes [J].Journal of Social, Behavioral, and Health Sciences, 2011, 5 (1): 1.

[130] MATAIX-COLS D, DE LA CRUZ L F, MONZANI B, et al.D-cycloserine augmentation of exposure-based cognitive behavior therapy for anxiety, obsessive-compulsive, and posttraumatic stress disorders a systematic review and meta-analysis of individual participant data [J].JAMA Psychiatry, 2017, 74(5): 501-510.

[131] MAYO-WILSON E, DIAS S, MAVRANEZOULI I, et al.Psychological and pharmacological interventions for social anxiety disorder in adults: A systematic review and network meta-analysis [J].The Lancet Psychiatry, 2014, 1(5): 368-376.

[132] MCENTEE D J, HALGIN R P.Cognitive group therapy and aerobic exercise in the treatment of anxiety [J].Journal of College Student Psychotherapy, 1999, 13(3): 37-55.

[133] MCEWEN B S.Physiology and neurobiology of stress and adaptation: Central role of the brain [J].Physiological Reviews, 2007, 87(3): 873-904.

[134] MCHUGH R K, OTTO M W, BARLOW D H, et al.Cost-efficacy of individual and combined treatments for panic disorder [J].Journal of Clinical Psychiatry, 2007, 68(7): 1038-1044.

[135] MCWILLIAMS L A, ASMUNDSON G J G.Is there a negative association between anxiety sensitivity and arousal－increasing substances and activities? [J]. Journal of Anxiety Disorders, 2001, 15(3): 161-170.

[136] MEEUSEN R, DE MEIRLEIR K.Exercise and Brain Neurotransmission [J].Sports Medicine, 1995, 20(3): 160-188.

[137] MEROM D, PHONGSAVAN P, WAGNER R, et al.Promoting walking as an adjunct intervention to group cognitive behavioral therapy for anxiety disorders－A pilot group randomized trial [J].Journal of Anxiety Disorders, 2008, 22(6): 959-968.

[138] MEYER T, BROOCKS A, BANDELOW B, et al.Endurance training in panic patients: Spiroergometric and clinical effects [J].International Journal of Sports Medicine, 1998, 19(7): 496-502.

[139] MILLER G E, COHEN S, RITCHEY A K.Chronic psychological stress and the regulation of pro-inflammatory cytokines: A glucocorticoid-resistance model [J].Health Psychology, 2002, 21(6): 531-541.

[140] MILLER W R, SELIGMAN M E P, KURLANDER H M.Learned helplessness, depression, and anxiety [J].Journal of Nervous and Mental Disease, 1975, 161 (5): 347-357.

[141] MINGHETTI A, FAUDE O, HANSSEN H, et al.Sprint interval training (SIT) substantially reduces depressive symptoms in major depressive disorder (MDD): A randomized controlled trial [J]. Psychiatry research, 2018, 265: 292-297.

[142] MOHLMAN J.More Power to the Executive? A Preliminary Test of CBT Plus Executive Skills Training for Treatment of Late-Life GAD [J].Cognitive and Behavioral Practice, 2008, 15(3): 306-316.

[143] MORGAN W P.Affective beneficence of vigorous physical activity [J]. Medicine and Science in Sports and Exercise, 1985, 17(1): 94-100.

[144] MOSES J, STEPTOE A, MATHEWS A, et al.The effects of exercise training on mental well-being in the normal population: A controlled trial [J].Journal of Psychosomatic Research, 1989, 33(1): 47-61.

[145] MOYLAN S, EYRE H A, MAES M, et al.Exercising the worry away: How inflammation, oxidative and nitrogen stress mediates the beneficial effect of physical activity on anxiety disorder symptoms and behaviours [J].Neuroscience and Biobe-

havioral Reviews, 2013, 37(4): 573-584.

[146] NORTH T C, MCCULLAGH P, VU TRAN Z.Effect of exercise on depression [J].Exercise and Sport Sciences Reviews, 1990, 18(1): 379-415.

[147] O'CONNOR P J, HERRING M P, CARAVALHO A. Mental Health Benefits of Strength Training in Adults [J].American Journal of Lifestyle Medicine, 2010, 4(5): 377-396.

[148] OERTEL-KNöCHEL V, MEHLER P, THIEL C, et al.Effects of aerobic exercise on cognitive performance and individual psychopathology in depressive and schizophrenia patients [J].European Archives of Psychiatry and Clinical Neuroscience, 2014, 264(7): 589-604.

[149] OLDRIDGE N, GUYATT G, JONES N, et al.Effects on quality of life with comprehensive rehabilitation after acute myocardial infarction [J]. The American journal of cardiology, 1991, 67(13): 1084-1089.

[150] OLDRIDGE N, STREINER D, HOFFMANN R, et al. Profile of mood states and cardiac rehabilitation after acute myocardial infarction [J].Medicine & Science in Sports & Exercise, 1995.

[151] OLTHUIS J V, WATT M C, BAILEY K, et al. Therapist - supported Internet cognitive behavioural therapy for anxiety disorders in adults [J].Cochrane Database of Systematic Reviews, 2016, 2016(3).

[152] ORI R, AMOS T, BERGMAN H, et al.Augmentation of cognitive and behavioural therapies (CBT) with d-cycloserine for anxiety and related disorders [J]. Cochrane Database of Systematic Reviews, 2015, 2015(5).

[153] PAMPALLONA S, BOLLINI P, TIBALDI G, et al.Patient adherence in the treatment of depression [J]. British Journal of Psychiatry, 2002, 180 (FEB.): 104-109.

[154] PAPASAVVAS T, BONOW R O, ALHASHEMI M, et al. Depression symptom severity and cardiorespiratory fitness in healthy and depressed adults: a systematic review and meta-analysis [J].Sports Medicine, 2016, 46(2): 219-230.

[155] PAVI L, GREGUREK R, RADOŠ M, et al.Smaller right hippocampus in war veterans with posttraumatic stress disorder [J]. Psychiatry Research: Neuroimaging, 2007, 154(2): 191-198.

[156] PETRUZZELLO S J, LANDERS D M, HATFIELD B D, et al.A Meta-A-

nalysis on the Anxiety-Reducing Effects of Acute and Chronic Exercise: Outcomes and Mechanisms [J].Sports Medicine, 1991, 11(3): 143-182.

[157] PETTY F, KRAMER G, LEANN W.Prevention of learned helplessness: In vivo correlation with cortical serotonin [J].Pharmacology, Biochemistry and Behavior, 1992, 43(2): 361-367.

[158] PETTY F, KRAMER G, WILSON L, et al.Learned helplessness and in vivo hippocampal norepinephrine release [J].Pharmacology, Biochemistry and Behavior, 1993, 46(1): 231-235.

[159] PITTIG A, VAN DEN BERG L, VERVLIET B.The key role of extinction learning in anxiety disorders: Behavioral strategies to enhance exposure-based treatments [J].Current Opinion in Psychiatry, 2016, 29(1): 39-47.

[160] PLAG J, ERGEC D-L, FYDRICH T, et al.High-Intensity Interval Training in Panic Disorder Patients: A Pilot Study [J].The Journal of Nervous and Mental Disease, 2019, 207(3).

[161] PLAG J, HäGELE C, STRöHLE A.Pharmacotherapy of anxiety disorders [J].Psychotherapie in Psychiatrie, Psychotherapeutischer Medizin und Klinischer Psychologie, 2012, 17(1): 62-72.

[162] PLAG J, SCHMIDT-HELLINGER P, KLIPPSTEIN T, et al.Working out the worries: A randomized controlled trial of high intensity interval training in generalized anxiety disorder [J].Journal of Anxiety Disorders, 2020, 76: 102311.

[163] PLANTE T G.Could the perception of fitness account for many of the mental and physical health benefits of exercise? [J].Advances in Mind-Body Medicine, 1999, 15(4): 291-295.

[164] POMPOLI A, FURUKAWA T A, IMAI H, et al.Psychological therapies for panic disorder with or without agoraphobia in adults [J].Cochrane Database of Systematic Reviews, 2014, 2014(2).

[165] RAGLIN J S, MORGAN W P.Influence of vigorous exercise on mood state [J].Behavior Therapy, 1985, 8: 179-183.

[166] REBAR A L, STANTON R, GEARD D, et al.A meta-meta-analysis of the effect of physical activity on depression and anxiety in non-clinical adult populations [J].Health Psychology Review, 2015, 9(3): 366-378.

[167] REBAR A L, STANTON R, ROSENBAUM S.Comorbidity of depression

and anxiety in exercise research [J].The Lancet Psychiatry, 2017, 4(7): 519.

[168] REMES O, BRAYNE C, VAN DER LINDE R, et al.A systematic review of reviews on the prevalence of anxiety disorders in adult populations [J].Brain and Behavior, 2016, 6(7).

[169] ROEST A M, MARTENS E J, DE JONGE P, et al.Anxiety and Risk of Incident Coronary Heart Disease.A Meta-Analysis [J].Journal of the American College of Cardiology, 2010, 56(1): 38-46.

[170] ROQUET R F, MONFILS M H.Does exercise augment operant and Pavlovian extinction: A meta-analysis [J].Journal of Psychiatric Research, 2018, 96: 73-93.

[171] ROSENBAUM S, TIEDEMANN A, SHERRINGTON C, et al.Physical activity interventions for people with mental illness: A systematic review and meta-analysis [J].Journal of Clinical Psychiatry, 2014, 75(9): 964-974.

[172] ROSENBAUM S, TIEDEMANN A, WARD P B, et al.Physical activity interventions: An essential component in recovery from mental illness [J].British Journal of Sports Medicine, 2015, 49(24): 1544-1545.

[173] ROSENBAUM S, VANCAMPFORT D, STEEL Z, et al.Physical activity in the treatment of Post-traumatic stress disorder: A systematic review and meta-analysis [J].Psychiatry Research, 2015, 230(2): 130-136.

[174] RUBIN K H, BURGESS K B, VASEY M W, et al.The developmental psychopathology of anxiety. [M].New York: Oxford University, 2001.

[175] RUSSO-NEUSTADT A, BEARD R C, COTMAN C W.Exercise, antidepressant medications, and enhanced brain derived neurotrophic factor expression [J].Neuropsychopharmacology, 1999, 21(5): 679-682.

[176] SALMON P.Effects of physical exercise on anxiety, depression, and sensitivity to stress: A unifying theory [J].Clinical Psychology Review, 2001, 21(1): 33-61.

[177] SANCHEZ-VILLEGAS A, ARA I, GUILLéN-GRIMA F, et al.Physical activity, sedentary index, and mental disorders in the SUN cohort study [J].Med Sci Sports Exerc, 2008, 40(5): 827-834.

[178] SCARONE S, GAMBINI O, CALABRESE G, et al.Asymmetrical distribution of beta-endorphin in cerebral hemispheres of suicides: Preliminary data [J].Psy-

chiatry Research, 1990, 32(2): 159-166.

[179] SCHUCH F B, VANCAMPFORT D, FIRTH J, et al.Physical activity and incident depression: A meta-analysis of prospective cohort studies [J].American Journal of Psychiatry, 2018, 175(7): 631-648.

[180] SCHUCH F B, VANCAMPFORT D, RICHARDS J, et al.Exercise as a treatment for depression: A meta-analysis adjusting for publication bias [J].Journal of Psychiatric Research, 2016, 77: 42-51.

[181] SCHUCH F B, VANCAMPFORT D, ROSENBAUM S, et al.Exercise improves physical and psychological quality of life in people with depression: A meta-analysis including the evaluation of control group response [J].Psychiatry Research, 2016, 241: 47-54.

[182] SCHUCH F B, VASCONCELOS-MORENO M P, BOROWSKY C, et al. Exercise and severe major depression: Effect on symptom severity and quality of life at discharge in an inpatient cohort [J].Journal of Psychiatric Research, 2015, 61: 25-32.

[183] SCHWARTZ S G, KALOUPEK D G.Acute exercise combined with imaginal exposure as a technique for anxiety reduction [J].Canadian Journal of Behavioural Science, 1987, 19: 151-166.

[184] SIMPSON H B, NERIA Y, LEWIS-FERNáNDEZ R, et al.Anxiety disorders: Theory, research, and clinical perspectives [M].2010.

[185] SLOAN R A, SAWADA S S, GIRDANO D, et al.Associations of sedentary behavior and physical activity with psychological distress: a cross-sectional study from Singapore [J].BMC Public Health, 2013, 13(1): 885.

[186] SMITS J A J, BERRY A C, ROSENFIELD D, et al.Reducing anxiety sensitivity with exercise [J].Depression and Anxiety, 2008, 25(8): 689-699.

[187] SPRINGER K S, LEVY H C, TOLIN D F.Remission in CBT for adult anxiety disorders: A meta-analysis [J].Clinical Psychology Review, 2018, 61: 1-8.

[188] STANTON R, REABURN P.Exercise and the treatment of depression: A review of the exercise program variables [J].Journal of Science and Medicine in Sport, 2014, 17(2): 177-182.

[189] STAVESTRAND S H, SIREVáG K, NORDHUS I H, et al.Physical exercise augmented cognitive behaviour therapy for older adults with generalised anxiety dis-

order (PEXACOG): Study protocol for a randomized controlled trial [J].Trials, 2019, 20(1).

[190] STECKLER T, HOLSBOER F, REUL J M H M.Glucocorticoids and depression [J].Bailliere's Best Practice and Research in Clinical Endocrinology and Metabolism, 1999, 13(4): 597-614.

[191] STEIN M B, CRASKE M G.Treating anxiety in 2017 optimizing care to improve outcomes [J].JAMA-Journal of the American Medical Association, 2017, 318 (3): 235-236.

[192] STEPHENS T.Physical activity and mental health in the United States and Canada: Evidence from four population surveys [J].Preventive Medicine, 1988, 17 (1): 35-47.

[193] STEPTOE A, BUTLER N.Sports participation and emotional wellbeing in adolescents [J].Lancet, 1996, 347(9018): 1789-1792.

[194] STONEROCK G L, HOFFMAN B M, SMITH P J, et al.Exercise as Treatment for Anxiety: Systematic Review and Analysis [J].Annals of Behavioral Medicine, 2015, 49(4): 542-556.

[195] STRINE T W, MOKDAD A H, BALLUZ L S, et al.Depression and anxiety in the United States: Findings from the 2006 Behavioral Risk Factor Surveillance system [J].Psychiatric Services, 2008, 59(12): 1383-1390.

[196] STRöHLE A, GRAETZ B, SCHEEL M, et al.The acute antipanic and anxiolytic activity of aerobic exercise in patients with panic disorder and healthy control subjects [J].Journal of Psychiatric Research, 2009, 43(12): 1013-1017.

[197] STRöHLE A, HöFLER M, PFISTER H, et al.Physical activity and prevalence and incidence of mental disorders in adolescents and young adults [J].Psychological Medicine, 2007, 37(11): 1657-1666.

[198] STUBBS B, KOYANAGI A, HALLGREN M, et al.Physical activity and anxiety: A perspective from the World Health Survey [J].Journal of Affective Disorders, 2017, 208: 545-552.

[199] STUBBS B, VANCAMPFORT D, ROSENBAUM S, et al.An examination of the anxiolytic effects of exercise for people with anxiety and stress-related disorders: A meta-analysis [J].Psychiatry Research, 2017, 249: 102-108.

[200] STUBBS B, VANCAMPFORT D, ROSENBAUM S, et al.Dropout from ex-

ercise randomized controlled trials among people with depression: A meta-analysis and meta regression [J].Journal of Affective Disorders, 2016, 190: 457-466.

[201] SZUHANY K L, BUGATTI M, OTTO M W.A meta-analytic review of the effects of exercise on brain-derived neurotrophic factor [J].Journal of Psychiatric Research, 2015, 60: 56-64.

[202] TANNER M K, HAKE H S, BOUCHET C A, et al.Running from fear: Exercise modulation of fear extinction [J].Neurobiology of Learning and Memory, 2018, 151: 28-34.

[203] TANTIMONACO M, CECI R, SABATINI S, et al.Physical activity and the endocannabinoid system: An overview [J].Cellular and Molecular Life Sciences, 2014, 71(14): 2681-2698.

[204] TAYLOR S, ABRAMOWITZ J S, MCKAY D.Non-adherence and non-response in the treatment of anxiety disorders [J].Journal of Anxiety Disorders, 2012, 26 (5): 583-589.

[205] TEN HAVE M, DE GRAAF R, MONSHOUWER K.Physical exercise in adults and mental health status.Findings from the Netherlands Mental Health Survey and Incidence Study (NEMESIS) [J].Journal of Psychosomatic Research, 2011, 71(5): 342-348.

[206] TEYCHENNE M, BALL K, SALMON J.Sedentary behavior and depression among adults: A review [J].International Journal of Behavioral Medicine, 2010, 17 (4): 246-254.

[207] TEYCHENNE M, COSTIGAN S A, PARKER K.The association between sedentary behaviour and risk of anxiety: A systematic review Health behavior, health promotion and society [J].BMC Public Health, 2015, 15(1).

[208] THORéN P, FLORAS J S, HOFFMANN P, et al. Endorphins and exercise: Physiological mechanisms and clinical implications [J]. Medicine and Science in Sports and Exercise, 1990, 22(4): 417-428.

[209] THORNICROFT G. Physical health disparities and mental illness: The scandal of premature mortality [J]. British Journal of Psychiatry, 2011, 199(6): 441-442.

[210] TULLY P J, BAKER R A, KNIGHT J L.Anxiety and depression as risk factors for mortality after coronary artery bypass surgery [J].Journal of Psychosomatic

Research, 2008, 64(3): 285-290.

[211] TULLY P J, COSH S M, BAUNE B T.A review of the affects of worry and generalized anxiety disorder upon cardiovascular health and coronary heart disease [J]. Psychology, Health and Medicine, 2013, 18(6): 627-644.

[212] UIJTDEWILLIGEN L, SINGH A S, TWISK J W R, et al.Adolescent predictors of objectively measured physical activity and sedentary behaviour at age 42: the Amsterdam Growth and Health Longitudinal Study (AGAHLS) [J].Int J Behav Nutr Phys Act, 2011, 8: 107-107.

[213] UNO H, TARARA R, ELSE J G, et al.Hippocampal damage associated with prolonged and fatal stress in primates [J].Journal of Neuroscience, 1989, 9(5): 1705-1711.

[214] VANCAMPFORT D, FIRTH J, SCHUCH F B, et al.Sedentary behavior and physical activity levels in people with schizophrenia, bipolar disorder and major depressive disorder: a global systematic review and meta-analysis [J].World Psychiatry, 2017, 16(3): 308-315.

[215] VANCAMPFORT D, ROSENBAUM S, SCHUCH F, et al. Cardiorespiratory fitness in severe mental illness: a systematic review and meta-analysis [J].Sports Medicine, 2017, 47(2): 343-352.

[216] VANCAMPFORT D, ROSENBAUM S, SCHUCH F B, et al.Prevalence and predictors of treatment dropout from physical activity interventions in schizophrenia: A meta-analysis [J].General Hospital Psychiatry, 2016, 39: 15-23.

[217] VANCAMPFORT D, ROSENBAUM S, WARD P B, et al.Exercise improves cardiorespiratory fitness in people with schizophrenia: A systematic review and meta-analysis [J].Schizophrenia Research, 2015, 169(1-3): 453-457.

[218] VOGELZANGS N, BEEKMAN A T F, DE JONGE P, et al.Anxiety disorders and inflammation in a large adult cohort [J].Translational Psychiatry, 2013, 3.

[219] VOORENDONK E M, SANCHES S A, DE JONGH A, et al.Improvements in cardiorespiratory fitness are not significantly associated with post-traumatic stress disorder symptom reduction in intensive treatment [J].European journal of psychotraumatology, 2019, 10(1): 1654783.

[220] VOSS M W, VIVAR C, KRAMER A F, et al.Bridging animal and human models of exercise-induced brain plasticity [J].Trends in Cognitive Sciences, 2013,

17(10)：525-544.

[221] WAHLBECK K, WESTMAN J, NORDENTOFT M, et al.Outcomes of Nordic mental health systems：Life expectancy of patients with mental disorders [J].British Journal of Psychiatry, 2011, 199(6)：453-458.

[222] WANG X, PERRY A C.Metabolic and physiologic responses to video game play in 7-to 10-year-old boys [J].Arch Pediatr Adolesc Med, 2006, 160(4)：411-415.

[223] WEDEKIND D, BROOCKS A, WEISS N, et al.A randomized, controlled trial of aerobic exercise in combination with paroxetine in the treatment of panic disorder [J].The World Journal of Biological Psychiatry, 2010, 11(7)：904-913.

[224] WEGNER M, HELMICH I, MACHADO S, et al.Effects of exercise on anxiety and depression disorders：review of meta-analyses and neurobiological mechanisms [J].CNS Neurol Disord Drug Targets, 2014, 13(6)：1002-1014.

[225] WEN D, UTESCH T, WU J, et al.Effects of different protocols of high intensity interval training for VO2max improvements in adults：A meta-analysis of randomised controlled trials [J].Journal of science and medicine in sport, 2019, 22(8)：941-947.

[226] WHITWORTH J W, HAYES S M, ANDREWS R J, et al. Cardiorespiratory fitness is associated with better cardiometabolic health and lower PTSD severity in post-9/11 veterans [J].Military medicine, 2020, 185(5-6)：e592-e596.

[227] WILSON W M, MARSDEN C A.In vivo measurement of extracellular serotonin in the ventral hippocampus during treadmill running [J].Behavioural Pharmacology, 1996, 7(1)：101-104.

[228] WIPFLI B M, RETHORST C D, LANDERS D M.The anxiolytic effects of exercise：A meta-analysis of randomized trials and dose-response analysis [J].Journal of Sport and Exercise Psychology, 2008, 30(4)：392-410.

[229] WITTCHEN H U, JACOBI F, REHM J, et al. The size and burden of mental disorders and other disorders of the brain in Europe 2010 [J].European Neuropsychopharmacology, 2011, 21(9)：655-679.

[230] WOLITZKY-TAYLOR K B, HOROWITZ J D, POWERS M B, et al.Psychological approaches in the treatment of specific phobias：A meta-analysis [J].

Clinical Psychology Review，2008，28(6)：1021-1037.

［231］YEUNG R R.The acute effects of exercise on mood state ［J］.Journal of Psychosomatic Research，1996，40(2)：123-141.

［232］YOCHIM B P，MUELLER A E，SEGAL D L.Late life anxiety is associated with decreased memory and executive functioning in community dwelling older adults ［J］.Journal of Anxiety Disorders，2013，27(6)：567-575.

［233］ZIEVE G G，PERSONS J B，YU L A D.The relationship between dropout and outcome in naturalistic cognitive behavior therapy ［J］.Behavior therapy，2019，50 (1)：189-199.

［234］ZSCHUCKE E，GAUDLITZ K，STRöHLE A.Exercise and physical activity in mental disorders：Clinical and experimental evidence ［J］.Journal of Preventive Medicine and Public Health，2013，46(SUPPL.1)：S12-S21.

［235］杜铭，韩志霞，肖坤鹏.体育运动干预对大学生就业焦虑情绪影响的实验研究 ［J］.东北师大学报(哲学社会科学版)，2013，(5)：217-220.

［236］季浏.中国健康体育课程模式的思考与构 ［J］.北京体育大学学报，2015，38(09)：72-80.

［237］刘阳，李雪宁，王协顺，et al.新型冠状病毒肺炎疫情期间运动干预对居家学生负面情绪调节自我效能感的中介作用 ［J］.北京体育大学学报，2020，43 (3)：76-83.

［238］钱青文，孙莹，王彩红，et al.蚌埠市初中生有氧运动及久坐行为对心理认知的影响 ［J］.中国学校卫生，2012，33(12)：1479-1481.

［239］王智玉，肖晶，褚松龄.健康教育与运动干预对 2 型糖尿病伴发焦虑的效果评价 ［J］.中国临床心理学杂志，2012，20(2)：275-278.

［240］姚崇，熊正英，兰继军.体育运动处方和团体心理辅导对焦虑大学生干预治疗的试验研究 ［J］.天津体育学院学报，2013，28(2)：143-146.

附录 1:《精神疾病诊断与统计手册》 第 5 版(DSM-5)目录

Preface	前言
Section I:DSM-5 Basics Introduction Use of the Manual Cautionary Statement for Forensic Use of DSM-5	第一节:DSM-5 基础 介绍 手册的使用 法医使用 DSM-5 的警示声明
Section II:Diagnostic Criteria and Codes <u>Neurodevelopmental Disorders</u> Intellectual Disabilities Intellectual Disability (Intellectual Developmental Disorder) Global Developmental Delay Unspecified Intellectual Disability (Intellectual Developmental Disorder)	第二节:基本要素诊断标准和代码 <u>神经发育障碍</u> 智力发展障碍 智力残疾(智力发育障碍) 整体发展迟缓 未说明智力发展障碍(智力发育障碍)
<u>Communication Disorders</u> Language Disorder Speech Sound Disorder (previously Phonological Disorder) Childhood-Onset Fluency Disorder(Stuttering) Social(Pragmatic)Communication Disorder Unspecified Communication Disorder	<u>交流性障碍</u> 语言性障碍 谈话性语音障碍(以前的口吃障碍) 儿童期发病的流畅性障碍(口吃) 社会(应用)交流性障碍 未特定的交流性障碍
<u>Autism Spectrum Disorder</u> Autism Spectrum Disorder	<u>自闭症谱系障碍</u> 自闭症谱系障碍

续表

Preface	前言
Attention-Deficit/Hyperactivity Disorder	注意缺陷/多动障碍
Attention-Deficit/Hyperactivity Disorder	注意缺陷/多动障碍
Other Specified Attention-Deficit/Hyperactivity Disorder	其他特定的注意缺陷/多动障碍
Unspecified Attention-Deficit/Hyperactivity Disorder	未特定的注意缺陷/多动障碍
Specific Learning Disorder	特殊学习障碍
Specific Learning Disorder	特殊学习障碍
Motor Disorders	运动障碍
Developmental Coordination Disorder	发展性协调障碍
Stereotypic Movement Disorder	刻板性运动障碍
Tic Disorders	抽动障碍
Tourette's Disorder	面肌和声带抽动障碍
Persistent(Chronic) Motor or Vocal Tic Disorder	持久(慢性)运动或发声抽动障碍
Provisional Tic Disorder	一过性抽动障碍
Other Specified Tic Disorder	其他特定的抽动障碍
Unspecified Tic Disorder	未特定的抽动障碍
Other Neurodevelopmental Disorders	其他神经发育障碍
Other Specified Neurodevelopmental Disorder	其他特定的神经发育障碍
Unspecified Neurodevelopmental Disorder	未特定的神经发育障碍
Schizophrenia Spectrum and Other Psychotic Disorders	精神分裂症谱系和其他精神病性障碍
Schizotypal(Personality) Disorder	分裂型(人格)障碍
Delusional Disorder	妄想性障碍
Brief Psychotic Disorder	短暂的精神病性障碍
Schizophreniform Disorder	分裂样障碍
Schizophrenia	精神分裂症
Schizoaffective Disorder	情感性分裂障碍
Substance/Medication-Induced Psychotic Disorder	物质/药物引起精神障碍
Psychotic Disorder Due to Another Medical Condition	由于其他医疗条件所致的精神障碍

Preface	前言
Catatonia	紧张症
Catatonia Associated With Another Mental Disorder（Catatonia Specifier）	紧张症并其他精神障碍（紧张症详细说明）
Catatonic Disorder Due to Another Medical Condition	由于其他医疗条件所致的紧张性障碍
Unspecified Catatonia	未特定的紧张症
Other Specified Schizophrenia Spectrum and Other Psychotic Disorder	其他特定的精神分裂症谱系和其他精神病性障碍
Unspecified Schizophrenia Spectrum and Other Psychotic Disorder	未特定的精神分裂症谱系和其他精神病性障碍
Bipolar and Related Disorders	双相及相关障碍
Bipolar I Disorder	第一型双相障碍
Bipolar II Disorder	第二型双相障碍
Cyclothymic Disorder	环性情感性障碍
Substance/Medication – Induced Bipolar and Related Disorder	物质/药物引起的双相及相关障碍
Bipolar and Related Disorder Due to Another Medical Condition	由于其他医疗条件所致的双相及相关障碍
Other Specified Bipolar and Related Disorder	其他特定的双相及相关障碍
Unspecified Bipolar and Related Disorder	未特定的双相及相关障碍
Depressive Disorders	抑郁障碍
Disruptive Mood Dysregulation Disorder	破坏性情绪失调障碍
Major Depressive Disorder, Single and Recurrent Episodes	重度抑郁障碍,单次和反复发作
Persistent Depressive Disorder（Dysthymia）	持久性抑郁障碍（心境）
Premenstrual Dysphoric Disorder	经前苦恼障碍
Substance/Medication−Induced Depressive Disorder	物质/药物引起的抑郁障碍
Depressive Disorder Due to Another Medical Condition	由于其他医疗条件所致的抑郁障碍
Other Specified Depressive Disorder	其他特定的抑郁障碍
Unspecified Depressive Disorder	未特定的抑郁障碍

续表

Preface	前言
Anxiety Disorders	焦虑障碍
Separation Anxiety Disorder	分离性焦虑障碍
Selective Mutism	选择性缄默症
Specific Phobia	特定的恐怖症
Social Anxiety Disorder(Social Phobia)	社交焦虑障碍(社交恐怖症)
Panic Disorder	恐慌障碍
Panic Attack(Specifier)	惊恐发作(详细说明)
Agoraphobia	广场恐怖症
Generalized Anxiety Disorder	广泛性焦虑障碍
Substance/Medication-Induced Anxiety Disorder	物质/药物诱发的焦虑障碍
Anxiety Disorder Due to Another Medical Condition	由于其他医疗条件所致的焦虑障碍
Other Specified Anxiety Disorder	其他特定的焦虑障碍
UnspecifiedAnxiety Disorder	未特定的焦虑障碍
Obsessive-Compulsive and Related Disorders	强迫及相关障碍
Obsessive-Compulsive Disorder	强迫性障碍
Body Dysmorphic Disorder	躯体变形障碍
Hoarding Disorder	囤积障碍
Trichotillomania(Hair-Pulling Disorder)	拔毛症(拔头发障碍)
Excoriation(Skin-Picking)Disorder	剥皮(皮肤采摘)障碍
Substance/Medication-Induced Obsessive-Compulsive and Related Disorder	物质/药物引起的强迫及相关障碍
Obsessive-Compulsive and Related Disorder Due to Another Medical Condition	由于其他医疗条件所致的强迫及相关障碍
Other Specified Obsessive-Compulsive and Related Disorder	其他特定的强迫和相关障碍
Unspecified Obsessive-Compulsive and Related Disorder	未特定的强迫和相关障碍
Trauma-and Stressor-Related Disorders	创伤和应激相关的障碍
Reactive Attachment Disorder	反应性依恋障碍
Disinhibited Social Engagement Disorder	去抑制性社会参与障碍
Posttraumatic Stress Disorder	创伤后应激障碍
Acute Stress Disorder	急性应激障碍
Adjustment Disorders	适应障碍

Preface	前言
Other Specified Trauma – and Stressor – Related Disorder	其他特定的创伤和应激相关障碍
Unspecified Trauma–and Stressor–Related Disorder	未特定的创伤和应激相关障碍
Dissociative Disorders	分离性障碍
Dissociative Identity Disorder	分离性身份障碍
Dissociative Amnesia	分离性遗忘症
Depersonalization/Derealization Disorder	人格解体/失实障碍
Other Specified Dissociative Disorder	其他特定的分离性障碍
Unspecified Dissociative Disorder	未特定的分离性障碍
Somatic Symptom and Related Disorders	躯体症状及相关障碍
Somatic Symptom Disorder	躯体性症状障碍
Illness Anxiety Disorder	疾患焦虑障碍
Conversion Disorder (Functional Neurological Symptom Disorder)	转换性障碍(功能神经性症状障碍)
Psychological Factors Affecting Other Medical Conditions	心理因素影响的其他医学状况
Factitious Disorder	人为障碍
Other Specified Somatic Symptom and Related Disorder	其他特定的躯体症状和相关的障碍
Unspecified Somatic Symptom and Related Disorder	未特定的躯体症状和相关的障碍
Feeding and Eating Disorders	喂食与饮食障碍
Pica	异食症
Rumination Disorder	反刍障碍
Avoidant/Restrictive Food Intake Disorder	回避/限制食物摄入量障碍
Anorexia Nervosa	神经性厌食症
Bulimia Nervosa	暴食症
Binge–Eating Disorder	暴饮暴食障碍
Other Specified Feeding or Eating Disorder	其他特定的喂食和饮食失调症
Unspecified Feeding or Eating Disorder	未特定的喂食和饮食失调症

续表

Preface	前言
Elimination Disorders	排泄障碍
Enuresis	夜尿
Encopresis	大便失禁
Other Specified Elimination Disorder	其他特定的排泄障碍
Unspecified Elimination Disorder	未特定的排泄障碍
Sleep-Wake Disorders	睡眠-觉醒障碍
Insomnia Disorder	失眠障碍
Hypersomnolence Disorder	嗜睡障碍
Narcolepsy	发作性嗜睡症
Breathing-Related Sleep Disorders	与呼吸相关的睡眠障碍
Obstructive Sleep Apnea Hypopnea	阻塞性睡眠呼吸暂停低通气症
Central Sleep Apnea	中央性睡眠呼吸暂停症
Sleep-Related Hypoventilation	睡眠相关的通气不足
Circadian Rhythm Sleep-Wake Disorders	昼夜节律睡眠觉醒障碍
Parasomnias	异睡症
Non-Rapid Eye Movement Sleep Arousal Disorders	非快速眼动睡眠觉醒障碍
Sleepwalking	梦游症
Sleep Terrors	夜惊症
Nightmare Disorder	梦魇障碍
Rapid Eye Movement Sleep Behavior Disorder	快速眼动睡眠行为障碍
Restless Legs Syndrome	多动腿综合征
Substance/Medication-Induced Sleep Disorder	物质/药物诱导睡眠的障碍
Other Specified Insomnia Disorder	其他特定的失眠障碍
Unspecified Insomnia Disorder	未特定的失眠障碍
Other Specified Hypersomnolence Disorder	其他特定嗜睡障碍
Unspecified Hypersomnolence Disorder	未特定的嗜睡障碍
Other Specified Sleep-Wake Disorder	其他特定的睡眠-觉醒障碍
Unspecified Sleep-Wake Disorder	未特定的睡眠-觉醒障碍
Sexual Dysfunctions	性功能障碍
Delayed Ejaculation	延迟射精

续表

Preface	前言
Erectile Disorder	勃起功能障碍
Female Orgasmic Disorder	女性性高潮障碍
Female Sexual Interest/Arousal Disorder	女性性趣/性欲障碍
Genito-Pelvic Pain/Penetration Disorder	生殖器-盆腔的疼痛/侵入障碍
Male Hypoactive Sexual Desire Disorder	男性性欲减退障碍
Premature(Early)Ejaculation	早泄
Substance/Medication-Induced Sexual Dysfunction	物质/药物引起的性功能障碍
Other Specified Sexual Dysfunction	其他特定的性功能障碍
Unspecified Sexual Dysfunction	未特定的性功能障碍
Gender Dysphoria	性别苦恼症
Gender Dysphoria	性别苦恼症
Other Specified Gender Dysphoria	其他特定的性别苦恼症
Unspecified Gender Dysphoria	未特定的性别苦恼症
Disruptive, Impulse-Control, and Conduct Disorders	破坏性的、冲动控制和行为障碍
Oppositional Defiant Disorder	对立违抗性障碍
Intermittent Explosive Disorder	间歇性爆发性障碍
Conduct Disorder	品行障碍
Antisocial Personality Disorder	反社会人格障碍
Pyromania	纵火症
Kleptomania	盗窃症
Other Specified Disruptive, Impulse-Control, and Conduct Disorder	其他特定的破坏性、冲动控制和行为障碍
Unspecified Disruptive, Impulse-Control, and Conduct Disorder	未特定的破坏性、冲动控制和行为障碍
Substance-Related and Addictive Disorders	物质相关和成瘾性障碍
Substance-Related Disorders	物质相关性障碍
Substance Use Disorders	使用物质所致的障碍
Substance-Induced Disorders	物质诱发性障碍
Substance Intoxication and Withdrawal	物质中毒和戒断
Substance/Medication-Induced Mental Disorders	物质/药物诱发的心理障碍

续表

Preface	前言
Alcohol-Related Disorders	酒精相关障碍
Alcohol Use Disorder	饮酒障碍
Alcohol Intoxication	酒精中毒
Alcohol Withdrawal	酒精戒断
Other Alcohol-Induced Disorders	其他酒精诱发的障碍
Unspecified Alcohol-Related Disorder	未特定的酒精相关障碍
Caffeine-Related Disorders	咖啡因相关障碍
Caffeine Intoxication	咖啡因中毒
Caffeine Withdrawal	咖啡因戒断
Other Caffeine-Induced Disorders	其他咖啡因诱发的障碍
Unspecified Caffeine-Related Disorder	未特定的咖啡因相关障碍
Cannabis-Related Disorders	大麻相关障碍
Cannabis Use Disorder	吸食大麻障碍
Cannabis Intoxication	大麻中毒
Cannabis Withdrawal	大麻戒断
Other Cannabis-Induced Disorders	其他大麻诱发的障碍
Unspecified Cannabis-Related Disorder	未特定的大麻相关障碍
Hallucinogen-Related Disorders	致幻剂相关障碍
Phencyclidine Use Disorder	使用苯环己哌啶所致的障碍
Other Hallucinogen Use Disorder	使用其他致幻剂所致的障碍
Phencyclidine Intoxication	苯环己哌啶中毒
Other Hallucinogen Intoxication	其他致幻剂中毒
Hallucinogen Persisting Perception Disorder	致幻剂引起的持久性知觉障碍
Other Phencyclidine-Induced Disorders	其他苯环己哌啶诱发的障碍
Other Hallucinogen-Induced Disorders	其他致幻剂诱发的障碍
Unspecified Phencyclidine-Related Disorder	未特定的苯环己哌啶相关障碍
Unspecified Hallucinogen-Related Disorder	未特定的致幻剂相关障碍
Inhalant-Related Disorders	吸入性药物相关障碍
Inhalant Use Disorder	使用吸入性药物所致的障碍
Inhalant Intoxication	吸入性药物中毒
Other Inhalant-Induced Disorders	其他吸入性药物诱发的障碍
Unspecified Inhalant-Related Disorder	未特定的吸入性药物相关障碍

Preface	前言
Opioid-Related Disorders	阿片类物质相关障碍
Opioid Use Disorder	使用阿片类物质所致的障碍
Opioid Intoxication	阿片类物质中毒
Opioid Withdrawal	阿片类物质戒断
Other Opioid-Induced Disorders	其他阿片类物质诱发的障碍
Unspecified Opioid-Related Disorder	未特定的阿片类物质相关障碍
Sedative-, Hypnotic-, or Anxiolytic-Related Disorders	镇静、催眠或抗焦虑药物相关障碍
Sedative, Hypnotic, or Anxiolytic Use Disorder	使用镇静、催眠或抗焦虑药物所致障碍
Sedative, Hypnotic, or Anxiolytic Intoxication	镇静、催眠或抗焦虑药物中毒
Sedative, Hypnotic, or Anxiolytic Withdrawal	镇静、催眠或抗焦虑药物戒断
Other Sedative-, Hypnotic-, or Anxiolytic-Induced Disorders	其他镇静、催眠或抗焦虑药物诱发的障碍
Unspecified Sedative-, Hypnotic-, or Anxiolytic-Related Disorder	未特定的镇静、催眠或抗焦虑药物相关障碍
Stimulant-Related Disorders	兴奋剂相关障碍
Stimulant Use Disorder	使用兴奋剂所致的障碍
Stimulant Intoxication	兴奋剂中毒
Stimulant Withdrawal	兴奋剂戒断
Other Stimulant-Induced Disorders	其他兴奋剂诱发的障碍
Unspecified Stimulant-Related Disorder	未特定的兴奋剂相关障碍
Tobacco-Related Disorders	烟草相关障碍
Tobacco Use Disorder	使用烟草所致的障碍
Tobacco Withdrawal	烟草戒断
Other Tobacco-Induced Disorders	其他烟草诱发的障碍
Unspecified Tobacco-Related Disorder	未特定的烟草相关障碍
Other(or Unknown)Substance-Related Disorders	其他(或未知)的物质相关障碍
Other(or Unknown)Substance Use Disorder	使用其他(或未知)物质所致的障碍
Other(or Unknown)Substance Intoxication	其他(或未知)的物质中毒
Other(or Unknown)Substance Withdrawal	其他(或未知)的物质戒断
Other(or Unknown)Substance-Induced Disorders	其他(或未知)的物质诱发的障碍

Preface	前言
Unspecified Other (or Unknown) Substance – Related Disorder	未特定的其他(或未知)的物质相关障碍
Non–Substance–Related Disorders Gambling Disorder	非物质的相关障碍 赌博障碍
Neurocognitive Disorders Delirium Other Specified Delirium Unspecified Delirium	神经认知障碍 谵妄 其他特定的谵妄 未特定的谵妄
Major and Mild Neurocognitive Disorders Major Neurocognitive Disorder Mild Neurocognitive Disorder Major or Mild Neurocognitive Disorder Due to Alzheimer's Disease	重度和轻度的神经认知障碍 重度的神经认知障碍 轻度的神经认知障碍 由于阿尔茨海默氏病导致的重度或轻度的神经认知障碍
Major or Mild Frontotemporal Neurocognitive Disorder Major or Mild Neurocognitive Disorder With Lewy Bodies Major or Mild Vascular Neurocognitive Disorder Major or Mild Neurocognitive Disorder Due to Traumatic Brain Injury Substance/Medication–Induced Major or Mild Neurocognitive Disorder Major or Mild Neurocognitive Disorder Due to HIV Infection	重度或轻度的额颞叶神经认知障碍 重度或轻度的路易氏体型神经认知障碍 重度或轻度血管性神经认知障碍 由于脑损伤导致的重度或轻度的神经认知障碍 物质/药物诱发的重度或轻度神经认知障碍 由于艾滋病毒HIV感染导致的重度或轻度神经认知障碍
Major or Mild Neurocognitive Disorder Due to Prion Disease Major or Mild Neurocognitive Disorder Due to Parkinson's Disease Major or Mild Neurocognitive Disorder Due to Huntington's Disease Major or Mild Neurocognitive Disorder Due to Another Medical Condition	由于朊病毒病导致的重度或轻度神经认知障碍 由于帕金森病导致的重度或轻度神经认知障碍 由于亨廷顿病导致的重度或轻度神经认知障碍 由于其他医疗条件导致的重度或轻度神经认知障碍

续表

Preface	前言
Major or Mild Neurocognitive Disorder Due to Multiple Etiologies	由于多种病因导致的重度或轻度神经认知障碍
Unspecified Neurocognitive Disorder	未特定的神经认知障碍
<u>Personality Disorders</u>	<u>人格障碍</u>
General Personality Disorder	一般的人格障碍
<u>Cluster A Personality Disorders</u>	<u>人格障碍 A 群</u>
Paranoid Personality Disorder	偏执型人格障碍
Schizoid Personality Disorder	分裂样人格障碍
Schizotypal Personality Disorder	分裂型人格障碍
<u>Cluster B Personality Disorders</u>	<u>人格障碍 B 群</u>
Antisocial Personality Disorder	反社会型人格障碍
Borderline Personality Disorder	边缘型人格障碍
Histrionic Personality Disorder	表演型人格障碍
Narcissistic Personality Disorder	自恋型人格障碍
<u>Cluster C Personality Disorders</u>	<u>人格障碍 C 群</u>
Avoidant Personality Disorder	回避型人格障碍
Dependent Personality Disorder	依赖型人格障碍
Obsessive-Compulsive Personality Disorder	强迫型人格障碍
<u>Other Personality Disorders</u>	<u>其他人格障碍</u>
Personality Change Due to Another Medical Condition	由于其他医疗条件所致的人格障碍
Other Specified Personality Disorder	其他特定人格障碍
Unspecified Personality Disorder	未特定的人格障碍
<u>Paraphilic Disorders</u>	<u>性偏好异常症</u>
Voyeuristic Disorder	窥淫障碍
Exhibitionistic Disorder	露阴障碍
Frotteuristic Disorder	摩擦障碍
Sexual Masochism Disorder	性受虐障碍
Sexual Sadism Disorder	性施虐障碍
Pedophilic Disorder	恋童障碍

Preface	前言
Fetishistic Disorder	恋物障碍
Transvestic Disorder	异性装扮障碍
Other Specified Paraphilic Disorder	其他指定的性偏好异常症
Unspecified Paraphilic Disorder	未指定的性偏好异常症
Other Mental Disorders	其他心理障碍
Other Specified Mental Disorder Due to Another Medical Condition	由其他医疗条件所致的其他特定的心理障碍
Unspecified Mental Disorder Due to Another Medical Condition	由其他医疗条件所致的未特定的心理障碍
Other Specified Mental Disorder	其他特定的心理障碍
Unspecified Mental Disorder	未特定的心理障碍
Medication – Induced Movement Disorders and Other Adverse Effects of Medication	药物诱发的运动障碍及其他药物的不良反应
Other Conditions That May Be a Focus of Clinical Attention	其他情况,可能成为临床关注的焦点
Section III: Emerging Measures and Models	第三节:新兴的测量方法与模式
Assessment Measures	评估测量
Cross–Cutting Symptom Measures	横截面测量
DSM – 5 Self – Rated Level 1 Cross – Cutting Symptom Measure—Adult	DSM-5 自测水平 1,横截面测量—成人
Parent/Guardian–Rated DSM–5 Level 1 Cross–Cutting Symptom Measure—Child Age 6–17	父母/监护人测查 DSM-5 水平 1,横截面测量—6-17 岁儿童
Clinician – Rated Dimensions of Psychosis Symptom Severity	临床医生测查精神病症状的严重程度
World Health Organization Disability Assessment Schedule 2.0(WHODAS 2.0)	世界卫生组织的残疾评估表 2.0
Cultural Formulation	文化构想
Cultural Formulation Interview(CFI)	文化构想晤谈
Cultural Formulation Interview (CFI)—Informant Version	文化构想晤谈——被调查者版本

Preface	前言
Alternative DSM－5 Model for Personality Disorders	DSM-5 关于人格障碍的替代模式
Conditions for Further Study	进一步研究的疾患
Attenuated Psychosis Syndrome	弱型精神病综合征
Depressive Episodes With Short－Duration Hypomania	抑郁发作并短时轻躁狂
Persistent Complex Bereavement Disorder	持久复杂的居丧障碍
Caffeine Use Disorder	咖啡因导致的障碍
Internet Gaming Disorder	网络游戏障碍
Neurobehavioral Disorder Associated WithPrenatal Alcohol Exposure	与神经行为障碍相关的胎儿酒精综合征
Suicidal Behavior Disorder	自杀行为障碍
NonsuicidalSelf－Injury	非自杀性自我伤害

附录2：世界卫生组织关于身体活动的说明

1.重要事实

- 身体活动对心脏、身体和精神有显著的健康益处
- 身体活动有助于预防和管理心血管疾病、癌症和糖尿病等非传染性疾病
- 身体活动可减少抑郁和焦虑的症状
- 身体活动可加强思维、学习和判断能力
- 身体活动可确保年轻人的健康生长和发育
- 身体活动可改善整体健康
- 在全球范围内，四分之一的成年人不能达到关于身体活动水平的全球建议
- 如果全球人口更爱活动，每年可避免多达500万人死亡
- 与身体活动充分者相比，身体活动不足者的死亡风险会增加20%至30%
- 世界上80%以上的青少年身体活动不足

2.什么是身体活动

根据世卫组织的定义，身体活动是由骨骼肌肉产生的需要消耗能量的任何身体动作。身体活动是指所有运动，包括闲暇时间的活动，在不同地点之间往返，或作为一个人工作的一部分。中等强度和高强度的身体活动均可增进健康。

流行的活动方式包括步行、骑自行车、轮式运动、体育运动、积极的娱乐和游戏，可以在任何技能级别开展，而且每个人都可以享受。

已证明，定期的身体活动有助于预防和管理非传染性疾病，如心脏病、中风、糖尿病和多种癌症。身体活动还有助于预防高血压，保持健康的体重，并可以改善心理健康、生活质量和幸福感。

3.建议的身体活动量是多少

世卫组织的指南和建议为不同年龄组和特定人口群体提供了关于需要多少身体活动以保持健康的详细说明。

世卫组织建议:

(1)5 岁以下儿童

在一天 24 小时内,婴儿(1 岁以下)应:

• 每天以各种方式进行若干次身体活动,特别是通过互动式的地上游戏,越多越好。对于那些尚不能移动的婴儿,包括采取俯卧姿势(肚肚时间),在一天中清醒时累计应达至少 30 分钟

• 每次被束缚的时间不应超过 1 小时(例如在婴儿睡篮车/婴儿座椅车、高脚椅中或绑在照护者背上)

• 不建议看电子屏幕

• 静坐不动时,鼓励由照护者为婴儿读书和讲故事

• 有 14-17 小时(0-3 个月大)或 12-16 小时(4-11 个月大)高质量的睡眠,包括小睡

在一天 24 小时内,1-2 岁的儿童应:

• 在一天不同的时间,至少用 180 分钟进行任何强度的各类身体活动,包括中等强度至高强度的身体活动,越多越好

• 每次被束缚的时间不应超过 1 小时(例如在婴儿睡篮车/婴儿座椅车、高脚椅中或绑在照护者背上),也不应长时间坐着

• 对于 1 岁儿童,不建议在屏幕前久坐(例如看电视或录像、玩电脑游戏)

• 对于 2 岁的儿童,在屏幕前静坐的时间不应超过 1 小时,越少越好

• 静坐不动时,鼓励由照护者为儿童读书和讲故事

• 有 11-14 小时高质量的睡眠,包括小睡,而且睡眠和唤醒时间有规律

在一天 24 小时内,3-4 岁的儿童应:

• 在一天不同的时间,至少用 180 分钟进行任何强度的各类身体活动,其中至少 60 分钟是中等强度至高强度的身体活动,越多越好

• 每次被束缚的时间不应超过 1 小时(例如在婴儿睡篮车/婴儿座椅车),也不应长时间坐着

• 在屏幕前久坐的时间不应超过 1 小时,越少越好

• 静坐不动时,鼓励由照护者为儿童读书和讲故事

●有 10-13 小时高质量的睡眠,其中可能包括小睡,而且睡眠和唤醒时间有规律

更多信息请见:关于 5 岁以下儿童身体活动、静坐行为和睡眠的指南(电子版链接: https://apps. who. int/iris/bitstream/handle/10665/311664/9789240001749 - chi.pdf)

(2)5-17 岁儿童和青少年

●一周中每天应当至少进行 60 分钟中等强度到高强度身体活动,主要是有氧的身体活动每周至少 3 天应当有高强度的有氧运动,以及加强肌肉和骨骼的活动

●应限制久坐不动的时间,尤其是观看屏幕的娱乐时间

(3)18-64 岁成人

●每周应进行至少 150 分钟-300 分钟的中等强度有氧身体活动

●或至少 75 分钟-150 分钟的高强度有氧身体活动;或中等强度和高强度活动综合起来达到等量的身体活动

●还应做涉及所有主要肌肉群的中等或更强程度增强肌肉的活动,每周 2 天或以上,因为可以有额外的健康益处

●为获得额外的健康效益,在一周中可将中等强度有氧身体活动增加至 300 分钟以上;或做 150 分钟以上的高强度有氧身体活动;或中等强度和高强度活动综合起来达到等量的身体活动

●应限制久坐不动的时间。用任何强度(包括低强度)的身体活动取代久坐时间,对健康有益

●为了帮助减少高程度久坐行为对健康的有害影响,所有成年人和老年人应力求超过建议的中等强度至高强度身体活动水平

(4)65 岁及以上的成人

●与成人相同

●作为每周身体活动的一部分,老年人应做各种多样化的身体活动,强调中等或更强程度的功能平衡和力量训练,每周 3 天或以上,以提高功能性能力并防止跌倒

(5)孕妇和产后妇女

所有没有禁忌症的孕妇和产后妇女应:

●每周进行至少 150 分钟的中等强度有氧身体活动

●包括各种有氧和增强肌肉的活动

- 应限制久坐不动的时间。用任何强度(包括低强度)的身体活动取代久坐时间,对健康有益

(6)慢性病患者(高血压、2 型糖尿病、艾滋病毒和癌症幸存者)

- 每周应进行至少 150 分钟-300 分钟的中等强度有氧身体活动
- 或至少 75 分钟-150 分钟的高强度有氧身体活动;或中等强度和高强度活动综合起来达到等量的身体活动
- 还应做涉及所有主要肌肉群的中等或更强程度的增强肌肉的活动,每周 2 天或以上,因为可以有额外的健康益处
- 作为每周身体活动的一部分,老年人应做各种多样化的身体活动,强调中等或更强程度的功能平衡和力量训练,每周 3 天或以上,以提高功能性能力并防止跌倒
- 为获得额外的健康效益,在一周中可将中等强度有氧身体活动增加至 300 分钟以上;或做 150 分钟以上的高强度有氧身体活动;或中等强度和高强度活动综合起来达到等量的身体活动
- 应限制久坐不动的时间。用任何强度(包括低强度)的身体活动取代久坐时间,对健康有益
- 为了帮助减少高程度久坐行为对健康的有害影响,所有成年人和老年人应力求超过建议的中等强度至高强度身体活动水平

(7)残疾儿童和青少年

- 一周中每天应当至少进行 60 分钟的中等强度到高强度的身体活动,主要是有氧的身体活动
- 每周至少 3 天应当有高强度的有氧运动,以及加强肌肉和骨骼的活动
- 应限制久坐不动的时间,尤其是观看屏幕的娱乐时间

(8)残疾成年人

- 每周应进行至少 150 分钟-300 分钟的中等强度有氧身体活动
- 或至少 75 分钟-150 分钟的高强度有氧身体活动;或中等强度和高强度活动综合起来达到等量的身体活动
- 还应做涉及所有主要肌肉群的中等或更强程度的增强肌肉的活动,每周 2 天或以上,因为可以有额外的健康益处
- 作为每周身体活动的一部分,老年人应做各种多样化的身体活动,强调中等或更强程度的功能平衡和力量训练,每周 3 天或以上,以提高功能性能力并防止跌倒

● 为获得额外的健康效益，在一周中可将中等强度有氧身体活动增加至 300 分钟以上；或做 150 分钟以上的高强度有氧身体活动；或中等强度和高强度活动综合起来达到等量的身体活动

● 应限制久坐不动的时间。用任何强度（包括低强度）的身体活动取代久坐时间，对健康有益

● 为了帮助减少长时间静坐的行为对健康的有害影响，所有成年人和老年人应力求超过建议的中等强度至高强度身体活动水平

● 可以避免久坐行为，在坐着或躺着时开展身体活动。例如，上半身主导的活动，包括和/或专门使用轮椅的运动和活动

更多信息请见：关于身体活动和久坐行为的指南（英文）（电子版链接：https://apps.who.int/iris/bitstream/handle/10665/336656/9789240015128-eng.pdf)

4.身体活动和久坐行为的好处和风险

步行、骑自行车、轮式活动、体育运动或积极的娱乐等定期的身体活动，明显有益于健康。多少开展一些身体活动总比一点也不做要好。一天中只要以相对简单的方式增加一些身体活动，就可轻易达到推荐的活动水平。

缺乏身体活动是非传染性疾病死亡的主要危险因素之一。与身体活动充分者相比，身体活动不足者的死亡风险会增加 20% 至 30%。

（1）定期进行身体活动可以：

● 改善肌肉和心肺功能

● 改善骨骼和功能性健康

● 降低高血压、冠心病、中风、糖尿病、包括乳腺癌和结肠癌在内的多种癌症以及抑郁症的风险

● 降低跌倒以及髋部或脊椎骨折的风险

● 有助于保持健康的体重

（2）在儿童和青少年中，身体活动可以改善：

● 体能（心肺和肌肉健康）

● 心脏代谢健康（血压、血脂异常、葡萄糖和胰岛素抵抗）

● 骨骼健康

● 认知结果（学习成绩、执行功能）

● 心理健康（减少抑郁症状）

● 减少肥胖症

（3）在成人和老年人中，较高的身体活动水平可以改善：

- 全因死亡风险
- 心血管疾病死亡风险
- 突发性高血压
- 部位特异性突发癌症（膀胱癌、乳腺癌、结肠癌、子宫内膜癌、食管腺癌、胃癌和肾癌）
- 突发 2 型糖尿病
- 防止跌倒
- 心理健康（减少焦虑和抑郁症状）
- 认知健康
- 睡眠
- 还可改善肥胖症程度

（4）对于孕妇和产后妇女，身体活动可为产妇和胎儿产生健康益处，降低以下风险：

- 先兆子痫
- 妊娠高血压
- 妊娠期糖尿病（例如：风险降低 30%）
- 妊娠期体重增加过多
- 分娩并发症
- 产后抑郁症
- 新生儿并发症
- 而且身体活动对出生体重或死产风险的增加并无不利影响

（5）久坐行为的健康风险

通过使用机动交通工具和更多地使用屏幕进行工作、教育和娱乐，生活中久坐不动的时间变得越来越多。证据表明，久坐行为的增长会造成以下不良健康结果：

儿童和青少年：

- 肥胖症增多（体重增加）
- 较差的心脏代谢健康、健壮程度、行为能力/亲社会行为
- 缩短睡眠时间
- 成年人：
- 全因死亡率、心血管疾病死亡率和癌症死亡率

- 心血管疾病、癌症和 2 型糖尿病的发病率

5.全球身体活动水平

- 世界上超过四分之一的成年人（14 亿成年人）身体活动不够

- 全世界大约三分之一的女性和四分之一的男性没有进行足够的身体活动以保持健康

- 与低收入国家相比，高收入国家缺乏身体活动的程度要高一倍

- 自 2001 年以来，全球身体活动水平没有改善

- 2001 年至 2016 年，高收入国家中活动不够的水平增加了 5%（从 31.6% 增至 36.8%）

- 缺乏身体活动的水平上升，对卫生系统、环境、经济发展、社区福祉和生活质量产生了负面影响

- 2016 年，全球 18 岁及以上的成年人中，28% 身体活动不够（男性 23%，女性 32%）。这意味着他们不能达到每周至少 150 分钟中等强度或 75 分钟高强度身体活动的全球建议

- 在高收入国家，26% 的男性和 35% 的女性身体活动不够，而低收入国家中男性和女性的比率分别为 12% 和 24%。身体活动水平低下或下降，常常与国民生产总值较高或上升相对应

- 身体活动减少的部分原因是在闲暇时间不作为，以及工作时和在家里的久坐行为。同样，更多地使用"被动"的交通方式，也造成了身体活动不够

- 2016 年，全球 11-17 岁的青少年中，有 81% 身体活动不够。青春期少女比男孩的身体活动程度更低，分别有 85% 和 78% 的人不能达到世卫组织关于每天至少 60 分钟中等强度至高强度身体活动的建议

6.如何增加身体活动

国家和社区必须采取行动，使每个人有更多的机会动起来，以便增加身体活动。这需要国家和地方的不同部门和学科共同做出努力，执行适合本国文化和社会环境的政策和解决办法，以促进、支持和鼓励身体活动。

增加身体活动的政策意在确保：

- 所有人都能安全地步行、骑自行车和使用其他形式的主动非机动化交通工具

- 劳动和工作场所的政策鼓励上下班时采用促进身体活动的交通方式，并在

一天的工作期间提供身体活动的机会

●托儿所、学校和高等教育机构为所有学生提供支持性和安全的空间及设施,使他们能积极利用空闲时间

●中小学提供高质量的体育课程,支持儿童接受有益健康的行为模式,使他们能够终生积极进行身体活动

●社区和学校的体育规划为所有年龄和能力的人提供适当的机会

●体育和娱乐设施为每个人提供机会,让他们接触和参与各种不同的体育活动、舞蹈、锻炼运动和积极的娱乐活动

●卫生保健提供者建议和支持患者定期进行身体活动

7.世卫组织的应对

2018 年,世卫组织启动了新的《2018—2030 年促进身体活动全球行动计划》,其中概述了四个政策行动领域以及 20 项针对会员国、国际伙伴和世卫组织的具体政策建议和行动,以加强全球身体活动。全球行动计划呼吁各国、城市和社区采取"全系统参与"的对策,让所有部门和利益攸关方在全球、区域和地方各级采取行动,提供安全和支持性的环境以及更多的机会,帮助人们提高身体活动水平。

2018 年,世界卫生大会商定了到 2030 年将缺乏身体活动的情况减少 15% 的全球目标,并与可持续发展目标达成一致。世界领导人承诺制定雄心勃勃的国家可持续发展目标对策,为重新关注和重新努力促进身体活动提供了机会。

世卫组织于 2019 年启动的"积极生活"工具包为如何启动和执行全球行动计划中概述的 20 项政策建议提供了更具体的技术指导。

全球行动计划和"积极生活"工具包提出了可根据当地文化和背景进行调整和定制的政策方案,以帮助提高全球身体活动水平,其中包括:

●为所有年龄组制定和执行国家的身体活动准则

●建立有所有相关政府部门和主要非政府利益攸关方参与的国家协调机制,以制定和实施连贯和可持续的政策和行动计划

●开展全社区宣传运动,提高人们关于身体活动对健康、经济和社会的多重益处的了解和认识

●投资于新技术、创新和研究,以制定具有成本效益的方法